Sigrun Anselm
Angst und Solidarität

In der vorliegenden Arbeit nimmt die Autorin Freuds Angsttheorie zum Ausgangspunkt, um anhand des Themas ‚Angst und Solidarität' das Gelingen und Mißlingen von Aufklärungsprozessen aufzuzeigen. Der Vernunftbegriff der europäischen Aufklärung ebenso wie die daraus entstandene Ungebrochenheit im Autonomieverständnis des bürgerlich patriarchalischen Subjekts sind Indizien für die Verinnerlichung von Herrschaft. Sie gründet auf Angst und produziert sie gleichzeitig. „Unbewußte Angst vor den Frauen führte über den Weg der Verneinung zu ihrer Unterdrückung, die unbewußte Angst vor dem Vater zum autoritären Syndrom."

Orientiert an diesem Themenstrang setzt sich die Autorin mit der Widersprüchlichkeit des Freudschen Ansatzes – nämlich dessen Zentrierung und Reduktion auf die Kastrationsangst – auseinander und rekonstruiert deren strukturtheoretische Folgen für eine kritische Theorie des Subjekts.

Im Kontext der neu entflammten Diskussion über die gesellschaftskritischen, subversiven Gehalte der Psychoanalyse liefert die Arbeit einen Beitrag zur aktuellen Auseinandersetzung um zentrale Implikate einer Dialektik der Aufklärung.

Die Autorin: Sigrun Anselm, geb. 1941, studierte Soziologie, Philosophie und Religionswissenschaften in Berlin, Frankfurt und Tübingen. Veröffentlichungen: Freud als Aufklärer, in: *Das Unbehagen in der Psychoanalyse*, Frankfurt 1983; Über die Beliebigkeit der Wünsche. Die Therapiekonzeption von Maud Mannoni, in: *Die Psychoanalyse auf der Couch, Frankfurt 1984.*

Sigrun Anselm
Angst und Solidarität

Eine kritische Studie
zur Psychoanalyse der Angst

Syndikat

CIP-Kurztitelaufnahme der Deutschen Bibliothek

Anselm, Sigrun:
Angst und Solidarität : e. krit. Studie zur
Psychoanalyse d. Angst / Sigrun Anselm. –
Frankfurt am Main : Syndikat, 1985.
(Taschenbücher Syndikat, EVA ; Bd. 47)
ISBN 3-434-46047-0
NE: GT

Taschenbücher
Syndikat/EVA Band 47
März 1985

Motiv: Chronos beschneidet Amors Flügel. Stich aus Otto Venius, Les Emblèmes de l'Amour Humain, Brüssel 1567
Gesamtherstellung: Ebner Ulm
Printed in Germany
ISBN 3-434-46047-0

Inhalt

Einleitung

Angst und Autonomie

Angsthaben ist der gemeinsame Name für alles, was den Menschen ent-setzt, ihn aus dem Gleichgewicht wirft in Zuständen beklemmender Körperlichkeit (daher hat das Wort »Angst« seinen Ursprung)[1], zwiespältiger Sinnlichkeit (verkörpert vor allem in der Geschlechterspannung), zerbrochener Gemeinschaft; dies bringen die grauenerregenden Ungeheuer des Mythos, das christliche Bekenntnis der Sündhaftigkeit und die neuzeitliche Erfahrung des Nichts oder des Absurden zum Ausdruck.[2] Als Gegenbegriff zu Angst steht von jeher Vernunft, denn so wie Angst die Ohnmacht des In-der-Welt-Seins signalisiert, soll Vernunft zur Weltmächtigkeit verhelfen. Es gibt aber nicht das einfache, schmerzlose Entrinnen aus Enge, Zwiespalt und Zerrissenheit der Welt, wie es das Pathos der Vernunft propagiert, und so ist gerade alles rationalistische Denken ohnmächtig geblieben gegenüber den Verstrickungen, die es lösen, gegenüber den Ängsten, die es nehmen wollte. Dennoch bedarf es eines Begriffes von Rationalität; doch er muß diese Zweideutigkeit reflektieren (von der Wurzel her ist ihm der Aspekt des Verhältnismäßigen ja auch mitgegeben), statt sie im Denken aufzuheben; er darf also weder die Selbstmächtigkeit überschätzen, noch die eigene Ohnmacht bloß verachten.

Rationalität ist immer schon so doppelbödig, wie es der allgemeine Sprachgebrauch verrät. Eine Rationalisierung, im psychologischen Verstande, ist Erklärung und Verschleierung zugleich. Der Aufklärer – Rationalist kann man nicht sagen, es ist schon fast ein Schimpfwort – kehrt die erklärende und verallgemeinernde Seite heraus, der gegenüber der konkrete Inhalt aus-

---

[1] Vgl. *Grimm's Deutsches Wörterbuch*, Bd. I. Leipzig 1854, Spalte 358 (von gr. *angchein* = würgen, lat. *angustus* = eng)

[2] Vgl. dazu PAUL TILLICH: *Der Mut zum Sein.* Hamburg 1965, S. 61: »Wir finden, daß am Ende der antiken Kultur die ontische Angst (Angst vor Schicksal und Tod) vorherrscht, am Ende des Mittelalters die moralische Angst (Angst vor Schuld und Verdammnis) und am Ende des modernen Zeitalters die geistige Angst (Angst vor Sinnlosigkeit)«. Die erläuternden Bestimmungen in Klammern, von mir hier eingefügt, werden von TILLICH im Kapitel »Typen der Angst« entwickelt.

tauschbar wird. Daran setzt Gegenaufklärung an, doch sie kritisiert nicht die mangelnde Durchdringung des Stoffs, vielmehr beschwört sie gerade seine Undurchdringlichkeit und Einzigartigkeit und gibt dem Wissen die Züge des Mysteriums. Soll diese Alternative vermieden und dennoch am konkreten Stoff festgehalten werden, dann muß eine kritische Auseinandersetzung sich von der rigorosen Einseitigkeit beider Positionen und damit von dem vergeblichen Streben nach Eindeutigkeit freimachen, um im Sinne einer umfassenderen Rationalität gerade an dem Stoff festzuhalten, der nur noch entqualifiziert Eingang in den verengteren Begriff der Rationalität gefunden hat.

Eine Arbeit, die sich Angst zum Thema nimmt und dabei selbst das Interesse an Aufklärung verfolgt, muß sich fragen, worin die Problematik des tradierten Begriffs von Rationalität besteht, da ihm die Angst in anderer Gestalt entgegentritt, als der Begriff sie faßbar macht. Es ist der Rationalitätsbegriff der europäischen Aufklärung, auf den wir zurückgreifen müssen, weil alle moderne Philosophie und Wissenschaft sich entweder schlicht seiner bedient oder aber sich kritisch auf ihn bezieht. Die psychoanalytische Theorie SIGMUND FREUDS, die den zentralen Gegenstand unserer Arbeit bildet, zu deren tragenden Kategorien der Begriff der Rationalisierung gehört, steht selbst in der Tradition der Aufklärung; doch zugleich formuliert FREUD eine Individuationstheorie – und nur im Rahmen einer solchen ist der Rationalitätsbegriff als Gegenbegriff zu Angst wirklich kritisierbar –, die so umfassend ist, daß sie auch die rationalisierende Seite des Rationalitätsbegriffs begrifflich, das heißt aber rational erfaßt.

Neben dem Materialismus, den man weniger als Gegenbewegung denn als kritischen Erben der Aufklärung bezeichnen kann, kommt die fundamentale Kritik der Aufklärung im Rahmen des abendländischen Denkens von einer sich selbst als gegenaufklärerisch verstehenden Bewegung, nämlich vom Existentialismus. HEIDEGGER etwa bezichtigt jeden aufklärerischen Vernunftbegriff selbst der Rationalisierung oder Verschleierung, Vernunft habe sich der Angst zu stellen, sie sei »Angst vor dem Denken«, »Angst vor der Angst«, geradezu »Widersacherin des Denkens«.[1] War für die Aufklärung das Problem der Angst mit der

---

[1] Vgl. MARTIN HEIDEGGER: *Holzwege*. Frankfurt/M. [4]1963, S. 246f.

Entzauberung der Natur zu lösen – Angst hatte also für sie etwas mit der das Subjekt umgebenden Realität zu tun –, so wird für den Existentialismus Angst zum ontologischen Existential, also vor aller Erfahrung in der menschlichen Existenz begründet. Aufbruchstimmung verwandelt sich in Untergangsstimmung, Pioniergeist in den Ästhetizismus der Décadence: die Devise der Naturbeherrschung (Bacon) weicht der »Krankheit zum Tode« (Kierkegaard), der kritische Anspruch der Individualität (Rousseau) dem dionysischen Rausch ihrer Vernichtung (Nietzsche). Der Subjektbegriff des Existentialismus verkehrt den Subjektbegriff der Aufklärung in sein Gegenteil, denn das Pathos der Existenz verlegt die Angst in das vom Objekt abgetrennte Subjekt, während für die Aufklärung Angst aus der falschen Vorstellung der das Subjekt umgebenden Realität begründet war. Offen bleibt, wie sich die hier negativ ausgegrenzte Subjekt-Objekt-Beziehung positiv bestimmt.

Insofern kann an den Gegenbewegungen zur Aufklärung deren eigenes Problem begriffen werden. Doch die Herkunft des Problems wird allein daran nicht mehr auffindbar, weil Aufklärung immer Kritik und Antizipation in eins ist. Verleugnet man ihren kritischen Aspekt, so wird ihre antizipatorische Seite leer und selbst leicht kritisierbar. Halten wir also an der Forderung jeder Aufklärung fest, daß – ganz allgemein gesprochen – die Frage nach einem Angstbegriff identisch ist mit der Frage nach dem Vernunftbegriff, so verweist ein mangelhafter Begriff von Angst auf das Ungenügen des Vernunftbegriffs. Da es der aus der Aufklärung stammende Vernunftbegriff ist, der heute zur gesellschaftlich herrschenden Vernunft geworden ist, obwohl er sich als ohnmächtig gegenüber all den gesellschaftlichen Bewegungen erwiesen hat, die als irrational zu bezeichnen sie nicht mehr begreifbar macht, muß jeder Versuch einer realitätsmächtigeren Angsttheorie an diesem Vernunftbegriff ansetzen. »Wenn wir unter Aufklärung und geistigem Fortschritt die Befreiung des Menschen vom Aberglauben an böse Kräfte, an Dämonen und Feen, an das blinde Schicksal – kurz, die Emanzipation von Angst – verstehen, dann ist die Denunziation dessen, was gegenwärtig Vernunft heißt, der größte Dienst, den die Vernunft leisten kann.«[1]

---

[1] Max Horkheimer: *Zur Kritik der instrumentellen Vernunft.* Frankfurt/M. 1967, S. 174

Die europäische Aufklärung, die mit der Heraufkunft des Bürgertums einsetzt, hat in der griechischen Aufklärung ihren großen Vorläufer, auf den sie sich auch selbst bezieht. Wie die Renaissance in der Baukunst, so spannt die Aufklärung in der Philosophie einen Bogen vom Hellenismus zum neuzeitlichen Humanismus und sieht sich so in einer Tradition, die ihr mit dem Dazwischentreten des Christentums bloß als abgerissen erscheint. Aber auch die Auseinandersetzung zwischen Philosophie und Religion, der Widerstreit von philosophischer Kritik an naiver Gläubigkeit und religiöser Anklage des Rationalismus als Gottlosigkeit, hat seinen Vorläufer in der Antike. So war es schon bei den Griechen strittig, ob Tragödie oder Philosophie den wahren Fortschritt im Denken darstellen. Beide beziehen ihren Stoff aus dem Mythos, und während die Tragödienschreiber den Philosophen vorwerfen, die materiellen Beziehungen zu formalisieren, betrachten die Philosophen den Mythos als nur symbolische und noch unbegriffene Gestalt des Denkens; ihr Ziel ist Entdämonisierung. Die bürgerliche Aufklärung greift zu ihrer eigenen Selbstverständigung das Problem der griechischen Aufklärung kritisch auf. Gerade im Sinne einer radikalisierten Entdämonisierung bezichtigt BACON die griechische Philosophie der Verschleierung der Beziehung von Mensch und Natur und knüpft in eigenen Interpretationen griechischer Mythen an die Mythologie an.[1] HEGEL, der seinerseits schon die Aufklärung und ihren Vernunftbegriff kritisiert, zitiert Epos und Tragödie, wenn er im Zusammenhang der Dialektik von Individualität und Kollektivität (dargestellt am Beispiel von Heros und Chor, Sänger und Auditorium) seinen Begriff des Geistes entwickelt; dessen Pathos, anders als das einer kategorialen Reinheit im Vernunftbegriff, nährt sich von der Reflexion auf konkrete Vermittlung – in bezug auf das angeschnittene Problem in der Analyse der Sittlichkeit und des Kunstwerks als je spezifische Materialisation der widersprüchlichen Einheit von Handlung und Vorstellung.[2]

---

[1] Der *»honor parabolarum«* ist daher ein Schlüsselbegriff zum Verständnis BACONS. Vgl. dazu KLAUS HEINRICH: »Mytheninterpretation bei Francis Bacon«. In: *Parmenides und Jona.* Vier Studien über das Verhältnis von Philosophie und Mythologie. Frankfurt/M. 1966, S. 34

[2] Vgl. HEGEL: *Phänomenologie des Geistes.* Hamburg [6]1952 (Hg. HOFFMEISTER), S. 330ff. und 506ff.

Auf diese Ebene konkreter Dialektik hat sich eine Theorie einzulassen, die wahrhaft aufklären will. In soziologischer Dimension muß sie die einander durchdringenden Prozesse ebenso ängstigender wie schützender Vereinzelung und Vergesellschaftung, in psychologischer Dimension die Wechselwirkung gleichermaßen bedrohlicher wie bestärkender Imagination und Realisation erfassen. Erst so vermag sie Zugang zur je bestimmten historischen Erfahrung zu gewinnen. In diesem Sinne wollen wir daher aus der Perspektive unseres Themas den Erfahrungsgehalt der Aufklärung näher bestimmen.

Aufklärungsepochen beziehen ihren Impetus aus der Erfahrung der Krise. Gesellschaftliche Veränderungen bringen die bisher gelungene Balance der Vielfalt der Lebenszusammenhänge in Gefahr. Dem Denken, das sich unter dem Eindruck dieser Erfahrung »aufklärend« auf seine bisherige tradierte Gestalt bezieht, erscheint diese selbst als Verschleierung der wahren Realität und als Ursache der realen Verstrickung. So läßt sich die griechische Philosophie und ihre Konkurrenz zur Tragödie ohne Bezug auf den drohenden Untergang der Polis gar nicht verstehen. Beide, Philosophie und Tragödie, wetteifern um die zeitgemäße Begründung für die Autonomie der Polis, die der überlieferte Mythos nicht mehr hergibt. Zugleich aber arbeiten sie mit dem Stoff des Mythos, setzen sich mit dessen Konzeption der Heteronomie auseinander und bleiben an entscheidender Stelle doch immer ein mythologischer Rettungsversuch. Bei Platon, der als Tragödienschreiber begann, gipfelt die Emanzipation der Philosophie in einem Privatmysterium, das sich jenseits jeglicher Balance mit heteronomer Gesellschaftlichkeit wähnt. Die Dramen des Euripides, der als der Philosoph unter den Tragödienschreibern gilt, kritisieren diese Anmaßung der Philosophie als ohnmächtige Verdrängung des materiellen, kollektiven Grunds, doch auch sie können keine Antizipation einer umfassenderen Balance zwischen den unversöhnten, heteronomen Mächten liefern, können keine Verkörperung einer befreiten Kollektivität schildern, sondern allein in Beschwörung und ohnmächtigem Protest gegen die verdrängende und zerstörerische Seite des zivilisatorischen Fortschritts verharren.

Anders verhält es sich mit der neuzeitlichen Aufklärung, die den Untergang des Feudalismus begleitet und zum Promotor und Apologeten des sich emanzipierenden Bürgertums wird. Die Emanzipation der Philosophie von der Theologie setzt sich deshalb kritisch und nicht apologetisch zur untergehenden Epoche ins Verhältnis und kämpft für ein neues Selbstverständnis. Der von der Aufklärung antizipierte Fortschritt der Vernunft schließt zwar kein Balancemodell und keine Vorstellung von Verkörperung ein – deshalb greifen ihre politischen Modelle auf den römischen Staat und die griechische Polis zurück[1] –, doch er ist realitätsmächtiger als der Rettungsversuch der griechischen Philosophie, insofern er nicht mehr nur entdämonisiert, sondern auch entmythologisiert[2] oder besser gesagt: die alten Mythen – wie bei BACON – im Lichte aktueller Erfahrungen neu interpretiert. Erst die Einsicht, daß das überlieferte Denken auch als vergangenes Aktualität hat und nicht nur als Unwissen oder Verschleierung zu begreifen ist, macht die Tiefe der europäischen Aufklärung aus.[3] Vor allem aber hat sie ein Bewußtsein gesellschaftlicher Widersprüche, das Partei ergreift, das in die Zukunft zu blicken und Erfahrungen zu machen gewillt ist. Mit anderen Worten: die Aufklärung hat erstmals in der Geschichte eine geschichtsmächtige Theorie der Gesellschaft.

Allgemein und bündig formuliert gilt der Kampf der europäischen Aufklärung jeglicher Form von Abhängigkeit auf geistig-religiösem, politischem und persönlichem Gebiet; sie ist Kampf gegen Autorität. Das, was sie dagegen setzt, ist Reife (BACON), Gleichheit (ROUSSEAU), Autonomie (KANT) und, sozusagen als Summe, Freiheit. Es gibt kein schlimmeres Schimpfwort als Sklave.[4] Der Begriff, in dessen Namen dieser Kampf geführt wird, heißt »Vernunft«.

Widerpart und Antithese zum Vernunftbegriff war in der Philosophie von jeher der Naturbegriff. Wenn wir das Neue im

---

[1] So setzen sich die Sozialutopien fast zwangsläufig mit dem ersten großen Entwurf der Gattung, mit PLATONS »Staat« auseinander, so knüpft die Naturrechtslehre am jus naturale der griechisch-römischen Stoa an. In welchem Maße der Kosmopolitismus, von dem alle Aufklärer beseelt waren, sich auch schon in der Antike regte, belegt ERNST BLOCH: *Das Prinzip Hoffnung.* Frankfurt/M. 1959, Bd. II, S. 569ff.

[2] »Die Aufklärung der neueren Zeit stand von Anbeginn im Zeichen der Radikalität: das unterscheidet sie von jeder früheren Stufe der Entmythologisierung.« S. MAX HORKHEIMER und THEODOR W. ADORNO: *Dialektik der Aufklärung.* Frankfurt/M. 1969, S. 99

[3] Vgl. HEINRICH: *Mytheninterpretation bei Francis Bacon,* a.a.O., S. 58f.

[4] Vgl. CARL L. BECKER: *Der Gottesstaat der Philosophie.* Würzburg 1946

Vernunftbegriff der Aufklärung erfassen wollen, müssen wir folglich nach der Neuformulierung des Verhältnisses von Vernunft und Natur fragen. War Vernunft bei den französischen Aufklärern in der Natur selbst vorfindbar, als »eine regelmäßige, dauerhafte Ordnung in der Natur«[1], die zu erkennen zum Wohle der Menschheit die Philosophie propagierte, so wird bei KANT die Vernunft zu einem dem Menschen eigenen »Vermögen, nach der Autonomie, d. i. frei (Prinzipien des Denkens überhaupt gemäß) zu urteilen«[2]; d. h. Vernunft gilt hier wesentlich als Selbstreflexion, Unmündigkeit zuallererst als selbstverschuldet. Doch gemeinsam ist beiden Positionen, daß Natur gerade nicht mehr als antithetisches Moment, sondern als von Vernunft selbst durchdrungen oder als zu durchdringende gedacht wird.

Nun wird im Naturbegriff der Philosophie von Anfang an das gesellschaftliche Naturverhältnis sichtbar, mit Heraufkunft der griechischen Aufklärung, dem Auftreten der Sophisten, wird die Spannung von Natur- und Gesetzesbegriff thematisiert (*physei–thesei*), gibt es die aufeinander bezogenen Ideen einer Gesetzmäßigkeit der Natur und der Natürlichkeit der Gesetze, die, verkörpert im Leben der Menschen, diesen zum Maß der Dinge machen. Am Bedeutungswandel des Begriffes Naturgesetz manifestiert sich nun das radikal Neue des Naturbegriffs der neuzeitlichen Aufklärung am deutlichsten. In der Antike wie in der mittelalterlichen Philosophie geht es, vermittelt durch göttliches Wirken, um die Balance von Mensch und Natur, und auf das beiden Gemeinsame zielt hier jede Konzeption von Naturgesetz; Vernunft oder – in ethischer Präzisierung – Norm tritt nicht als souveräner Agent auf, sondern als Wahrer der kosmischen Ordnung, Vollstrecker schicksalhafter Notwendigkeit. In der Aufklärung, wo Vernunft und Natur zwar auch gleichen, aber formal bestimmten Gesetzen gehorchen, in denen schließlich – wie bei KANT – der Verstand der Natur die Gesetze »vorschreibt«[3], wird das Naturgesetz zum abstrakten Regulationsprinzip der objektiven Natur. Aber wenngleich nicht das Verhältnis Mensch–Natur, Gesellschaft–Natur thematisiert wird, sondern

---

[1] Vgl. VOLNEY, zitiert bei BECKER, a.a.O., S. 30

[2] Vgl. KANT: »Der Streit der Fakultäten«. Erster Abschnitt. In: *Werke* (Hg. WEISCHEDEL). Darmstadt 1966, Bd. VI, S. 290

[3] Vgl. KANT: »Prolegomena« § 36. In: *Werke*, a.a.O., Bd. III, S. 189

Natur an sich das Problem darstellt, ist dennoch ein neues gesellschaftliches Naturverhältnis gemeint. Im Naturrechtsbegriff der Aufklärung erscheint Natur an sich als qualitätslos, sie steht nicht als etwas Substantielles und Gemeinsames – sei es verstrikkend, sei es versöhnend –, doch das heißt zugleich, daß die Beziehung der Menschen untereinander, die Beziehung von Subjekt und Objekt, nicht mehr durch ein gebrochenes, daher bedrohliches Verhältnis zum eigenen Natursein als herrschaftlich gedacht wird, vielmehr ist es der Aufklärung gerade um eine Aufhebung aller Unterschiede und Abhängigkeiten, um eine Versöhnung von Subjekt und Objekt zu tun.

Auch die antike Philosophie will die Verstrickung und das Ausgeliefertsein an die natürlichen Mächte durchbrechen, wie es der Mythos in Schicksalszwang und Schuldverstrickung konstruiert, aber letztlich bleibt der Philosophie nur als Einsicht in die Seinsnotwendigkeit, was der Mythos als Verhängnis des Schicksals zu berichten weiß, bleibt die Angst vor Chaos und Barbarei. Diesen Preis der Angst, den das mythische Bewußtsein sanktioniert, weil ihm alle Kultur der Natur bloß abgetrotzt erscheint, will die Philosophie ersparen, zumindest will sie gegen diese Angst immun machen; ihr Verfahren dagegen, die Natur zu entqualifizieren, von der Realität zu abstrahieren, schafft zugleich neue Angst. Insofern betrachtet TILLICH die Leistung der griechischen Philosophie, »alle Dinge und Lebensformen zu entmächtigen«[1], gerade auch als ihre Ohnmacht, d. h. allgemeiner: Philosophie als Entdämonisierungsunternehmen bezeichnet immer auch ein Mißlingen der Versöhnung von Mensch und Natur.

Dieses Mißlingen manifestiert sich am klarsten in dem vergeblichen Versuch der philosophischen »Erhebung über das Sein«[2], die, indem sie die vielen realen Ursprünge zum unterschiedslosen Einen verallgemeinert, gerade die lebendige Wirklichkeit opfert, um die tote schicksalslose Identität dafür einzutauschen – und insofern die Überhebung des Heros, die Hybris, wiederholt[3]. Der ganze Weg dieser Abstraktion vom lebendigen Stoff ist schon in der griechischen Philosophie deutlich beschrieben: er

---

[1] Vgl. PAUL TILLICH: »Philosophie und Schicksal«. In: *Gesammelte Werke*. Bd. IV. Stuttgart 1961, S. 25

[2] A.a.O., S. 26

[3] Vgl. KLAUS HEINRICH: *Parmenides und Jona*. Ein religionswissenschaftlicher Vergleich, a.a.O., S. 99

führt vom monistischen Hylozoismus der sogenannten Physiker, denen die Natur gewissermaßen heilig war, zum dualistischen Idealismus PLATONS, dem sie nur verrucht erscheint, quasi Hülle und Gefängnis der Wahrheit; die Verstrickung der Ursprünglichkeit in Heteronomie hat die Autonomie eingeholt. Diese Verstrickungen des Geistes in die Natur will die Aufklärung nun mit einem Schlage lösen; die Entzauberung der Natur, die durch Naturforschung und reales Wissen über Natur alle Ängste beseitigen zu können glaubt, Ängste, die sie auf ein anthropomorphes Naturverständnis zurückführt, konstituiert durch Entflechtung des Vermittlungszusammenhangs Mensch-Natur die Natur erstmals als eigenständiges Objekt.

In diesem objektivistischen Naturverständnis wird auch die menschliche Natur zu etwas Objektivem. Das Individuum wird als isoliertes zum Gegenstand genommen und damit erst eigentlich »Subjekt«, d. h. ein der objektivierenden Vernunft Unterworfenes. Beginnend mit der italienischen Renaissance (TELESIO), fortgeführt in der Aufklärung, gibt es anthropologische Entwürfe, die, anfangs noch auf dem Hintergrund des alten philosophischen Dualismus, diesen zu überwinden trachten – bei KANT als konstruktivistischer Idealismus, bei den französischen Aufklärern nach DESCARTES zunehmend als skeptischer Materialismus begründet. Doch auch eine materialistische Anthropologie – die sich der Objektivität ihres Gegenstandes sicher zu sein scheint – löst nicht die Probleme, die jede anthropologische Fragestellung kennzeichnen; gerade weil sie sich von jeder Historizität und Subjektivität freimachen will, verliert sie ihren Stoff, vertritt sie nur die Stelle der früheren Ontologie. Wie dem allgemeinen Naturbegriff, dem es um Natur an sich geht, geht es ihr um den Menschen an sich. Gegen den Rationalismus gewendet, bleibt sie doch Metaphysik, wenn auch ausgedünnt gegenüber den das Subjekt-Objekt-Verhältnis umspannenden metaphysischen Systemen.

Auch die Frage nach der menschlichen Natur muß das Verhältnis von Natur und Vernunft zum Gegenstand haben. Da die Entdämonisierung der Natur nur durch Entqualifizierung in einem formalen Naturbegriff gelingen konnte, Natur ihr antithetisches Moment zur Vernunft verliert, wird Vernunft natürlich und Natur, die nur in ihrer Gesetzmäßigkeit Gegenstand der

Vernunft ist, vernünftig. Das Interesse, in dessen Namen auf Vernunft gepocht wurde, wird damit aber unterschlagen. Denn die Aporie einer solchen Identifikation liegt darin, daß sie das, woran sich jeder Vernunftbegriff zu bewähren hat und wovon er selbst hervorgetrieben wurde, den Bruch zwischen Trieb und Bewußtsein, nicht mehr als zu Versöhnendes verhandelt, ihn gar nicht als Zwiespalt und Bedrohung anerkennt.

Der voraufklärerischen christlichen Philosophie war das Auseinandertreten von Trieb und Bewußtsein, kein vordringliches Problem[1], es lag für sie in der Erbsünde begründet. Herrschaftsverhältnisse legitimierten sich vor der Aufklärung aus dieser Entzweiung, das göttliche Gesetz bedurfte seiner Handlanger auf Erden. Die Hypostasierung der menschlichen Vernunft dagegen, die als »ursprüngliche Bestimmung« der menschlichen Natur[2] nicht substantieller bestimmt ist als der Naturbegriff selbst, aus der jedoch Selbstmächtigkeit und Realitätsmächtigkeit kommen soll, auferlegt damit dem einzelnen, den Bruch zwischen Trieb und Bewußtsein individuell zu bewältigen. Es ist eine der großen Fragen der Aufklärung, wie es zu den verschiedenen Formen der Unvernunft in voraufklärerischen Zeiten kommen konnte. Die Frage bleibt letztendlich ungeklärt, weil in der aufklärerischen Konzeption die Gebrochenheit von Trieb und Bewußtsein keinen Platz hat, es eigentlich gar keinen Triebbegriff gibt. In den damaligen Idolenlehren wird der Widerspruch von natürlicher Veranlagung zur Vernunft und realer Unvernunft verhandelt. So verschiedenartig diese Lehren vom falschen Bewußtsein sind, es bleiben einige grundsätzliche Gemeinsamkeiten: das falsche Bewußtsein – so lautet die Begründung – rührt her von fremden Beeinflussungen und Abhängigkeiten, sei es aus gesellschaftlicher Ursache (Priestertrugtheorie), sei es aus individuellen Ursachen; erklärtes Ziel ist immer eine Befreiung von diesen dem Denken äußerlichen Einflüssen, eine

---

[1] Dies wird das Thema des neuzeitlichen Denkens, in dessen entsprechenden Kategorien Naturgesetz, Antinomie, Selbstentfremdung die größte Differenz zum mittelalterlichen Denken und zugleich ein Kriterium des Übergangs liegt. Vgl. dazu Franz Borkenau: *Der Übergang vom feudalen zum bürgerlichen Weltbild.* Paris 1934 (= Schriften des Instituts für Sozialforschung Bd. 4); Neudruck Darmstadt 1976.

[2] Vgl. Kant: »Beantwortung der Frage: Was ist Aufklärung?« In: *Werke,* a.a.O., Bd. VI, S. 58

Freilegung des autonomen Denkens. Der Fortschritt von Vernunft schließt durch die Verkoppelung von Vernunft und Natur Unvernunft als Unnatur aus; gerade weil der Naturbegriff für Objektivität und Allgemeinheit steht, kann Unnatürliches als identisch mit Unvernünftigem dem Individuum als selbstverschuldetes Unvermögen angelastet werden. Die Gebrochenheit von Trieb und Bewußtsein, der durch das Bewußtsein nicht begründbare und nicht aufhebbare Zwang des Triebs, der sich als verdrängter dem Bewußtsein als Angst spürbar macht, erscheint damit nicht mehr als allgemeines Problem der Gattung, sondern als individuelles, soziologisch formuliert, als Privatproblem.

Aus dem Verhältnis von Natur und Vernunft in der Aufklärung, wie es bisher dargelegt wurde, resultiert ein neuer Individuumbegriff, in dessen Zentrum die Idee der Autonomie steht. Im Kampf gegen Herrschaft, Autorität und Abhängigkeit wird Autonomie zu deren Gegenbegriff, der die Erfahrungen jener Epoche in ein Programm für die Zukunft umsetzt und aus der neu errungenen Realitätsmächtigkeit des Denkens auf die zu erringende Geschichtsmächtigkeit des eigenen Handelns schließt. Doch auch Autonomie kann nur als Verhältnis gedacht werden, sie muß sich gegenüber etwas behaupten, in ihr liegt also wie in Herrschaft und Abhängigkeit ein bestimmtes gesellschaftliches Verhältnis beschlossen. So wie nun der Vernunftbegriff der Aufklärung den Stoff leugnet, an dem er sich abarbeitet, also den Bruch zwischen Trieb und Bewußtsein, so wird im Autonomiebegriff die Beziehung auf das Objekt, zu dem sich Autonomie ins Verhältnis setzt, geleugnet. Die Aufklärung denkt Autonomie vor jeder Subjekt-Objekt-Beziehung als ursprünglich. Jede reale Objektbeziehung muß daher dem sich in diesem Sinne als autonom verstehenden Individuum zur Bedrohung werden.

An ROUSSEAUS Gleichheitsbegriff wird deutlich, wie die ursprüngliche Stoßrichtung des Autonomiestrebens selbst verleugnet wird. Durch die Hypothese eines Naturzustands, in dem individuelle Ungleichheit und allgemeine Gleichheit einander nicht entgegenstehen, wird ihm der isolierte »Mensch überhaupt«[1] zum Gegenstand. Ausgehend von dessen abstrakter Gleichheit antizipiert er einen gesellschaftlichen Konsensus, in

---

[1] Vgl. ROUSSEAU: »Abhandlung über den Ursprung der Ungleichheit unter den Menschen«. In: *Rousseaus ausgewählte Werke.* Stuttgart o. J., Bd. VI, S. 141

dem subjektiver Wille und objektive Konvention sich decken, der aber über die wirkliche Problematik des Natürlichen als historischer und materialer Grund der Subjekt-Objekt-Spannung hinweggeht. Autonomie und Heteronomie vertragen sich im Naturzustand bei ROUSSEAU sehr wohl[1]; erst im Gesellschaftszustand, der freilich mit der Beziehung zweier Personen zueinander schon gegeben ist, wird die Heteronomie dafür verantwortlich, daß Identität und Selbstverwirklichung des einzelnen mißlingen. Um die natürliche Autonomie im gesellschaftlichen Zustand zu verwirklichen, bedarf es der Unterwerfung der *»volonté des tous«* unter die *»volonté générale«*, mit der die *»volonté particulière«* idealiter identisch ist. Statt Versöhnung und Vereinigung der Vielheit setzt ROUSSEAU Vereinheitlichung; die Kehrseite erscheint in der Versicherung, daß der Souverän durch seine bloße Existenz, d. h. ohne schädigende Gewalt, da sein solle, und daß man den ungehorsamen einzelnen zur Folgsamkeit, d. h. zu seiner Freiheit, zwingen könne.[2] So zeigt der Konflikt von Autonomie und Heteronomie im Modell des Gesellschaftsvertrags, der zugunsten der Autonomie gelöst wird, daß die natürliche Heteronomie mit dem Gesellschaftszustand unvereinbar ist. Der Widerspruch in ROUSSEAUS Gleichheitsbegriff, einmal, als Naturzustand, Selbstmächtigkeit des einzelnen in einer in sich unterschiedenen Vielheit zu meinen, zum anderen, als Gesellschaftszustand, die Unterordnung der vielen einzelnen unter eine abstrakte Einheit, dieser Widerspruch haftet jedem Autonomiebegriff an, der das Verhältnismäßige aller Autonomie, also das ihr zugrundeliegende gesellschaftliche Verhältnis nicht als den eigenen Inhalt begreift.

Mit diesem ihrem Autonomiebegriff stellt die Aufklärung das Individuum nicht in seiner Spannung zur Kollektivität, sondern in Selbstvollkommenheit dar. Zwar hat sie ein Gesellschaftsmodell – Gesellschaft als Vereinigung freier, autonomer Individuen –, doch fehlt ihr ein zureichender Begriff von Kollektivität, die wirkliche Beziehung der Individuen untereinander reflektiert sie nicht. Autonomie als abstrakte und allgemeine Bestimmung für Individualität, worin Gesellschaftlichkeit subsumiert wird, ver-

---

[1] Einen Versuch, diesen grundlegenden Widerspruch ROUSSEAUS zu erklären, unternimmt HANS BARTH: *Wahrheit und Ideologie,* Zürich/Stuttgart[2] 1961, S. 99 ff.
[2] Vgl. ROUSSEAU: *Abhandlungen über den Gesellschaftsvertrag.* A.a.O., S. 21

legt die Spannung Individuum–Gesellschaft in das Individuum, denn das je Individuelle und das allen Individuen Gemeinsame, das schlechthin menschlich Allgemeine werden im Autonomiebegriff identisch. Die Abstraktion von der Gebrochenheit zwischen Trieb und Bewußtsein im Norm- oder Vernunftbegriff zeigte diese Gebrochenheit als so bedrohlich, daß sie allein herrschaftlich bewältigt werden konnte. Gleiches gilt für das Normativ-Allgemeine des Autonomiebegriffs und seine Abstraktion von allen konkreten gesellschaftlichen Bezügen. Weil unversöhnt, bleibt die Subjekt-Objekt-Beziehung bedrohlich, sich autonom setzend macht sich das Individuum durch Verzicht davon unabhängig; Verzicht aber, der als solcher nicht mehr bewußt wird, basiert auf der Verinnerlichung von Herrschaft.

Allen Aufklärern gemeinsam ist das große moralische Pathos. Becker sieht im Gedankengut der Aufklärung eine Fortführung protestantischer und jansenistischer Vorstellungen.[1] Die von Luther propagierte unmittelbare Verantwortlichkeit vor Gott und die daraus folgende Verinnerlichung der religiösen Bindungen führte zu einer intensiveren Empfindung aller äußeren Abhängigkeiten, die sich teils im Protest gegen überholte Hierarchien, teils in um so innigerer Unterwerfung unter eine nun abstrakte Herrschaft artikulierte. Der reformatorische Protest gegen den alttestamentlichen Gesetzesbegriff, gegen jedes Moment von Ritualisierung in der Religion hob aber keineswegs den alten Opferzwang auf, wie die Wendung zum Puritanismus und Pietismus zeigt. Insofern steht auch die aufklärerische Philosophie, wenn sie einen purifizierenden Begriff des Sittengesetzes entwickelt oder die demutsvolle Haltung der Selbstbescheidung preist, in der Tradition der protestantischen Ethik[2]. So formuliert Kant im »Grundgesetz der reinen praktischen Vernunft« den »reinen« Willen als unabhängig von empirischen Bedingungen, durch die bloße Form des Gesetzes bestimmt[3]; so sinniert

---

[1] Vgl. Becker, a.a.O., S. 28

[2] Im Banne der christlichen Askese, die die »rosige Stimmung ihrer lachenden Erbin: der Aufklärung« verbleichen läßt und »als ein Gespenst« im Gedanken der Berufspflicht in unserem Leben umgeht. So Max Weber: *Die protestantische Ethik.* München und Hamburg 1965, S. 188

[3] Vgl. Kant: »Kritik der praktischen Vernunft«. Analytik § 7. In: *Werke*, a.a.O., Bd. IV, S. 140ff.

Diderot in *Rameaus Neffe* über den Nachruhm als Gratifikation für ein selbstzüchtiges und entbehrungsreiches Leben.

Selbstbeherrschung im Namen Gottes, der Vernunft oder um eines künftigen Nachruhms willen verweist darauf, daß Individualität als Partizipation verstanden wird, jedoch in einem von den bisherigen Partizipationsmodellen sehr abweichenden Sinn. Im christlichen Mittelalter partizipierte jeder Mensch durch seine Zugehörigkeit zur Gattung, d. h. durch die Belastung des Menschen infolge der Erbsünde, an einem Lebensrahmen und einer Lebensgestaltung, die zwar Herrschaft und Unterdrükkung einschlossen, die aber dennoch jedem seinen positiv bestimmbaren Ort im Ganzen zuwiesen. Die Kirche hatte immer ein mütterliches Prinzip; wer sich in ihre Obhut begab, genoß ihren Schutz. Noch heute sind besonders in den romanischen Ländern diejenigen, die sich vor der Staatsgewalt in die Räume der Kirche flüchten, vor deren Zugriff geschützt. Der furchtbare Ausrottungskampf der Kirche gegen die Hexen war nicht zuletzt darin begründet, daß die Hexen ein naturmütterliches Prinzip vertraten in einer Zeit, als die Kirche immer mehr zum Herrschaftsinstrument wurde[1].

Die Aufklärung hat diese religiösen Bindungen aufgelöst. Die Partizipation an einer gemeinsamen Substanz, früher Wesensbestimmung des Menschen, muß als Partizipation an der Vernunft gleichsam im Stand des Aufgeklärtseins erst erworben werden; sie ist insoweit kein demokratisches, sondern ein elitäres Prinzip, frühester Vorgänger des Leistungsprinzips. Die Lösung aus den schützenden Armen der Kirche, die zwar für diesen Schutz auch Unterwerfung und Abhängigkeit verlangte, hinterläßt nun aber eine Schutzlosigkeit gegen die Ängste, die zuvor von der Kirche aufgefangen wurden. Es ist das bedrohliche Verhältnis zur Natur, zur eigenen wie zur äußeren, das im kirchlichen Ritual – die das Ritual sprengende Predigt gibt es im Mittelalter nicht – in eine Balance gebracht wird, die, beruhend auf der Gemeinschaftlichkeit des Opfers, die kirchliche Gemeinde zusammenhält. Die Entmystifizierung der Natur konnte das Ausgeliefertsein an die Natur in seiner überkommenen religiösen Form beseitigen und damit die unmittelbare Macht des mütterlichen Ursprungs brechen. Dies ist das Ziel aller monotheistischen Religionen, doch

---

[1] Vgl. Jules Michelet: *Die Hexe*. München 1974

die katholische Kirche mit ihrer Betonung des kirchlichen Rituals hat dieser Ursprungsbindung wieder Raum gegeben, wie sie besonders in der Marienverehrung sichtbar wird. Die Brechung des mütterlichen Ursprungs setzt im Monotheismus an dessen Stelle einen väterlichen Ursprung und das daraus begründete patriarchalische Herrschaftsprinzip, das mit dem Untergang der ihm entgegenwirkenden kollektiv vermittelten kirchlichen Macht vollends Herrschaft über das Individuum gewinnt.

Die Doppeldeutigkeit des Vernunftbegriffs, seine philosophisch-anthropologische Allgemeinheit einerseits, der andererseits entgegensteht, daß die Partizipation an Vernunft individuell erworben werden muß, zielt auf Abgrenzung gegenüber denen, die im Stande der Unvernunft bleiben. Erst die unter dem Vernunftbegriff Vereinten und Gleichen sind in kollektiver und solidarischer Beziehung einander verbunden. Daß das Einende und Gemeinsame einzig Herrschaft und Abwehr ist, daß Solidarität demjenigen gegenüber schwindet, der sich an den informellen Vertrag nicht hält, wird demjenigen sichtbar, der im wirtschaftlichen Konkurrenzkampf unterliegt – innerhalb der Bourgeoisie gibt es nur Sieger, denn der Verlierer sank zu Zeiten des Frühkapitalismus in Armut und Abhängigkeit zurück – ebenso wie dem, der auf kulturellem oder wissenschaftlichem Gebiet aus dem Konsens über das Verhältnis von Vernunft und Unvernunft ausschert und dagegen emanzipatorische Forderungen im Sinne einer Erlösung des als unvernünftig Verbannten stellt. Die Hereinnahme des sogenannten Unvernünftigen in einen umfassenderen Vernunftbegriff hebt gerade den Bedrohung abwehrenden Charakter des metaphysischen Vernunftbegriffs auf.

Die Entleerung des Vernunftbegriffs von allem im substantiellen Sinne Natürlichen führt dazu, daß für das sogenannte Unvernünftige keine Sprache mehr existiert, denn Sprache partizipiert immer schon an dem allgemeinen Vernunftbegriff. Dessen Stoßrichtung ist gerade nicht Kritik, sondern Normsetzung, Grenzziehung und Verleugnung desjenigen, was nur kategorisch *via negationis* ausgegrenzt wird. Selbst noch die radikalste Kritik, die in neuerer Zeit an der Aufklärung formuliert wurde, vermag das Verdrängte und nur entstellt Wiedererscheinende nur als Irrationales zu begreifen. Einen umfassenden, d. h. sich gegen Grenzziehungen setzenden Begriff von Partizipation hat sie nicht. Sie verbleibt in einem Denkhorizont, der nicht über die selbstgesetzten Grenzen der Vernunft hinausreicht, ganz im Sinne der Aufklärung, die die noch unbezwungene Natur eines Tages mit besseren Mitteln doch noch beherrschbar zu machen hoffte. So werden in HORKHEIMERS und ADORNOS *Dialektik der Aufklärung* Vernunft und Zwang im Laufe der Geschichte identisch, nachdem am Anfang der Geschichte Vernunft gerade Zwang abbauen wollte; am Ende triumphiert die totale Irrationalität über die partielle Rationalität, die, da sie nicht als wirklich partizipierende, sondern eher als partialisierte gedacht wird, der anonymen Totalität des Irrationalen weichen muß. Hier wird also wie in der Aufklärung das Irrationale zum ganz anderen, das keiner Versöhnung bedürftig zu sein scheint, Freiheit oder gar Befreiung sind in dieser Dimension nicht mehr zu denken. HERBERT MARCUSE, dem Denken der Frankfurter Schule verwandt, zieht die notwendige Konsequenz: Im Gegensatz zu ADORNO und HORKHEIMER erwartet er Befreiung vom ganz anderen und verfällt dabei um so mehr dem Irrtum der Aufklärung; sein befreites, emanzipiertes Individuum, das sich polymorph-pervers seiner triebhaften Bedürfnisse erfreut, ist gänzlich autoerotisch – ein autonomes Individuum.[1]

Fassen wir unseren Gedankengang bis hierher zusammen: Die Objektlosigkeit und Ungebrochenheit im Autonomiebegriff der Aufklärung war uns Indiz für seine Herrschaftlichkeit. Wird die Objektbeziehung verleugnet, aus der Autonomie befreien soll, dann kann an die Stelle äußerer Abhängigkeit nur deren Verinnerlichung, nicht aber deren Lösung treten. Verinnerlichung von Herrschaft, für die dieser Autonomiebegriff steht, ist deshalb nur zur Hälfte als Selbstbeherrschung richtig verstanden; beherrscht wird die zuvor als bedrohlich empfundene Objektbeziehung und damit das Objekt selbst. Hier stellt sich die Frage nach dem Motiv für Herrschaft. Es ist immer zweideutig: Herrschaft macht Angst, doch sie basiert auch auf Angst. Sie macht Angst vor der Rache der Beherrschten und sie bringt diese unter ihre Gewalt, indem sie ihnen Angst macht. Die Verleugnung von Herrschaft durch einen Individuumbegriff, der von der Subjekt-Objekt-Spannung abstrahiert, kann nur zur Verleugnung von Angst und zur Sicherung vor Angst durch Unterdrückung jeglicher Heteronomie führen. So ist die größte Angst des sich als

---

[1] Auf MARCUSE gehen wir im 2. Kapitel ausführlicher ein.

autonom verstehenden Individuums die vor dem eigenen Anderssein, weil ihm darin das Angstobjekt als eigenständiges Subjekt entgegentritt. Es sind die Juden als andere Rasse, die Proletarier als andere Klasse und die Frauen als anderes Geschlecht, die die eigene Identität bedrohen, eine Identität, die als die herrschende in einem trotz Aufklärung nicht zureichend problematisierten historischen Kontext steht: eben dem des patriarchalischen, christlichen und bourgeoisen Individuums. Die Antwort des Vernunftbegriffs, der auf die Abstraktion von Historischem und Subjektivem aus ist und insofern auf partikulare Zwänge mit Zwanghaftigkeit als Prinzip reagiert, kann Herrschaft doch nur rationalisieren, statt sie in Frage zu stellen. Anders gesagt: Rationalität soll herrschen, d. h. sich über die widerstreitenden Interessen hinwegsetzen, statt in der Gebrochenheit zu vermitteln.

Was die Zwanghaftigkeit der Vernunft so sehr steigert, ist die in der Tatsache der Entzweiung von Bewußtsein und Trieb liegende Möglichkeit ihrer Entfremdung, die als permanente Bedrohung das Streben nach Autonomie hervorbringt. In dem Verlangen, Subjekt und Objekt vereint zu haben, wird alles das verleugnet, was als Bedrohung dieser Vereinigung im Wege stehen könnte, damit aber Versöhnung unmöglich gemacht, denn die Intention auf Versöhnung und die ihr entgegenstehende Angst fließen aus der gleichen Quelle. Letztes Ziel dieses blinden Verlangens nach Vereinigung ist die Aufhebung der Geschlechterspannung, deren Brisanz sich auf individueller, psychischer Ebene im Kontext seelischen Leidens geltend macht, auf gesellschaftlicher Ebene im Zusammenhang der überall miteinander konkurrierenden vergesellschafteten Individuen. Doch diese Unterscheidung erweist sich als oberflächlich, der Widerspruch von Individuum und Gesellschaft ist Gegenstand von Psychologie und Soziologie gleichermaßen. Neurose und Konkurrenz sind Ausdruck für gesellschaftliche Widersprüche ebenso wie für individuelle Gebrochenheit. Eine versöhnte Beziehung von Subjekt und Objekt läßt sich nur in einer auf Solidarität bauenden Gesellschaft verwirklichen. Im Interesse eines Individuumbegriffs, der Solidarität zur Überwindung von Angst antizipieren läßt, muß eine Bearbeitung dieser drei grundsätzlich aufeinander bezogenen Gegenstände (Geschlechterspannung, seelisches Leiden, Konkurrenz) den Stoff dieser Arbeit abgeben. Nur von daher läßt sich bestimmen, inwieweit die Theorie ihren Anspruch auf Rationalität einlöst, also auf die wirklichen Ängste eingeht und sie nicht abstrahierend verleugnet. Denn Rationalität kann kein Gegenbegriff im Sinne der einfachen Angstabwehr sein, sondern sie muß die Angst als ihr eigenes Anderssein einschließen.

Die in der Subjekt-Objekt-Beziehung lokalisierte Angst, die im Autonomiebegriff aufgehoben werden soll, jedoch zu einer Verinnerlichung führen muß, schlägt sich in der realen Beziehung zum Objekt als Abwehr, Verleugnung und Herrschaft nieder, wo das Objekt das eigene Anderssein repräsentiert. Am sichtbarsten äußert sich diese Abwehr im Verhältnis zu Krankheit und Anomie, in der Sprache der Aufklärung: im »Irresein«.[1]

In historischer Entwicklung betrachtet hat die Aufklärung die Voraussetzung für die Emanzipation der Medizin von der Philosophie geschaffen, doch zugleich hat sie den psychosomatischen Zusammenhang entflochten. Im christlichen Mittelalter waren Krankheiten Prüfungen, Strafen; jedenfalls wurde die Krankheit in bezug gesetzt zur Seele, nämlich zum zukünftigen Seelenheil. Psychische Krankheiten schienen interpretierbar und verstehbar als Beherrschtsein vom Teufel oder von Dämonen. Im Zeitalter der Vernunft ist psychisches Leiden entweder Indiz für Unvernunft, oder aber später, naturwissenschaftlich verstanden, ebenso uneinfühlbar, das Resultat einer physiologischen Entgleisung. Doch bei einer sinnlosen, rein somatisch hervorgerufenen Krankheit wäre die Faszination an den Kranken kaum verständlich. Sie ist der Triumph derer, die noch einmal davongekommen sind. Spiess, ein Zeitgenosse Goethes, zeigt in seinen *Biographien der Wahnsinnigen*[2], wie der Wahnsinn diejenigen erfaßt, die gesellschaftliche Diskriminierung und Schikanen, die sich gegen ihr Anderssein richten, nicht mehr ertragen können. Die Krankheit als Folge des Ausgestoßenseins wird zum selbstverschuldeten Mißgeschick. Kasernierung und Bestrafung ebenso wie öffentliches Zur-Schaustellen als Abschreckung waren die normale Behandlung dieser Kranken.

Doch die herrschaftliche Verfügung über die Irren und der sadistische Genuß am Irresein ist selbst nur ein Symptom, das seinen Grund in der eigenen verdrängten Angst hat, herrührend

---

[1] Vgl. Klaus Dörner: *Bürger und Irre.* Frankfurt/M. 1969

[2] Vgl. C. H. Spiess: *Biographien der Wahnsinnigen.* Neuwied/Berlin 1966

aus Geschlechterspannung und Konkurrenz. Die Abstraktion von der Geschlechterspannung im Autonomiebegriff unterstellt einfach Versöhnung, sie zeichnet meist das Bild einer von Natur aus harmonischen Beziehung. Doch wie die Harmonisierung von Natur und Vernunft mit der Entqualifizierung von Natur, von Trieb bezahlt wird, so ist die vermeintliche Versöhnung der Geschlechter mit einer Entqualifizierung des Weiblichen erkauft, denn der Autonomiebegriff mit seinem elitären Partizipationsmodell, für den Reife identisch ist mit Triebferne, mit Unabhängigkeit von Bedürfnissen und Ängsten, schließt alles Stofflich-Egalitäre aus. Die Wiederentdeckung der Natur in der Romantik geht einher mit der Verherrlichung des urtümlich Weiblichen. Darin werden die Folgen der Aufklärung sichtbar: die Trennung des Männlichen und Weiblichen als Geist und Natur, also zwei getrennte Sphären, macht ihre Versöhnung unmöglich.

Die latente Unversöhnlichkeit der Geschlechter erbt die Philosophie von der Mythologie. Doch während der den Kosmos harmonisierende Logos bis auf unbestrittene, reine Prinzipien zurückgehen will, erzählt der Mythos über den Kampf der Göttergeschlechter von Anfang an; und noch hinter der überlieferten Mythologie – im Griechischen die Herrschaft des Vaters Zeus – läßt sich eine Zeit der Herrschaft der Muttergottheiten erkennen.[1] Der Kampf um Patriarchat oder Matriarchat läßt sich daher sehr deutlich in der Religion zeigen, im Polytheismus farbig und unmittelbar, im Monotheismus dagegen verhüllt als verdrängtes Geschlechterproblem, am »Sündenfall« bei Juden und Christen, von dem der Glaube erlösen soll. Altes und Neues Testament bauen die Beziehung zwischen Gott und den Menschen auf einem Bund: die Menschen sind Gott nicht mehr bedingungslos ausgeliefert, doch dieser Bund basiert auf einem Opfer, das in der Beschneidung symbolisiert oder aber im Kreuzestod stellvertretend vollzogen wird. Die Beschneidung als symbolische Kastration durch Gott-Vater heißt Opfer der Geschlechterbeziehung ebenso wie das Sohnes-Opfer, das in Auferstehung und Gottesebenbürtigkeit sublimiert werden soll. Die Subjekte der Vertragsschließung sind Männer, Vater und Sohn, an ihrem Bündnis wird die Macht mütterlicher Gottheiten zunichte. Doch als

---

[1] Vgl. Robert v. Ranke-Graves: *Griechische Mythologie.* Bd. I. Hamburg 1960, S. 12

Bündnis gegen die Macht des Weiblichen, das ausgeschlossen bleibt, droht es seinerseits ständig wieder zu zerbrechen, weswegen der scheinbar überwundene Dämonenglaube als Angst vor der Rache des unterdrückten Weiblichen immer erneut Gestalt gewinnt. In eben dem Maße entstehen »theokratische Bewegungen... (als) antidämonische innerreligiöse Reformbewegungen wie der jüdische Prophetismus, der Mohammedanismus, das Reformmönchtum, der Calvinismus...«[1]. Ihr Ziel ist eine Lokalisierung der im Dämonenglauben gebannten Angst in der Vater-Sohn-Beziehung, denn nur als solcherart lokalisierte, weil mit Opfern versöhnte, erscheint Angst hier aufhebbar. Doch erst ein Bund, der nicht auf dem Opfer der Geschlechterspannung beruhte, vielmehr das Weibliche mit einschlösse, wäre gegen Dämonisierungen gefeit.

Mit der Vertiefung der unmittelbaren Vater-Sohn-Beziehung leistet der Protestantismus einer Entwicklung Vorschub, die das moderne bürgerliche Individuum heranbildet, wie es prototypisch im kühnen Kolonialisten, im unbestechlichen Naturforscher und im risikobereiten Kapitalisten in die Geschichte tritt. Entdämonisierung und Verobjektivierung der Natur, d. h. die radikale Verinnerlichung aller Objektbeziehungen, die auf der Abstraktion von allem Geschlechtlichen beruht, mündet in einer rigorosen Form der patriarchalischen Geschlechterbeziehung. Wo das männliche Prinzip als Vernunft auftritt, gibt es keine Appellationsinstanz mehr, vor der das unterdrückte Weibliche bestehen könnte. Erst mit dem Brüchigwerden des bürgerlichen Individuumbegriffs im 19. Jahrhundert, wo die ursprünglich gedachte Autonomie als gesellschaftlich vermittelt erkannt wird, bricht sich eine Dämonisierung des Weiblichen erneut Bahn. Nicht nur das zahlreiche Auftreten weiblicher Titelfiguren in Literatur und Kunst ist hierfür Beleg, sondern mehr noch ihre meist zweifelsfreie symbolische Bedeutung, die oft an mythologisierende Darstellungen aus der frühen Geschichte anknüpft, so die Figuren der Judith, Delilah, Salome – wir werden im zweiten Kapitel darauf zurückkommen –, die sich aber auch, namentlich in der Oper, einen eigenen Mythos von der bürgerlichen Heroine schafft, wie z. B. *La Traviata* und *Carmen.*

---

[1] Vgl. Paul Tillich: »Grundlinien des religiösen Sozialismus«. In: *Gesammelte Werke*, Bd. II. Stuttgart 1962, S. 99

Ein patriarchalischer Individuumbegriff, das Wort sagt es schon, setzt sich nicht allein ins Verhältnis zum Weiblichen, sondern meint zugleich eine bestimmte Struktur in der mann-männlichen Beziehung, eine Struktur, ohne die sich der Anspruch auf Autonomie gar nicht behaupten könnte. Denn die Abstraktion von aller Geschlechter- und Generationenbeziehung im Begriff des autonomen Individuums ließe sich nicht durchhalten, gäbe es nicht die Abhängigkeit fordernde, aber zukünftige Gleichberechtigung verheißende Vater-Sohn-Beziehung, die die Abwehr des Weiblichen möglich macht, indem sie die Angst an den übermächtigen Vater bindet. Weil aber die Entqualifizierung des Triebs dessen Verobjektivierung verhindert, wird auch die Vater-Sohn-Beziehung ihrer stofflichen Repräsentanz entleert; damit verliert sie auch ihre unmittelbare Bedrohlichkeit. Die verbleibende innere Bedrohtheit führt zu einem abstrakten Messen und Vergleichen, um sich der eigenen Unbedrohtheit zu versichern, ohne doch das *tertium comparationis* des Vergleichs noch benennen zu können. So hat das Konkurrenzprinzip seinen Ausgang in der Vater-Sohn-Beziehung, fördert jedoch durch Verdrängung dieses Ausgangspunkts ein allseitiges Konkurrieren, dem alles subsumiert wird, was unbewußt an diesen Ausgangspunkt gemahnt. Der Autonomiebegriff und seine Auslöschung alles Stofflichen und Heteronomen verweist somit auf das allgemeine Konkurrenz- und Tauschprinzip. FREUD wird selbst noch das Verhältnis der Geschlechter diesem Vergleich unterwerfen, wenn er das Weibliche als bloß verkümmertes Männliches bestimmt.

Das abstrakte Gleichheitspathos und die Verleugnung der Herrschaftlichkeit des Autonomiebegriffs privatisiert die realen Herrschaftsverhältnisse und macht erst so ihre psychologische Funktion sichtbar. Es gibt in der frühen bürgerlichen Literatur, einer Literatur, die sich den Kampf gegen Herrschaft und Abhängigkeit zum Programm gemacht hat, einen immer wiederkehrenden Topos, der das Privatwerden von Herrschaft demonstriert. Ich meine das Herr-Knecht-Modell, das DIDEROT zum alleinigen Gegenstand seiner Satire *Jacques, le fataliste* gemacht hat und das in kaum einer Komödie jener Zeit fehlt. Der Leporello in MOZARTS *Don Giovanni* ist die populärste Figur dieser Art, der Sganarell im *Don Juan* MOLIÈRES. Sganarell spielt in der Gesamtstruktur des Stückes die Rolle, die in der griechischen

Tragödie der Chor gespielt hat, nämlich das Volk – natürlich mit dem für die Komödie typischen Unterschied: der Zuschauer verhält sich solidarisch mit SGANARELL, während er sich in der Tragödie mit dem Protagonisten identifiziert. Volk als allgemeiner Gegenbegriff zur Herrschaft, zum Adel, gibt es in der bürgerlichen Gesellschaft nicht mehr; Unterschiede, Abhängigkeiten erscheinen als Privatsache. *Jaques, le fataliste* handelt allein von der Beziehung von Jacob zu seinem Herrn. Jacob ist, wie übrigens auch Sganarell, der eigentlich Realitätsmächtige, Indiz dafür, daß die Herrschaft des Herren, das Herrsein selber, erst durch den ihm untergeordneten Knecht konstituiert wird. Der Herr herrscht im wahrsten Sinne des Wortes nur noch, und damit diese Ordnung nicht in Vergessenheit gerät, bekommt der Diener zuweilen Prügel.

Als besonderen Abschnitt im Werden der Individualität, als bedeutsame Stufe des zu sich selbst fortschreitenden Bewußtseins beschreibt HEGEL die Dialektik von Herr und Knecht[1]. Ihre Beziehung muß die gegenseitige Anerkennung und insofern Versöhnung verfehlen, weil sie letztendlich auf die absolute Negation und damit das Ende der Beziehung zielt, und das wäre schließlich der Tod, sei es des Knechts – als Beweis für die Allmacht des Herrn –, sei es des Herrn – infolge der äußersten Auflehnung des Knechts. Diese prinzipielle Unversöhnlichkeit bestimmt auch die vermittelten Beziehungen, beim Herrn im Pathos der Selbstaufopferung und im Ethos des Eigennutzes beim Knecht. In diesem Sinne kam es unserer Darstellung des Autonomiebegriffs der Aufklärung gerade darauf an, zu zeigen, daß Autonomie nicht auf Anerkennung, vielmehr auf Verleugnung des anderen beruht. Autonomie ist Bemächtigung und Zerstörung der Eigenständigkeit des anderen, wie Unterwerfung, gegen die Autonomie sich setzt, die eigene Selbständigkeit aufgibt. Beide Male wird die Subjekt-Objekt-Spannung zerstört und Versöhnung und Vereinigung unmöglich gemacht. Der Antrieb für die beiderseitig identifikatorische Verleugnung der Spannung ist Angst, die jedoch gerade als verleugnete nicht mehr in diesem Verhältnis lokalisierbar und bewältigbar ist. So ist die Voraussetzung einer Anerkennung der Eigenständigkeit des andern die Anerkennung der eigenen Angst, statt sie projektiv als

---

[1] Vgl. HEGEL: *Phänomenologie des Geistes,* IV A. A.a.O., S. 141 ff.

die Gefährlichkeit des andern abzuwehren. – Die Anerkennung meiner eigenen Angst weiß auch um die des andern; aus diesem gegenseitigen Wissen um Angst – schließlich ist sie im Wissen noch nicht aufgehoben – erwächst Solidarität um des andern und meiner selbst willen als Gegenfigur einer Subjekt-Objekt-Beziehung, die mit einem Trugbild von Autonomie bei der Bewältigung von Angst in Abhängigkeit gefangen bleibt.

Bisher wurde Rationalität als Gegenbegriff zu Angst gefaßt. Gegenüber dem Solidaritätsbegriff kann sie als umfassender und reduzierter gleichermaßen gelten. Umfassender, weil Rationalität im Denken auch über das Was und Wie von Solidarität entscheidet; reduzierter, weil Solidarität als Praxis auf einem rationalen Verhältnis zur Realität beruht, dieses einschließt und voraussetzt – und rational steht hier nicht im Gegensatz zu emotional, sondern zu rationalisierend. Doch in existentieller Dimension oder, psychologisch gefaßt, als Affekt hat Angst ihren Gegenbegriff in Solidarität. Ob der denkende Bezug auf Angst rational oder rationalisierend ist, entscheidet sich gerade an ihr. Eine Angsttheorie muß deshalb als Stück gesellschaftlicher Praxis, das sie darstellt, selbst solidarisch sein, will sie mehr als nur eine Antwort im Sinne der Rationalisierung und d. h. konkret, die bloß private Lösungsmöglichkeit des Autors für seine eigenen Ängste sein.

Als wahrhaft existentielle Bedrohung wurde, wie alle bisherige Geschichte zeigt, das Generationen- und das Geschlechterverhältnis erfahren. Patriarchalisch wurden Frauen und Kinder entmächtigt, die sich unterwarfen und identifizierten. Entsprechend sind patriarchalische Heroen einsam, dafür um so mehr der Rache des Schicksals unterworfen.

Da es dieser Arbeit auf Angstbewältigung und d. h. auf die Auseinandersetzung mit den wirklichen Ängsten ankommt, liegt das Material der Untersuchung in diesen historischen Erfahrungen. An ihnen gilt es, das Scheitern von Versöhnungen zu begreifen, denn – um es am Problem des Patriarchats zu verdeutlichen – es geht dem Mann weder um Herrschaft, noch den Frauen um Unterwerfung, sondern beides ist Symptom für mißlungene Angstbewältigung.

Unter den Theoretikern, die dem Denken der Aufklärung verpflichtet waren, also an der Identität von Vernunft und Reife und damit an der Entgegensetzung von Vernunft und Angst festhielten, steht an erster Stelle SIGMUND FREUD. Zwar zielt auch seine Reifungstheorie auf Autonomie, doch als solche ist sie eine resignative Theorie, weil Autonomie als gebrochen, auf Verzicht basierend erscheint. Dem auf Autonomie beruhenden Individuumbegriff steht, wenn auch unausgeführt, ein Solidarisierungsbegriff entgegen, aus dessen Perspektive Autonomie als Objektlosigkeit zum Synthesisbegriff nach einem gescheiterten Solidarisierungsversuch wird; erst die mißlingende Solidarisierung führt zur Konkurrenz.

Theoriegeschichtlich steht FREUD im Umbruch zwischen den Theorien, die Individualität als der Kollektivität vorausgesetzt betrachten, und denen, die Kollektivität zum alleinigen Maßstab für Individualität machen[1] und damit Vielfältigkeit ebensowenig zulassen, wie es der am Leistungsprinzip orientierte Autonomiebegriff tut. Ob FREUDS Theorie zwischen diesen Alternativen vermittelt, soll eine der Fragen der vorliegenden Untersuchung sein. Als vermittelnder Begriff steht der Solidaritätsbegriff, denn Solidarität heißt Anerkennung des Andersseins, setzt gerade nicht Anpassung und Unterwerfung, sei es an eine über Konkurrenz vermittelte, sei es an eine institutionell festgelegte Norm voraus.

In diesem Sinne ist der Stoff der Arbeit in der Hauptsache die FREUDsche Theorie, ihre Reflexion auf die Erfahrungen, die sich ihr als Resultate von Zivilisations- und Individualgeschichte darboten. Es war FREUD, der den inhaltlichen Zusammenhang von Geschlechter- und Generationenkonflikt erstmals thematisierte und die seelische Krankheit als mißlungenen Lösungsversuch der darin enthaltenen Ängste erkannte. Sein Erfahrungsbegriff ist fundamental neu gegenüber aller tradierten Theorie, weil er, in der Bestimmung des psychoanalytischen Verfahrens, den Erfahrungsprozeß selbst reflektiert und das Verhältnis von erforschtem Objekt und forschendem Subjekt als dialektisch vermittelt auffaßt. Die psychoanalytische Grundregel, für Patient und Therapeut in der analytischen Situation gleichermaßen verbindlich, erläutert die rationalisierende Seite des traditionellen Rationali-

---

[1] Die dem Funktionalismus verpflichteten Sozialisationstheorien, wie die von PARSONS, haben ebensowenig einen Individuumbegriff wie die von LEVI-STRAUSS' Strukturalismus herkommenden Ansätze.

tätsbegriffs. Und doch führt Freud in seinem Begriff der Ich-Autonomie wieder einen abgrenzenden und ausschließenden Begriff von Rationalität ein.

. Entsprechend dieser Zweideutigkeit ihrer Theorie hat die Psychoanalyse zweierlei Angstbegriffe. Die Objektlosigkeit des Autonomiebegriffs schlägt sich im Begriff der Signalangst nieder; daneben steht die Konzeption der Kastrationsangst, die den Kern von Freuds Individuationstheorie bildet. Sie erweist sich jedoch weniger als Erfahrungsgrund denn als symbolischer Ausdruck eines umfassenderen Zusammenhangs. Angst als Signal und Angst als Symbol werden von Freud selbst nicht vermittelt. Im Begriff des Symptoms, einer zentralen Kategorie der Psychoanalyse, werden sich beide Angstbegriffe in ihrem Zusammenhang erfassen lassen. Der Symptombegriff verweist auf etwas Verdrängtes, das ein in Freuds Theorie selbst unterschlagenes Problem darstellt.

Um es noch einmal bündig zu formulieren: Freuds Angsttheorie ist deshalb Gegenstand dieser Abhandlung, weil eine Individuationstheorie nur dann als solche Bestand hat, wenn sie Auskunft darüber gibt, wie eine reife und gelungene Angstbewältigung aussieht. In der Alternative von Konkurrenz und Solidarität wird sichtbar, daß Solidarität Voraussetzung von Angstbewältigung ist, denn Konkurrenz erweist sich selbst als Symptom von unbewältigter Angst. So kann eine Angsttheorie, die keinen Solidaritätsbegriff hat, keine angemessene Angsttheorie sein, ebenso wie eine Solidaritätstheorie ohne Angstbegriff funktionalistisch werden muß, weil sie ihren Stoff verloren hat.

1. Kapitel

Angst als Signal

Die Widersprüche, in die sich der Individuumbegriff der Aufklärung verstrickt hatte, führten wir auf den fehlenden Angstbegriff zurück; das Fehlen eines Angstbegriffs wiederum war uns selbst Symptom für einen verdrängenden Individuumbegriff. Der Individuumbegriff muß, wo er konkret bestimmt werden soll, auf einer Individuations- oder Reifungstheorie beruhen, muß sich im Umgang des Individuums mit seinen Erfahrungen bestimmen und konkretisieren lassen, deren grundsätzliche Doppeldeutigkeit aus der Angsterfahrung verständlich wird. Wollten wir nun nach den Kriterien für eine Angsttheorie fragen, so ergäbe sich in letzter Konsequenz die Frage nach der Begründung von Erfahrungswissenschaft. Doch es geht uns nicht um eine methodologische Begründung wie etwa in dem Streit zwischen Hermeneutik und Szientismus[1], sondern es soll lediglich auf die zentrale Rolle des Erfahrungsbegriffs aufmerksam gemacht werden, und das heißt hier auf eine Betrachtungsweise, die die Entwicklung des Individuums in der Auseinandersetzung mit der es jeweils umgebenden Realität verfolgt.

Die isolierende Fassung des Individuums in der aufklärerischen Bestimmung als autonom vor aller Erfahrung erklärt, warum die in Wissenschaft und Philosophie im 19. und Anfang des 20. Jahrhunderts entwickelten Angstbegriffe zumeist ebenso isoliert gefaßt sind. Das Objekt der Angst soll in diesem Verständnis zur Wesens- und Begriffsbestimmung der Angst nichts beitragen. Daneben und davon unabhängig steht der Begriff der Furcht, dessen Bedeutung als Reaktion auf eine äußere Gefahr scheinbar präziser ist. Doch da Furcht als Reaktion auf Gefahr nicht einschließt, was ein Objekt zu einem Gefahrenobjekt bestimmt, ist auch der Furchtbegriff, wo er als eigenständig gegenüber dem Angstbegriff auftritt, im materialen Sinn objektlos.

Systematischen Stellenwert hat die Objektlosigkeit von Angst im Existentialismus, während die Abstraktion einer bloß forma-

---

[1] Vgl. dazu JÜRGEN HABERMAS, NICLAS LUHMANN: *Theorie der Gesellschaft oder Sozialtechnologie.* Frankfurt/M. 1971

len Objektbeziehung zum Funktionalismus in den Angsttheorien führt – an FREUDS im Rahmen seiner Metapsychologie formulierten Angsttheorie, worin Angst zu Funktion wird, kommen wir darauf zu sprechen. Gemeinsam ist einem funktionalistischen und einem existentialistischen Angstbegriff, daß Angst zum Signal für anderes wird. Im Existentialismus wird jede bestimmte Angst zum Signal, das auf einen allgemeinen Grund verweist, wogegen FREUD das Angstsignal gerade als allgemeines Zeichen für einen je konkreten Sachverhalt betrachtet. Die allgemeine Bedeutung für diese konkrete Vielfalt zu finden, macht die Schwierigkeit der Angsttheorie aus, und so findet sich neben dem in der nachfreudschen psychoanalytischen Literatur dominierenden funktionalistischen Ansatz auch ein existentialistischer Ableger, der sich noch in den neuesten strukturalistischen Konzeptionen fortsetzt. Die hier wie dort um der Eindeutigkeit willen vollzogene Trennung von Angst und Furcht verfehlt jedoch gerade die reale Zweideutigkeit von Angst.

Wir selbst haben bisher die Notwendigkeit erörtert, Angst als bestimmtes Verhältnis gegenüber einem Objekt zu begreifen, und zwar bestimmt aus der Lokalisierung am Objekt. Wie unterscheidet sich ein solcher Angstbegriff von dem Begriff der Furcht? Das Phänomen der neurotischen Angst macht den Unterschied offensichtlich. Auch die neurotische Angst ist auf ein Objekt bezogen, doch ihr Problem wird an diesem Bezug allein nicht mehr sichtbar, schon gar nicht aus dem Gefahrenmoment erklärbar, so daß sie dem Betrachter zumeist als sinnlos und deplaziert erscheint. Offenbar steht dahinter eine andere Angst, d. h. aber ein anderes Angstobjekt. Die Beziehung zwischen Angst und Objekt kann demnach keine unmittelbare sein. Dagegen läßt sich der Begriff der Furcht auf jede konkrete Situation anwenden; um jedoch das Warum der konkreten Furcht zu verstehen, bedarf es eines allgemeineren Angstbegriffs.

I. Isolation und Intention

Angst wird immer dann zum Problem, sei es in der Praxis, sei es für die Wissenschaft, wenn sie unbewältigt ist und eine konfliktfreie Realitätsbeziehung verhindert. Deshalb sind es die psychologisch-therapeutischen Wissenschaften, die sich vordringlich mit dem Problem der Angst konfrontiert sehen. Doch das Fehlen eines Angstbegriffs bzw. das Verleugnen der Angst hat lange bei einer Vielzahl von Verhaltensweisen ihre Motivierung durch Angst nicht erkennen lassen, besonders wo sie sich als Widerstand oder Apathie zeigen. Doch hinter Widerstand steckt Angst, die verborgen bleiben will. Deshalb hat sich die Erkenntnis, daß jeder Widerstand gegen die Realität, jede Realitätseinengung und der Abbruch aller Realitätsbeziehungen durch Angst hervorgerufen sind und der Rettung einer Sphäre von Angstfreiheit dienen, erst allgemein mit der wissenschaftlich-therapeutischen Erfassung der Psychosen Bahn gebrochen, denn dort kommt mit dem Aufgeben aller Realitätsbezüge übermäßige Angst zum Vorschein.

Die Untersuchung des isolierten Autonomiebegriffs verwies uns auf die allgemeine Tatsache der Angstbeziehung im Verhältnis von Subjekt und Objekt; im zwanghaften Streben nach Autonomie erkannten wir eine mißlungene Angstbewältigung, doch sie zeigte zugleich in konkreter Kritik den Weg, auf dem eine gelingende Angstbewältigung zu suchen ist. Einem isolierten Angstbegriff müssen wir dieselben Fragen stellen: Verleugnet er nicht ein Scheitern der Angstbewältigung, und welche bestimmte Angst verbirgt sich dahinter? In den vom Existentialismus beeinflußten Theorien, denen wir uns zuerst zuwenden, wird wie im philosophischen Existentialismus Angst zum Synthesisbegriff. Muß der Realitätsbezug hier nun aber nicht ein qualitativ anderer sein als der im Autonomiebegriff antizipierte?

Bevor wir jetzt dieser Frage anhand der Diskussion der betreffenden Angstkonzeptionen nachgehen, sei kurz erläutert, warum wir diese Strömung, deren Bedeutung im letzten Jahrzehnt verblaßt war, in jüngster Zeit aber wieder zuzunehmen scheint, überhaupt an dieser Stelle berücksichtigen. Sie ist die einzige neben der Psychoanalyse, die Krankheit und damit Angst unter dem Blickwinkel eines allgemeinen Individuumbegriffs betrachtet – statt vom Individuum spricht sie von menschlicher Existenz. Von dieser Gemeinsamkeit her wird verständlich, warum so viele Psychoanalytiker, die sogenannten Daseinsanalytiker, existentialistisch beeinflußt sind. Um so wichtiger erscheint es mir daher, den fundamentalen Unterschied zur Psychoanalyse, wie Freud sie entwickelt hat, zu begreifen.

Angst, so hatten wir gesagt, zeigt für existentialistisches Denken[1] ihr Wesen nicht in ihrer bestimmten Lokalisierung; diese ist selbst immer schon ein Versuch der Angstvermeidung, eine Ablenkung von der eigentlichen Angst, die selbst als menschliches Existential objektlos ist. FRITZ RIEMANN nennt seine Abhandlung über die *Grundformen der Angst* im Untertitel eine »tiefenpsychologische«[2] Studie und meint damit die Tiefe, wo alles Bewußtsein gründet, und dort ist Angst. Je bestimmte Ängste sind immer Abkömmlinge einer der vier Grundängste – schizophrener, depressiver, zwanghafter oder hysterischer Angst – und damit Ausdruck eines bestimmten Lebensaspekts. Überwindung der Ängste ist deshalb für RIEMANN die eigentliche und ständige Lebensaufgabe; ein Bestehen vor der Angst, trotz Angst, und nichts darüber hinaus.

Auch BINSWANGER hält es für ein Mißverständnis, die Angst einer »Intentionsanalyse«[3] zu unterziehen, sie könne nur existentiell analysiert werden. BINSWANGER versteht sich selbst als existentialistischer Denker und besonders dem Denken HEIDEGGERS verpflichtet. HEIDEGGERS Existentialismus erlangte große Faszination durch sein Pathos der Angst, dem zufolge einzig im Aufsichnehmen der existentiellen Angst die Fragwürdigkeiten des menschlichen Daseins und die alltäglichen Ängste transzendierbar sind. BINSWANGER verbleibt ganz und gar im existentialistisch-ontologischen Denken, setzt jedoch HEIDEGGERS Angst-Pathos ein Liebe-Pathos entgegen und bricht damit dem Existentialismus die Spitze. Das völlige Fehlen einer Angstanalyse – die Angst wird an einigen wenigen Stellen erwähnt als »ontologisches Gegenphänomen« zur Liebe[4] – macht deutlich, warum ein solches Buch geschrieben und warum es in einer Vielzahl von Auflagen gelesen wird. Die gleiche philosophische Position einnehmend, die HEIDEGGER zum tota-

---

[1] An dieser Stelle möchte ich darauf hinweisen, daß die Theorien, mit denen ich mich hier auseinandersetze, vom philosophischen Existentialismus HEIDEGGERS herkommen und nicht vom hauptsächlich in Frankreich vertretenen, mehr eine Lebenshaltung zu nennenden Existentialismus, der vor jeder Kritik als Protest- und Widerstandsform ernst zu nehmen wäre und daher in diesem Kontext nicht abgehandelt werden soll.

[2] FRITZ RIEMANN: *Grundformen der Angst.* München/Basel 1961

[3] LUDWIG BINSWANGER: *Grundformen und Erkenntnis menschlichen Daseins.* München/Basel 1962, S. 637

[4] A.a.O., S. 54

len Verzicht oder zum Beschwören des Verzichts geführt hat, will sich BINSWANGER deren Konsequenz entziehen und hat doch nichts an ihre Stelle zu setzen als die Beschwörung einer »positiven Intentionalität«, ohne diese inhaltlich füllen zu können.

Der zeitgeschichtliche Ort, dem das existentialistische Verhältnis zur Angst zugehört, wird sichtbar, wo existentialistisches Denken in mehr praxisorientiertem Zusammenhang zur Geltung kommt. In den fünfziger und sechziger Jahren wurde eine Vielzahl von wissenschaftlichen Tagungen zum Thema Angst durchgeführt. Das, was als Konsens der Teilnehmer imponiert, ist die Ansicht, daß Angst die menschliche Existenz konstituiere; dies trete erst in unserer Zeit ins Bewußtsein, weil alle kollektiven Formen der Angstbewältigung zerbrochen seien. Durch die ganze Debatte zieht sich das Feststellen oder Beklagen des »Nicht mehr«. Schon in der bloßen Tatsache, daß nach der Erschütterung der metaphysischen Tradition Angst zum philosophischen Thema wurde, erweist sich für HABERMAS die Funktion der abendländischen Tradition als »Technik der Angstbewältigung«[1]. BENEDETTI und JORES betrachten die fehlende »Verwurzelung im sozialen Boden«[2] und den Mangel an Geborgenheit als Ursachen der Angst. So erscheinen unter dem Gesichtspunkt des »Nicht mehr« alle kulturellen Institutionen und Formen menschlichen Zusammenlebens als Methoden der Angstbewältigung, und der Bruch der Traditionen läßt ihren Anspruch nachträglich als Rationalisierung zutage treten. Es gibt folglich in der Geschichte nichts, was zu retten wäre, nachdem sich am Ende ihre Wahrheit als Angst entpuppt.

Die Geisteshaltung, die ein solches Verhältnis zur eigenen Realität hervorbringt, basiert nicht allein auf Enttäuschung und Resignation über den Niedergang gesellschaftlicher Strukturen und Traditionen, wie sie relativ ungebrochen schon nach dem Ersten Weltkrieg nicht mehr bestanden. Sie zeugt ebenso von Zynismus, denn »sie sucht nicht mehr das Nicht-Enttäuschende an Stelle des Enttäuschenden, sie stellt sich nicht auf Positionen, deren Ungenügen sie durchschaut, sondern sucht das Jenseits

---

[1] JÜRGEN HABERMAS: »Diskussionsbeitrag«. In: *Aspekte der Angst.* Starnberger Gespräche 1964. (Hg. H. v. DITFURTH) Stuttgart, S. 124

[2] GAETANO BENEDETTI: »Die Angst in psychiatrischer Sicht«. In: *Die Angst* (= *Studien aus dem C. G. Jung-Institut Zürich*, Bd. X). Zürich und Stuttgart 1959, S. 147ff. und A. JORES: *Lebensangst und Todesangst*, a.a.O., S. 175ff.

von Enttäuschung und Nicht-Enttäuschung, das Jenseits des Enttäuschungsprozesses selbst«[1]. Ein solch zynisches Verhältnis gegenüber der eigenen Gesellschaft findet sich in allen Geisteswissenschaften der Nachkriegszeit. In der Soziologie wird sie am exponiertesten von SCHELSKY vertreten. In seinem Buch *Die skeptische Generation*[2] wird der Enttäuschungsprozeß der Jugendbewegungen zwischen den beiden Weltkriegen behandelt, wobei nicht die falschen Hoffnungen dieser mehr oder weniger präfaschistischen Bewegungen kritisiert werden, sondern das Hoffnunghaben selber. Die scheinbare Hoffnungslosigkeit der Jugend der fünfziger Jahre lobt SCHELSKY als ihren Realismus. Selbst noch die These von der Entideologisierung der industriellen Gesellschaften, der KARL MANNHEIM durch seine Relativierung des Ideologiebegriffs wissenschaftlich Vorschub geleistet hat und die bis Mitte der 60er Jahre von vielen Soziologen vertreten wurde – GEHLENS Begriff des »Post-histoire«[3] weist in dieselbe Richtung –, bezieht ihre Intention aus dem »Nicht mehr«: Zweckrationalismus und Sachgesetzlichkeit seien an die Stelle religiöser, humanistischer und klassenkämpferischer Ideologien getreten. Das Fehlen eines gesellschaftlich vermittelten Selbstverständnisses wird hier verkehrt zur Freiheit von Ideologie.

Zum Beleg der bald anthropologisch, bald existentialistisch begründeten These von der angstbindenden Funktion gesellschaftlicher Institutionen wird immer wieder ein Beispiel aus der Psychopathologie angeführt: der Soldat im Krieg habe keine Angst, Angstneurosen gingen dann zurück, weil ein gemeinsames Ziel und eine gemeinsame Idee vorhanden seien, denen sich der einzelne unterwerfen könne. Nun wird niemand bezweifeln, daß neurotische Angstzustände im Krieg zurückgehen – aber um welchen Preis? Der Krieg ist doch wohl selbst die Negation dessen, was Menschen und menschliche Gesellschaft als adäquate Daseinsform betrachten. Die positive Sanktionierung des Unmenschlichen in dieser Argumentation bestätigt meine Cha-

---

1 KLAUS HEINRICH: »Antike Kyniker und Zynismus in der Gegenwart«. In: *Parmenides und Jona*, a.a.O., S. 154

2 Vgl. HELMUT SCHELSKY: *Die skeptische Generation.* Eine Soziologie der deutschen Jugend. Düsseldorf/Köln [4]1960

3 ARNOLD GEHLEN: »Über kulturelle Kristallisation«. In: *Studien zur Anthropologie und Soziologie.* Neuwied 1963, S. 323

rakterisierung dieses Denkens als eines zynischen Verhältnisses zur eigenen Realität. Viel naheliegender erscheint beispielsweise die Tatsache, daß im Vietnamkrieg der USA Soldaten wegen psychischer Schäden aus der Armee entlassen wurden – was nicht anders zu verstehen ist, als daß in der Neurose ein Versuch der Selbstbehauptung steckt. Man muß sich schließlich fragen, was im Krieg ein- und zusammenschmiedet, daß er Ängste beseitigen und gerade demjenigen Sinn und Geborgenheit vermitteln kann, der zuvor unter einem Mangel daran gelitten hatte. Was hier geschieht und intellektuell gerechtfertigt wird, ist die Preisgabe des eigenen Selbst. Die jedoch auch so nicht zu bannende Angst wendet sich in die Lust am Zerstören und am Zerstörtwerden, die »Lust am eigenen Untergang«. Der Kriegsruf der spanischen Falange spricht das mit letzter Deutlichkeit aus, er heißt: *»Viva la muerte!«*

Halten wir diese historischen Erfahrungen den sie programmatisch als Daseinsanalyse reflektierenden Theorien gegenüber, so zeigt sich, daß hier weder auf philosophischer noch auf soziologischer Ebene eine Antizipation dessen vorliegt, wie menschliche Gesellschaft aussehen sollte, die angstfrei wäre. Nicht werden bestimmte gesellschaftliche Verhältnisse kritisiert, weil sie Angst machen und weil mit latenter Angst ihre Herrschaftsstruktur stabilisiert wird, wie besonders im Faschismus, sondern der Zusammenbruch dieser gesellschaftlichen Verhältnisse wird bedauert. Diese Position schlägt sich in einem leeren Allgemeinkonzept von psychischem Leiden nieder, sie macht einen zureichenden Krankheitsbegriff überhaupt unmöglich, weil sie keine Vorstellung von Gesundheit, von einer Intention auf etwas hin zuläßt. Ob Neurose als Flucht aus der Angst oder als ein den menschlichen Urängsten nacktes Ausgesetztsein betrachtet wird, anzubieten haben diese Theoretiker immer nur ein Leben mit der Angst. Die Krankheit erscheint geradezu als die heroischere, zumindest aber faszinierendere Lebensmöglichkeit, der gegenüber Heilung und Gesundheit beengt und fade sind. »Durch eine ... nahezu totale Identifikation des Therapeuten mit der Daseinsgestalt der Verrücktheit ... geht die therapeutische Distanz verloren, die an diesem Zustand etwas ändern will.«[1]

Erst eine Antizipation dessen, was Gesundheit und Glück

---

[1] Erich Wulff: *Psychiatrie und Klassengesellschaft.* Frankfurt/M. 1972, S. 5

heißen könnte, läßt begreifen, woran die Neurose gescheitert ist; denn sie ist ein mißlingender Versuch, das zu erreichen, was der Gesunde mit adäquateren Mitteln wirklich erreicht. Von den Daseinsanalytikern wird das Verhältnis von krank und gesund geradezu umgekehrt, wie BILZ, der diese Position am radikalsten vertritt, demonstriert. Für ihn sind die Ängste weder das Krankhafte noch das zur Krankheit führende. »Wenn die Voraussetzungen der Krankheit gegeben sind«[1], seien vielmehr nur die Bedingungen günstiger, so daß sich die Ängste Geltung verschaffen können. Der Gesunde erwehre sich der Ängste durch einen »Verdrängungsschutz«[2], bei dem Kranken habe dieser Verdrängungsschutz an Kraft verloren, und es komme das Eigentliche zutage. »Wenn es Geisteskrankheiten gibt, bei denen der Verdrängungsschutz an Intensität nachläßt, so heißt das mit anderen Worten: die Wahrheit bricht durch.«[3] In seinem Verdrängungsbegriff ist BILZ sicherlich von der Psychoanalyse geprägt, doch der Unterschied ist in einem Punkt fundamental: das, was für die Psychoanalyse zum Bewußtsein kommt, wenn die Verdrängung durchbrochen wird, sind nicht Ängste, sondern Wünsche, wenn auch durch Angst bedrohte Wünsche. Der Psychoanalytiker sieht es deshalb als seine Aufgabe an, die Ängste bewußt und bearbeitbar zu machen, damit die Wünsche, in welch sublimierter Form auch immer, einer Befriedigung zugeführt werden können.

Viele der Daseinsanalytiker sind von der Psychoanalyse beeinflußt, doch der an BILZ sichtbar gewordene Unterschied zu FREUDS Theorie ist charakteristisch für sie alle. Die Konsequenz ihres nur negativ bestimmten Gesundheitsbegriffs liegt im Fehlen einer der Krankheit gerecht werdenden Therapie. Auch wenn, wie in BINSWANGERS phänomenologisch orientierten späteren Schriften »Wahn« und »Schizophrenie« zu verfolgen ist, jede Lebensäußerung der Patienten aufgenommen und klassifiziert wird, bleibt die Krankheit eine Daseinsgestalt, die ebenso sinnvoll ist wie alle anderen; daß gerade Krankheit Flucht und nicht Anerkennung der beängstigenden Realität bedeutet, wird dem Betrachter, der selbst keinen positiv gefaßten Realitätsbegriff hat, nicht mehr sichtbar.

---

[1] RUDOLF BILZ: *Studien über Angst und Schmerz.* Bd. 1/2. Frankfurt/M. 1974, S. 176
[2] A.a.O., S. 189
[3] Ebd.

Es sei hier nur erwähnt, daß die sogenannte Antipsychiatrie, die die Begriffe »krank« und »gesund« gegenüber ihrer herkömmlichen Verwendung in provokativer Absicht auf den Kopf stellt, theoretisch in das gleiche Dilemma gerät, wo sie von der Kritik zu einer Gesellschaftstheorie ansetzt. Die Behauptung, der Gesunde sei in Wirklichkeit der Kranke, ist in der intellektuellen Subkultur schon zum Gemeinplatz geworden. Doch die komplementäre, daß nämlich der Kranke der eigentlich Gesunde sei, weil er adäquat auf die krankmachenden Verhältnisse reagiere, zerstört alle Maßstäbe, an denen Krankheit und Gesundheit noch gemessen werden können. Eine konkrete Anleitung zur Veränderung kann aus einer solchen Theorie schwerlich entwickelt werden. Diese kommt eher von der Psychoanalyse und der Sozialpsychiatrie, insofern beide einen Krankheitsbegriff haben, der von der gesellschaftlichen Vermitteltheit von Gesundheit und Krankheit ausgeht.[1]

Unsere Frage galt dem Unterschied im Realitätsbezug dieses isoliert gefaßten Angstbegriffs gegenüber dem isoliert gefaßten Autonomiebegriff. Im Autonomiebegriff wurde Angst verleugnet um eines angstfreien Realitätsbezugs willen. Selbstmächtigkeit versprach Realitätsmächtigkeit, Autonomie gegenüber dem Objekt sollte eine angstfreie Objektbeziehung ermöglichen. Der Preis der Verleugnung der Angst war eine weitgehende Opferung der Objektbeziehung selbst. Wie stellt sich nun das Verhältnis zur Realität dort dar, wo Angst als Wesen der menschlichen Existenz vor aller bestimmten Angsterfahrung gilt?

Der allgemeine Angstbegriff des Existentialismus sagt nicht mehr, was zur Beschäftigung mit der Angst treibt, und doch kann es nur die Erfahrung von Angst sein, d. h. aber einer bestimmten, konkreten Angst. Wenn also diese bestimmte Angst in dem allgemeinen Begriff von Angst als Existential nicht sichtbar wird, so kann die Intention dieses Angstbegriffs nur die Verleugnung dieser bestimmten Angst sein. Das generelle Beschwören der Angst soll gleichgültig machen gegenüber der wirklichen Angsterfahrung. Während der Autonomiebegriff noch eine angstfreie, versöhnte Beziehung zur je eigenen Realität

[1] Vgl. dazu Klaus Hartung: *Zum Verhältnis von Psychosentheorie und sozialpsychiatrischen Strategien.* Unveröff. Diplomarbeit. Berlin 1975

antizipiert, predigt der totale Angstbegriff den Verzicht auf alle Realitätsbeziehung, verdächtigt gerade diese einer Verleugnung von Angst und damit der Selbstverleugnung. Gegenüber einem solchen Verhältnis zur Realität verlöschen alle realen und kulturellen Unterschiede; so liegt der Schluß nahe, daß gerade sie es sind, gegen deren Bedrohlichkeit ein totalisierender Angstbegriff immun machen soll.

Zwischen Angsttheorie und impliziter Gesellschaftstheorie in dem vorliegenden Material konnten wir einen inneren Zusammenhang finden. Enttäuschung und Resignation über den Zusammenbruch gesellschaftlicher Strukturen kann nur der empfinden, der in den zerbrochenen Strukturen die Bedingungen der eigenen Selbstverwirklichung gesehen hat. So wie hier aber in verallgemeinernden Formulierungen, wo nicht vom Zusammenbruch historisch konkreter Gesellschaftsstrukturen, sondern von Strukturen schlechthin gesprochen wird, das eigene Interesse an diesen Strukturen verleugnet wird, so leugnet der allgemeine Angstbegriff die Angst, die aus dem Verlust dieses Lebensrahmens entspringt.

II. Typisierung und Konkretion

Wie gewinnt man nun einen allgemeinen Angstbegriff, wenn sich ein Verständnis der Angst nur aus der Lokalisierung am Objekt erschließt, die Objekte der Angst aber erfahrungsgemäß vielfältig und praktisch unzählig sind? Wir hatten das Problem eingangs schon angesprochen, es ist die Frage nach dem Verhältnis von Angst und Furcht: die Objekte der Furcht sind wirklich unbegrenzbar, und doch verstehen wir, wie es am sichtbarsten in der neurotischen Angst wird, noch nicht die Gründe und die Bedeutung der konkreten Furcht. Oft können wir sie identifikatorisch nachvollziehen, doch auch nur dann, wenn wir eine ähnliche Sozialisation und Realerfahrung haben wie der Sich-Ängstigende. Von dieser Identifikation her wird die Herkunft der Angst aus einer bestimmten Sozialisationsgeschichte noch nicht erklärbar und transzendierbar, wir stehen ja selbst unseren eigenen Ängsten oft ohnmächtig gegenüber.

Es genügt also nicht, die Objekte der Angst objektivistisch unter den Gefahrenbegriff zu subsumieren, sondern es bedarf einer Theorie, die die subjektive Determinierung dessen, was als Gefahr empfunden wird, selbst thematisiert. Wie das Verhältnis von Subjekt und Objekt nur dialektisch gefaßt die Klippen von Objektivismus und Subjektivismus umgeht, so muß auch der Angstbegriff im dialektischen Verhältnis zum Gefahrenbegriff entwickelt werden. Jede Theorie, die entweder die Seite des Objekts oder die des Subjekts verabsolutiert, verleugnet das Verhältnismäßige der Angst und ist selbst, wie an den zuvor dargestellten Ansätzen deutlich wurde, eine Angst verleugnende Theorie.

Es gilt also, die konkreten Ängste ernst zu nehmen und ihre Genese zu rekonstruieren, denn die Vermittlung von Angst und Furcht ist immer nur am konkreten Objekt zu fassen. In der scheinbar unverbundenen Mannigfaltigkeit von Angstobjekten suchen wir nach dem Verbindenden, das doch nicht in einem ursprünglichen Angstobjekt, dem gegenüber alle späteren Objekte Ersatz wären, zu finden ist. An der Angsttheorie von Michael Balint, einem phänomenologisch beeinflußten Psychoanalytiker, läßt sich zeigen, daß das sozusagen deduktive Herleiten aller Ängste aus einer frühen Angst des Kindes das Spezifische jeder späteren konkreten Angstsituation nicht trifft; denn das Bedrohliche der realen Situation, wofür der Furchtbegriff steht, ist darin nicht aufgehoben.

Balints Interesse richtet sich auf das, was er Angstlust (*thrill*)[1] nennt. Es geht dabei sowohl um Mutproben im Zirkus oder auf dem Rummelplatz als auch um gefährliche Sportarten wie Kunstfliegen, Autorennen usw. Die Lust an diesen Unternehmungen wird nun keineswegs von allen Menschen geteilt; es gibt ebenso diejenigen, die davor die größte Angst haben. Den einen hält die Angst ab, den andern treibt sie dazu: das ist es, was Balint erklären möchte. Die so unterschiedliche Einstellung gegenüber dem Phänomen der Angstlust mag den unbeteiligten Zuschauer zu der Annahme führen, hier lägen verschiedene Grade von Angst vor. Der Mutigere, der die Angst auf die benannte Art besiegt, habe weniger Angst. Balint belehrt uns, nicht Unterschiede im Maß, sondern zwei verschiedene Typen

---

[1] Michael Balint: *Angstlust und Regression*. Hamburg 1972. Balint verweist in dem Vorwort darauf, daß die Übersetzung des Wortes »*thrill*« mit Angstlust nicht völlig zutreffend ist, es jedoch im Deutschen keinen angemesseneren Ausdruck gibt.

von Angst seien hier zu erkennen, die er als Oknophilie und Philobatismus[1] bezeichnet.

Die Beziehung zu den Objekten der Angstlust verweist nach BALINT auf eine allgemeine Beziehung zum Objekt, die determiniert sei durch die früheste Objektbeziehung im Leben des Individuums, durch die Mutter-Kind-Beziehung. Die Tatsache, daß der Kern der Objektbeziehungen bei Oknophilie und Philobatismus Angst sei, leite sich von einer mißlungenen Trennung von der Mutter her, d. h. allgemeiner: die Unterscheidung des Objekts bereite Angst. BALINT stützt sich auf FERENCZI und andere[2], die eine präambivalente Phase in der frühesten Kindheit postulieren – er nennt sie einen Zustand »primärer Liebe« –, wo das Kind noch nicht zwischen sich und der Außenwelt unterscheiden kann und sich eins mit der nahrungspendenden Mutter weiß. Die Realisierung dieser Trennung habe traumatische Wirkung. Oknophilie und Philobatismus seien regressive Verarbeitungen dieses Traumas: der Oknophile klammere sich an sein Objekt, um so die Angst vor dem Objektverlust zu vermeiden; der Philobat verleugne die beängstigende Möglichkeit des Objektverlusts, indem er das Objekt selbst verleugnet, für ihn sei das Eingehen einer Objektbeziehung *per se* schon eine Gefahr.

Der Streit innerhalb der psychoanalytischen Theorie, ob die Objekttrennung von dem Kind notwendig oder nur unter bestimmten Bedingungen als traumatisch erfahren wird, soll hier nicht diskutiert werden. Das Fazit, an dem wir festhalten können, lautet: die Art und Weise, wie die Trennung von der Mutter vor sich geht, besonders wenn sie partiell mißlingt, wird sich auf das Verhalten des Erwachsenen gegenüber jedem neuen Objekt niederschlagen. Als einen solchen Niederschlag betrachtet BALINT die Angstlust des Philobaten.

---

1 BALINT legt auf den begriffsgeschichtlichen Sinn seiner Wortneuschöpfungen Wert, doch gerade dieser ist fragwürdig. Philobat, bewußt in Anlehnung an Akrobat gebildet, wird von seinen Wortbestandteilen her nur sinnvoll als Phil-Akrobat, nämlich als einer, der »gern in der Höhe läuft«. Oknophilie ist darüber hinaus antinomisch konstruiert, denn die Worte *oknos* (Furcht) und *philos* (lieb, Freund) sind unmittelbar nicht miteinander verbindbar. Das Antinomische in der Wortverbindung ist dennoch ernst zu nehmen und wäre materialiter aufzuheben; gerade dies tut BALINT nicht.

2 Vgl. SANDOR FERENCZI: *Versuch einer Genitaltheorie.* Wien 1924
KARL ABRAHAM: »Versuch einer Entwicklungsgeschichte der Libido«. In: *Psychoanalytische Studien zur Charakterbildung.* Frankfurt/M. 1969

Was wir wissen wollen und was BALINT wissen will, ist dies: Welche konkrete Angst wird hier lustvoll überwunden? – Kennzeichen der neurotischen Angst ist es, daß sie keiner äußeren Realität entsprechen muß, sondern eine psychische Realität repräsentiert. So, wie BALINT Angstlust begreift, ist sie neurotische Angst; sie ist also Angst und nicht Furcht. In den Situationen, in denen Angstlust gesucht und genossen wird, liefert sich nun das Individuum einer realen Gefahr aus, seine Angst verwandelt sich kurzweilig in Furcht, die sich lösen kann bei Überwinden der realen Gefahr.

BALINT unterscheidet zwar nicht zwischen Angst, neurotischer Angst und Furcht, sondern er spricht fast ausschließlich von Angst, doch das, was ihn an der Angstlust fasziniert, ist die Tatsache, daß darin einerseits ganz offensichtlich neurotische Angst vorliegt. (Er verweist auf den Wiederholungszwang, dem das Bedürfnis nach Angstlust unterliegt.) Und doch handelt es sich bei den Veranstaltungen, in denen diese Angst agiert werden kann, um Mutproben, und der darin Mutige erscheint als einer, der im Gegensatz zu dem Neurotiker seine Angst bewältigen kann. In der Angst der Angstlust, so möchte man meinen, sind neurotische und Realangst nicht getrennt.

Woraus aber schließt BALINT überhaupt, daß die Situation der Angstlust stellvertretend eine frühe, unverarbeitete Angst hervorruft, und woher nimmt er die Kriterien für die Unterscheidung von neurotischer und nicht-neurotischer Angstbewältigung? BALINT kann sich zum einen nicht entscheiden, ob Philobatismus Neurose heißen soll; andererseits nennt er die philobatische und die oknophile, also in beiden Fällen regressive Angstbewältigung, die beiden einzigen Möglichkeiten, auf die Wahrnehmung der angstbereitenden Entzweiung von Subjekt und Objekt zu reagieren. Wo BALINT von Neurose spricht, erwartet der Leser einen Gesundheitsbegriff, den er aber ganz ausspart; wo er von den frühen angstbesetzten Beziehungen zum ersten Objekt, der Mutter, spricht, stellt sich die Frage nach den entwickelten Objektbeziehungen des Erwachsenen, der er ebensowenig nachgeht.

Im Verhältnis zu dem einen und einzigen Bezugspunkt – dem ungebrochenen, vorambivalenten Zustand der »primären Liebe« – gibt es für BALINT offensichtlich nur noch Gebrochenheit und Ersatzobjekte für das Ursprüngliche. So wundert es nicht mehr, daß BALINT die realen Liebesobjekte, dingliche Objekte, die Objekte des Fetischismus alle in eins setzt in ihrer gemeinsamen Funktion, Ersatz zu sein. Doch gerade dadurch entzieht sich ihm das tiefere Verständnis für das Phänomen der Angstlust, weil unter dem Gesichtspunkt beliebiger Ersatzfunktion alle spezifischen Unterschiede verschwinden und die konkreten Objektbeziehungen entqualifiziert werden.

Das Charakteristische der philobatischen Intention in den *thrill*-Erlebnissen liegt nach BALINT im Gefühl von Objektlosigkeit, der Unabhängigkeit von allen Objekten. Der Antrieb zur Beherrschung oder gar Beseitigung des Objekts ebenso wie der gegenläufige Sog, der vom Objekt ausgeht und dem zu erliegen die Spannung, eben die Angstlust, ausmacht, werden in all den Fällen, die BALINT anführt, gerade nicht im menschlichen Objekt, das durch seine Eigenständigkeit als Subjekt ängstigt, also im Subjekt-Objekt[1] verankert, sondern in Situationen, die dem Subjekt Machtvollkommenheit vorspiegeln, indem sie die Gefahr phantastisch bearbeiten, d. h., sie zugleich beschwören und bannen. Nun entsteht zwar der Sog, der von den Situationen der Angstlust ausgeht, aus einer Verschiebung, aber er muß doch seinen Ursprung in der Beziehung zum Subjekt-Objekt haben. Deswegen kann das Verschiebungsobjekt auch kein beliebiges sein, vielmehr muß es bestimmte Bedingungen erfüllen. Betrachten wir BALINTS Material, dann sind es zweierlei Bedingungen: die aufgesuchte Gefahr muß die phantasierte symbolisch vertreten können, und sie muß autonom beherrschbar und bewältigbar sein. Der Lustgewinn in der Angstlust wird demnach daher bezogen, daß er symbolisch einer anderen Situation, einer anderen Gefahr gilt. Ihr Wiederholungszwang resultiert aus dieser Verschiebung, denn nur an dem in seinem Subjektsein bedrohlichen Liebesobjekt könnte die Angst bearbeitet und aufgehoben werden, nicht aber an einem Ersatzobjekt. BALINT scheint zu sehr von dem Mut seines Philobaten fasziniert zu sein, sonst wüßte er sehr wohl zwischen Mut und Mut zu unterscheiden. (So

---

[1] Den Begriff Subjekt-Objekt übernehme ich von ERNST BLOCH, so wie er ihn in seiner HEGEL-Interpretation expliziert. Er soll festhalten, daß die Subjekt-Objekt-Dialektik darin begründet ist, daß das Subjekt- und Objektsein des einen für den anderen und umgekehrt erst Spannung und Angst hervorbringen, aber auch die Bedingung der Identitätsfindung ausmachen. Vgl. dazu ERNST BLOCH: *Subjekt-Objekt.* Erläuterungen zu Hegel. Frankfurt/M. 1962

wählt man zum Beispiel unter den Piloten, die bereit sind, Astronauten zu werden, an deren Mut daher kaum zu zweifeln ist, die sich aber damit auch möglicherweise ihren eigenen Mut beweisen möchten, solche Männer, die in glücklichen Familienverhältnissen leben – ein vielleicht unbewußtes Verständnis des hier vorliegenden Problems.) Der Sog der Angstlust kommt von verdrängten Objektbeziehungen, die als solche destruktive, letztlich selbstzerstörerische Tendenzen in sich bergen.

Balint bringt der Angstlust ganz analoge Beispiele von Aggressionslust, und zwar die Aggressionsorgien, die der Rummelplatz anbietet, wo man Teller zerschlagen kann etc. Es wäre eine sicher nicht falsche, aber dennoch nicht treffende Erklärung, würden wir diese Aggression aus der ersten Aggression gegenüber der Mutter begründet verstehen wollen. Balint sieht in diesen Aggressionsäußerungen ein Ventil; hier würden Aggressionen ausgelebt, die einem Objekt gelten, an dem sie sich nicht äußern können. Die Aggression gegenüber dem Objekt mag begründet sein, neurotisch aber wird sie dadurch, daß sie dort nicht bewußt und an anderem Ort agiert wird.

Was Balint hier an der Aggression exemplifiziert, hatten wir an der Angst ausgeführt. Wir sahen, daß Angst und Furcht sich nicht unmittelbar durch die fehlende oder vorhandene Gefahr unterscheiden lassen; daß abgesehen von unmittelbarer Todesgefahr jede Gefahrensituation eine Vielzahl von Ängsten auslöst und umgekehrt latente, zumal neurotische Angst vieles als Gefahr empfindet. Das Beispiel der Prüfungsangst kann dies nochmals deutlich machen. Wir sprechen von Prüfungsangst, könnten jedoch auch Furcht sagen, denn nicht nur das absolute Versagen, auch eine schlechte Note wird als Gefahr empfunden. Wir sagen dennoch Angst und meinen damit die Projektion alter Ängste auf die Prüfungssituation, betrachten also diese Prüfungsangst als den Übergang zur neurotischen Angst. Angst und Furcht bilden demnach eine dialektische Einheit.

Elias Canetti beschreibt in seinem Essay über Kafka dessen System von Ängsten und seine vielfältigen Angstabwehrmaßnahmen. Die Gründe dafür sind sicher in der Kindheit zu suchen; so beklagt Kafka selbst in den *Briefen an Felice* oft seine körperliche Dürftigkeit, und in dem berühmten Brief an den Vater erinnert er sich, wie er als kleiner Junge gelitten habe, wenn er sich gemeinsam mit dem Vater in der Badekabine umkleidete und dabei seine Kleinheit und Magerkeit mit der stattlichen Figur des Vaters verglich. In seinem erwachsenen Leben nun war KAFKA unter anderem peinlich auf sein körperliches Wohlbedacht, beobachtete jede Unregelmäßigkeit und nahm sie über Gebühr ernst. Auf diese Maßlosigkeit in der Hypochondrie, auf das Hintergründige selbst alltäglicher Ängste spielt CANETTI an, wenn er formuliert: »Hypochondrie ist die kleine Münze der Angst, es ist die Angst, die sich zu ihrer Zerstreuung Namen sucht...«[1]

An der Verrückung des Maßes in der Hypochondrie ebenso wie in der Angstlust, die BALINT thematisiert, wird deutlich, daß es die Verschiebung der Angst sein muß, die ihrer Verarbeitung im Wege steht. Welche Angst in den verschobenen Ängsten des Philobatismus Wirksamkeit erlangt, wird bei BALINT durch seine Hypostasierung einer Urangst unterschlagen. In der Annahme einer ursprünglichen Angst, die in allen späteren Ängsten wiederkehrt, wird die Real- und Sozialgeschichte des Individuums unwesentlich, in der doch die Alternativen in dem Umgang mit der Angst sich erst entfalten. Nicht Gesundheit gegenüber Neurose, nicht Angstfreiheit gegenüber latenter Angst und nicht Versöhnung gegenüber einem fundamentalen Bruch in der Beziehung von Subjekt und Objekt sind die Kriterien, an denen BALINT seine Fragen erarbeitet. Gemessen an der quasi prähistorischen Einheit von Mutter und Kind wird jeder spätere Versuch, eine versöhnte Beziehung zwischen Subjekt und Objekt zu erreichen, uninteressant. So siedelt BALINT zwar, anders als die Existentialisten, Angst in der Subjekt-Objekt-Beziehung an, doch die durch diese Angst gesetzte Gebrochenheit in dieser Beziehung gewinnt bei ihm ontologischen Charakter. Deshalb treffen auf BALINTs Angstbegriff dieselben Einwände zu, die wir gegenüber dem des Existentialismus erhoben haben. Indem die Herkunft jeder Angst aus einer einzigen Urangst behauptet wird, braucht das Besondere jeder konkreten Angst nicht analysiert zu

---

[1] ELIAS CANETTI: *Der andere Prozeß.* Kafkas Briefe an Felice. München 1969, S. 32. Das Bild der Münze verwendet auch FREUD: »Die Angst ist also die allgemein gangbare Münze, gegen welche alle Affektregungen eingetauscht werden...« – vgl. *Vorlesungen zur Einführung in die Psychoanalyse.* FREUDs Schriften werden zitiert nach den von A. FREUD, E. BIBRING, W. HOFFER, E. KRIS und O. ISAKOWER herausgegebenen *Gesammelte Werke* (im folgenden *GW*), die seit 1940 in London und später auch in Frankfurt in mehrfachen unveränderten Auflagen erschienen sind. Die erwähnte Stelle findet sich in Bd. XI, S. 419

werden. Die Identifikation aller Ängste hat ihr Pendant bei Balint in der Identifikation aller Objekte. Doch die Identifikation und Austauschbarkeit der Objekte ist selbst schon Resultat der Angstverdrängung gegenüber dem bestimmten Objekt der konkreten Angst. So läuft die Intention des Balintschen Ansatzes am Ende darauf hinaus, die Verdinglichung des Subjekt-Objekts zum reinen Objekt selbst zu rechtfertigen, um die Angst, die aus der Subjektivität des anderen entspringt, nicht benennen zu müssen.

Wollte man der Frage nachgehen, welche bestimmte Angst gegenüber dem Objekt im Philobatismus verleugnet wird, dann wäre das von Balint so ausführlich und fasziniert beschriebene, auch von ihm so bezeichnete narzißtische Syndrom zu untersuchen. Im dritten Kapitel wird diese Frage unser Thema sein.

III. Verwandlung und Verdrängung

Die bislang in diesem Kapitel abgehandelten Angstkonzeptionen unterschlugen das Verhältnismäßige der Angst und damit ihre dialektische Vermittlung zur konkreten Furcht. Jeweils fundamentalistisch argumentierend, anerkennen die Daseinsanalytiker die Tatsache der Lokalisierung der Angst nicht einmal als zur Angst gehörig, während Balint einen angstauslösenden Grundwiderspruch zwischen Subjekt und Objekt unterstellt, der als Wiederkehr des Immer-Gleichen sich zwar verschiedenartigen Ausdruck verschafft, aber die Unversöhntheit von Subjekt und Objekt letztlich sanktioniert.

Freud dagegen hat eine zu diesen Theorien konträre Vorgehensweise, seine Konzeption von Angst als Gefahrensignal gewinnt er sozusagen induktiv. Ausgehend vom konkreten Material findet er in der Signalfunktion der Angst den gemeinsamen Nenner für die genetisch unterschiedlich begründeten Ängste, nämlich – in seinen Begriffen – von Realangst und neurotischer Angst. Doch gerade in der Abstraktion von der jeweiligen Genese verschiedener Ängste wird ein solcher Angstbegriff leer, trägt nichts mehr zu ihrer Erklärung bei und gewinnt, gerade weil Freud das Verhältnismäßige der Angst abstrakt festhält, eine funktionalistische Dimension, die von Freud selbst angesprochen wird, doch letztlich bei ihm keinen Stellenwert hat. Erst seine Nachfolger werden im Zuge einer revisionistischen

Wendung der Theorie die funktionalistische Seite dieses Angstbegriffs zum Wesen der Angst erklären. Wir werden in Kürze auf diese Theorien zurückkommen. Zuerst aber bleiben wir bei Freuds Konzeption, an der wir untersuchen müssen, zur Lösung und Erklärung welcher Probleme Freud diesen Angstbegriff eingeführt hat.

Auch in den fundamentalistischen Angstbegriffen fanden wir – in Anlehnung an Freud formuliert und um auf das Gemeinsame hinzuweisen – als ein wesentliches Merkmal der Angst ihren Signalcharakter. Hier signalisierte jede konkrete Angst einen allgemeinen Grund, wohingegen für Freud das Signal das Allgemeine ist, das auf eine je konkrete Angst verweist. Doch als Gemeinsames bleibt die Abstraktheit und Leere der Angstbegriffe: das, was sie unterschlagen, ist das Subjektive der konkreten Angsterfahrung. Während jedoch im Existentialismus Subjektivität aufgehoben wird, weil Angst das Allgemeine und Gemeinsame im sonst subjektiv unterschiedlichen Erfahrungszusammenhang darstellt, will Freud gerade die Individualität der konkreten Ängste retten, indem er die Subjektivität der Angsterfahrung durch die Projektion der bestimmten Qualität jeder Angst auf die außerhalb des Subjekts liegende, angstauslösende Gefahr aufhebt. Nicht die Beziehung auf das Objekt wird bei Freud unterschlagen, sondern die Qualität der Objektbeziehung; denn mit der Bestimmung als Signal für Gefahr, deren Objektivität in der semantischen Bedeutung dieses Begriffs gegeben ist, wird Angst zur Funktion. Sie löst einen Mechanismus aus, das Verhältnis Angst – Gefahr funktioniert nach der Art des Reiz-Reaktion-Schemas.

In den Anfängen der psychoanalytischen Theorie spielt ein Angstbegriff keinerlei konstitutive Rolle. Die früheste Angsttheorie von Freud beruhte auf einer rein ökonomischen[1] Betrachtungsweise. Vor der Konzeption der Verdrängung und des

[1] Freud unterscheidet in seiner Metapsychologie drei Betrachtungsweisen, eine ökonomische, eine topologische und eine dynamische. Im Zusammenhang entwikkelt wird die Metapsychologie erstmals in den Aufsätzen »Die Verdrängung« und »Das Unbewußte«, *GW* X, S. 247ff. Die am frühesten verwandte Betrachtungsweise ist die ökonomische, die schon die ersten Ansätze der Triebtheorie enthält in der Formulierung der »Entfremdung von Soma und Psyche« (vgl. *GW* I, S. 337); sie zielt ab auf die Verselbständigung des Affekts gegenüber seiner psychischen Repräsentanz, der dann – und hier denkt Freud noch rein naturwissenschaftlich – durch Triebverwandlung zu Angst werden kann.

Unbewußten, die später das Fundament für die psychoanalytische Theorie bildeten, wird dieses Konzept entwickelt, worin die Angst nicht als psychische Qualität angesehen wird, sondern als somatischer Abfuhrvorgang, der sich im Angstaffekt niederschlägt. Einzig in einer Abhandlung über Angstneurosen[1] wird Angst zu jener Zeit überhaupt problematisiert, weil hier latente Ängstlichkeit und scheinbar unsinnige Ängste das Krankheitsbild bestimmen. Zwar bemerkte FREUD auch bei den Hysterien, mit denen er sich zu Anfang sehr ausführlich beschäftigte, die übermäßige Angstentwicklung, aber im Rahmen der damaligen Traumatheorie erschien die Angst vor dem traumatischen Ereignis als etwas Selbstverständliches; erst das Aufgeben der Traumatheorie hat auch den hysterischen Ängsten ihre Plausibilität genommen. Dennoch bleibt FREUD nach Einführung des Verdrängungsbegriffs, besonders aber seiner Theorie von der frühkindlichen Sexualität, bei einem energetischen Angstbegriff statt eines psychologischen. Die Angst wird jetzt als Abfuhr unverwendbar gewordener Triebenergie nach vorheriger Triebverwandlung verstanden. Unverwendbar, weil sie als Affektbetrag einer verdrängten Regung ihr Triebziel, nämlich Befriedigung, nicht erreichen kann. Das diesen beiden im Prinzip identischen Angstbegriffen zugrundeliegende energetische Modell entstammt dem Denken des naturwissenschaftlichen Materialismus, von dem FREUD geprägt wurde. FREUD war Assistent bei BRÜCKE gewesen und damit der HELMHOLTZ-Schule verpflichtet. Bis zuletzt vertrat er die Ansicht, die Vollendung seiner Theorie bestehe in einer Zurückführung aller psychischen Vorgänge auf chemische Verbindungen und physikalische Gesetze.[2]

Nachdem FREUD seine endgültige Fassung der Metapsychologie in Gestalt der »Strukturtheorie« ausgearbeitet hat, greift er die Frage einer Angsttheorie wieder auf und entwickelt auf dieser neuen Grundlage die Konzeption von Angst als Gefahrensignal.[3]

---

[1] SIGMUND FREUD: »Über die Berechtigung, von der Neurasthenie einen bestimmten Symptomkomplex als Angstneurose abzutrennen«, *GW* I, S. 313 ff.

[2] Vgl. ERNEST JONES: *Das Leben und Werk von Sigmund Freud.* Bd. I., Bern/Stuttgart 1960, S. 61 ff.

[3] Vgl. dazu FREUD: »Das Ich und das Es«. *GW* XIII, S. 235 ff. Dort wird die späte Konzeption des »psychischen Apparats« entwickelt; zur Signalfunktion von Angst vgl.: »Hemmung, Symptom und Angst«. *GW* XIV S. 111 ff; und in: *Geist und Psyche* (Tb Nr. 2196)

Die Pointe des Strukturmodells ist die Formalisierung der psychischen Prozesse, und in diesem Kontext wird die Annahme der Signalfunktion formuliert; erst auf ihrem Boden ist eine funktionalistische Angsttheorie möglich. Doch so wie diese, wie noch zu zeigen sein wird, die Enthistorisierung einer in historischer Dimension zu begründenden psychischen Struktur betreibt, so fixiert die Konstruktion der Signalfunktion, gerade indem sie sich als das Abstrakt-Allgemeine von *in concreto* unvermittelbaren Ängsten präsentiert, einen Zustand, der diese Unvermitteltheit und psychische Entfremdung hervortreibt.

In allen Angstkonzeptionen war die Verbindung von neurotischer und realer Angst gescheitert, die Signaltheorie soll zwischen beiden vermitteln. Doch sie vermittelt nicht, sie nennt nur den Ort der Vermittlung, faßt aber nicht den Vermittlungsprozeß. Durch die Einführung der Topologie (Ich-Es-Überich) braucht nicht mehr nach der Triebdynamik, nach dem, was zweideutig Triebschicksal heißt, gefragt zu werden; dafür richtet sich das Interesse auf die Lokalisierung im psychischen Apparat und die von daher determinierte Funktion.

In der Abgrenzung dreier psychischer Bereiche, die in der Frage nach der Lokalisierung ein Entweder-Oder verlangen, liegt daher das Fundament der Angst-Signal-Konzeption, als deren wichtigste Neuheit für FREUD die Erkenntnis gilt: »... immerhin hat man das Recht, an der Idee festzuhalten, daß das Ich die eigentliche Angststätte ist, und die frühere Auffassung zurückweisen, die Besetzungsenergie der verdrängten Regung werde automatisch in Angst verwandelt.«[1] FREUDs Sprache – das Ich als die *eigentliche* Stätte der Angst – hält noch fest, daß die Angst mit dieser Bestimmung in ihrer Bedeutung noch nicht begriffen ist, sie deutet noch auf das Verhältnismäßige der Angst, ohne doch das Problem dieser Relativität, das die Topologie wesentlich voranbringen könnte, überhaupt – es sei denn in Analogie zu Anatomie[2] – zu reflektieren. Die zugrundeliegende Problematik aber, das Dilemma der Ursprungsbindung, wird im Rückgriff auf Funktionalität verschüttet.

Als Funktion scheint Angst eindeutig bestimmbar. »(Das Ich)

---

[1] FREUD: »Hemmung, Symptom und Angst«. *GW* XIV, S. 120; und in: *Geist und Psyche* (Tb Nr. 2196), S. 10f.

[2] So wird der Aufbau des psychischen Apparats mit dem »Hirnmännchen« der Anatomen verglichen. Vgl. FREUD: »Das Ich und das Es«. S. 254

bedient sich der Angstsensationen als eines Signals, das seiner Integrität drohende Gefahren anzeigt.«[1] Die Angst wird so zum Wächter der Ich-Autonomie, sie schiebt sich sozusagen zwischen das Ich und die drohende Gefahr. Damit wird die Angst aber zum Abwehrmechanismus, unterschlagen wird dem Bewußtsein wie in anderen Abwehrmechanismen das, wogegen sich die Abwehr richtet. Als Signal verstanden ist sie damit »Angst vor der Angst« ganz in dem Sinne, wie auch das Beispiel von Canetti sie faßt. Zugleich wird dem Ich die Macht entzogen, noch einmal das Bedrohliche sich anzueignen; das einmal als gefährlich oder bedrohlich Ausgegrenzte findet im Ich keine Appellationsinstanz mehr. Indem die »Angstentwicklung auf einen bloßen Ansatz, auf ein Signal eingeschränkt...«[2] wird, Angst also gar nicht mehr zugelassen wird, zeigt sich darin die Macht und Ohnmacht des Ichs: die Konstitutionsbedingungen der Integrität des Ichs, das Pochen auf dieser Integrität selbst zielen auf eine Abgrenzung, die sich nirgends mehr sichtbar macht als in der Widerständigkeit, ohne jedoch das, was es durch Widerständigkeit zu retten gälte, mehr benennen zu können.[3] – Darüber müßte nun eine Angsttheorie aufklären, doch die Konzeption von Angst als Signal liefert statt dessen eine Bestätigung eines letztlich vergeblich um seine Integrität bemühten Ichs.

Das Leerlaufen dieser Widerständigkeit, die Vergeblichkeit der Signalfunktion schlagen sich in einer widersprüchlichen Definition des Verhältnisses von Angst und Verdrängung nieder. Im Rahmen der Theorie von der Triebverwandlung lautete die Angstkonzeption auf eine Formel gebracht: Verdrängung macht Angst. Doch weil in dieser Konzeption die für die materialen Prozesse zentrale Kastrationsangst vor dem Vater keinen Platz fand, mußte die neue Konzeption deshalb, noch einmal formelhaft ausgedrückt, heißen: Angst macht Verdrängung.[4] Jede neurotische Angst ist in dieser Konzeption Abkömmling von Real-

---

[1] Freud: »Abriß der Psychoanalyse«. *GW* XVII, S. 130

[2] Freud: »Vorlesungen zur Einführung in die Psychoanalyse«. Die Angst, *GW* XI, S. 410

[3] In letzter Konsequenz seines Denkens kommt Freud hier durchaus in die Nähe des Existentialismus, insofern er hier zwar ein Widerstandsmodell konstruiert, das jedoch keine Vorstellungen mehr von Versöhnung oder Selbstverwirklichung impliziert.

[4] Vgl. Freud: »Neue Folge der Vorlesungen zur Einführung in die Psychoanalyse«. *GW* XV, S. 92

angst, ist verinnerlichte Realangst. Doch was ist die bestimmte Qualität der neurotischen Angst? Auch die Überich-Angst nennt FREUD verschiedentlich verinnerlichte Angst, obwohl er sie doch streng von der neurotischen geschieden wissen will. Weil sie Abkömmling einer Realangst ist, kann das Neurotische an der Angst nicht die Lokalisierung, also die Objektwahl sein. FREUDS Lösung heißt: es ist der übermäßige Triebdruck, der Angst macht[1]; er greift damit auf seine energetische Konzeption zurück. Die Vermittlung zwischen der qualitativ bestimmten Realangst und der nur ökonomisch gefaßten neurotischen Angst soll die Signalangstkonzeption leisten.

In der Subsumtion unter den Begriff der Gefahr – neurotische Angst als Gefahr von innen, Realangst als Gefahr von außen – verschwinden das unterschiedliche methodische Herangehen und die unterschiedliche Begriffsbildung bei den beiden Typen der Angst. Doch die mangelhafte Kongruenz im Umgang mit dem Material wirft dort, wo es um die Bestimmung der Herkunft und Bedeutung konkreter Ängste geht, immer wieder dieselben Probleme auf, die mit der mechanischen Relation Angst–Gefahr aufgehoben werden sollen. Die fehlende psychologische Bestimmung der neurotischen Angst, im Gegensatz zu der rein ökonomischen, macht ein Verständnis ihrer jeweiligen Lokalisierung unmöglich. Das sich uns stellende Problem gilt der Frage, warum FREUD im Falle der neurotischen Angst nicht ebenso wie bei der Realangst, besonders aber beim neurotischen Symptom, seine Analyse an der Repräsentanz ansetzt, diese vielmehr für äußerlich, d. h., nicht für symptomatisch betrachtet.

Zur Darlegung seiner neuen Angstkonzeption, in der das Verhältnis von Verdrängung und neurotischer Angst bzw. von neurotischer Angst und neurotischem Symptom begrifflich geklärt werden soll, greift FREUD in seinem Aufsatz *Hemmung, Symptom und Angst* auf die Analyse des sogenannten »Kleinen Hans«[2] zurück. Das Problem, um das die ganze erneute Auseinandersetzung mit diesem Material kreist, ist die Unklarheit, worin das Symptom im Falle der Phobie des »Kleinen Hans« zu suchen ist, denn die Phobie besteht eben in einer neurotisch zu

---

[1] A.a.O., S. 101. Damit wird die unbefriedigende Annahme einer »zweifachen Herkunft« unumgänglich.

[2] Vgl. FREUD: »Analyse der Phobie eines fünfjährigen Knaben«. *GW* VII, S. 243 ff.

nennenden Angst. FREUD verfolgt zwei Argumentationsstränge – der eine ökonomisch, der andere dynamisch –, ohne sie je vermitteln zu können. Die dynamische Argumentation setzt am Objekt der Angst an und erkennt als das Neurotische die Verschiebung der Realangst vom Vater auf das Pferd. Nicht die Angst also sei das Symptom, sondern die Verschiebung: »...die Angst der Tierphobie ist die unverwandelte Kastrationsangst, also eine Realangst, Angst vor einer wirklich drohenden oder real beurteilten Gefahr.«[1] Was diese Angst zur Neurose mache, sei »einzig und allein ein anderer Zug, die Ersetzung des Vaters durch das Pferd. Diese Verschiebung stellt also das her, was auf den Namen eines Symptoms Anspruch hat«.[2] Der zweite Argumentationsstrang fragt nach der Angst und erkennt in ihr gerade das Symptomatische; sie sei Folge eines Triebstaus, der aus der verdrängten Mutterbeziehung resultiere: »In der Tat sehen wir, daß nach der Bildung der Phobie die zärtliche Mutterbindung wie verschwunden ist, sie ist durch die Verdrängung gründlich erledigt worden...«[3]

Die Analyse dieser Phobie soll – dies ist FREUDS Intention – exemplarisch und auf jede andere neurotische Angst übertragbar sein. Im späteren Teil der Abhandlung wird daher versucht, die an der Phobie gewonnenen Kenntnisse auf die Hysterie und die Zwangsneurose zu übertragen, was zu der Schwierigkeit führt, daß dort keine Angstentwicklung zu verzeichnen ist. Gerade am Beispiel der Zwangsneurose verdeutlicht FREUD aber seine Konzeption über das Verhältnis von neurotischem Symptom und neurotischer Angst, nach der es die Funktion des Symptoms ist, Angst zu vermeiden. Die Symptombildung der Zwangsneurose besteht in streng ritualisierten Zwangshandlungen, und erst wenn man den Kranken an der Ausübung dieser Handlungen hindert, entsteht Angst. Neurotische Angst kann demnach nur dort auftreten, wo keine Symptombildung stattgefunden hat. In der Symptombildung wird ein Stück Triebbefriedigung möglich; das Maß an Energie, das sich sonst dem Ich als Angst spürbar gemacht hätte, wird im Symptom abgeführt. Aus der Konstruktion dieser Alternative, Symptom oder Angst, wird verständlich,

---

1 FREUD: »Hemmung, Symptom und Angst«. *GW* XIV, S. 137 und in: *Geist und Psyche*, S. 25
2 A.a.O., S. 131
3 A.a.O., S. 145

warum FREUD die Entscheidung, worin das Neurotische der Phobie bestehe, zweigleisig fällt: nimmt er die Phobie als Symptom ernst, dann darf das Neurotische nicht die Angst sein; nimmt er das Neurotische der Angst ernst, dann darf sie selbst nicht den Anspruch erheben, Symptom zu sein. Doch das Problem des Unterschieds zu den anderen Neurosen bleibt ungelöst: die Phobie zeigt als Symptom Angst, die anderen Neurosen nicht.

Die Zweigleisigkeit in FREUDS Argumentation ist nicht so ohne weiteres eindeutig zu machen, sie hat ein *fundamentum in re*, denn es bleibt offen, warum die Verdrängung in der Phobie nicht geleistet hat, was ihr eigentliches Ziel ist, nämlich Angstvermeidung.[1]

An anderer Stelle charakterisiert FREUD die Phobie analog zur Angsthysterie als Projektion der Triebgefahr nach außen.[2] Als solche aber hat sie eine doppelte Determinierung; genauer noch: sie basiert auf einem Kompromiß. So ist das Festhalten an der Dimension des Realen, das nur eine Verschiebung erfahren hat (der Vater wird durch das Pferd ersetzt), nur die eine Seite, als projektive Angst muß sie einen unbewußten Angstanteil haben. Die Tierphobie ist der Stoff, an dem FREUD häufig seine Parallelisierung von Sozialisations- und Zivilisationsprozeß demonstriert.[3] Die Angst vor dem Totemtier und die Phobie gelten ihm darin als das Gemeinsame. Kennzeichen totemistischer Gesellschaften ist nicht nur ihre ritualisierte Angstabwehr, sondern ebenso die rituelle Durchbrechung der zentralen Tabus: die Tötung des Totemtiers und der Inzest. Was hier als zweierlei Ängste – und in der Durchbrechung als zweierlei Wünsche – sichtbar wird, deren problematische Vermittlung in FREUDS Konstruktion einer Urhorde wir später aufgreifen werden, erscheint in der Phobie nur noch als Angst vor dem Tier; doch in der Dimension der Wunschseite, die komplementär jeder neurotischen Angst zugehört, kehrt auch in der Phobie zuweilen eine andere Seite

[1] Hier aber sind wir an einem Punkt, der über den Horizont der Phobie hinausreicht, denn das widersprüchliche Wesen der Verdrängung, ihr Erfolg und gleichzeitiges Versagen, das FREUD immer unterstreicht – diese Dialektik will sich im Begriff der Phobie nicht einstellen.

[2] Vgl. FREUD: »Vorlesungen zur Einführung in die Psychoanalyse«. *GW* XI, S. 415

[3] Vgl. FREUD: »Totem und Tabu«. *GW* IX, S. 160

wieder. Nur wo Angst und Wunsch verdrängt sind, ist von dieser Zweigleisigkeit nichts mehr zu sehen, denn sie führt zu einer Identifikation mit dem Vater und zu einer Verinnerlichung von Angst – und damit letztlich zum Ende der Phobie.

Wie sieht aber die Mutterbeziehung aus, die analog zu ihrer Repräsentierung im Totemritual zu suchen wäre? In der Falldarstellung des »Kleinen Hans« gibt es eine Reihe von Hinweisen, daß die Phobie keineswegs so eindeutig die Angst vor dem Vater allein betrifft. FREUD hat den gesamten Motivationsstrang, der den beladenen Pferdewagen mit der schwangeren Mutter in Beziehung setzt, nicht durchgearbeitet. An dem vorliegenden Material, das ja nur eine Auswahl ist, läßt er sich auch nicht klar erfassen. Doch fragt man nach dem Verbleib der Mutterbeziehung in der Phobie, dann wäre sie in diesem Material zu suchen. Auch die zärtliche Mutterbeziehung ist keineswegs, wie FREUD annimmt, mit der Bildung der Phobie verschwunden. Vielmehr scheint die Phobie gerade ein Stück weit Ersatz für die Verdrängung zu sein, worauf besonders der Abschluß der Analyse schließen läßt, wenn der »Kleine Hans« die Mutter weiterhin als seine zukünftige Frau beansprucht und dem Vater dessen eigene Mutter anempfiehlt.

Die Phobie ist also weder ein Beleg für die kategoriale Unterscheidung noch für die materiale Gleichsetzung von neurotischer und Realangst; statt dessen erkennen wir an ihr Wechselwirkungen zwischen verdrängten Wünschen und verschobenen Ängsten, die uns auf ein dialektisches Verhältnis von Angst und Wunsch hinweisen. FREUD spart in der Analyse der Phobie die Seite des Wunsches so sehr aus, daß sie nur in nachgeordneter Dimension erscheint: er nennt die der Verdrängung folgende Symptombildung eine Ersatzbefriedigung. Der Unterschied zur wirklich erfüllten Befriedigung besteht nach FREUD darin, daß sich die verdrängte libidinöse Regung an einem Objekt bildet, das dem Ich unverdächtig erscheint und das deshalb nicht mit derselben Angst behaftet ist, die der ursprünglichen Regung, d. h. aber der ursprünglichen Beziehung auf ein reales Objekt gilt. Gleiches muß nun für die neurotische Angst gelten, denn sie ist inhaltlich an den verdrängten Wunsch gebunden. Die neurotische Angst muß deshalb das Schicksal der verdrängten Regung teilen, sie zeigt sich dem Bewußtsein als an ein Objekt gebunden, an dem ihre ursprüngliche Motivierung nicht mehr kenntlich ist.

Die neurotische Angst ist deshalb selbst Symptom und nicht nur das Negativ des Symptoms, wie FREUD es darstellt.[1] Das Objekt der Symptombildung trägt Kompromißcharakter, folglich muß auch das Objekt der neurotischen Angst aus einem Kompromiß zwischen der verdrängten Angst und einer sich realiter darbietenden Angstbeziehung hervorgegangen sein.

Zur Darstellung der psychischen Arbeit ebenso wie zur Verdeutlichung der Funktion des Symptoms zog FREUD immer wieder die Fehlleistung und den Traum hinzu. Analog zum Verhältnis von Angst und Symptom gilt ihm der Angsttraum als das Negativ des normalen Traums. Der Angsttraum resultiert aus einem Versagen der Traumzensur; der verbotene Wunsch droht zum Bewußtsein vorzudringen und wird deshalb vom Bewußtsein als Angst wahrgenommen. »Die Angst, die wir im Traum empfinden, ist nur scheinbar durch den Inhalt des Traums erklärt.«[2] Eine ganz ähnliche Formulierung findet sich über die neurotische Angst und ihr Objekt: diesem sei die Angst nur »angelötet«, die Angstentwicklung habe davon ganz unabhängige Ursachen.[3]

Die *Traumdeutung* gibt nun ein gutes Material ab zur Verdeutlichung des Verhältnisses von Angst und Wunsch in der Verdrängung, während uns über neurotische Angst nur die beiden Kinderphobien zur Verfügung stehen und wir dort die Schwierigkeit vorfinden, die Besonderheit der Phobie gegenüber anderen neurotischen Symptomen erst herausarbeiten zu müssen. In der *Traumdeutung* gibt es dagegen eine ganze Reihe von Angstträumen, für die ebenso zutreffen muß, was allgemein für das Verhältnis von manifestem und latentem Traum entwickelt wurde: das Material des manifesten Traums muß verschlüsselt den latenten Inhalt wiedergeben.

Als Beispiel für den Angsttraum erzählt FREUD folgenden Traum aus seiner Kindheit. Ich fasse die Topoi zusammen: Die tote Mutter liegt auf der Bahre, sie ist umgeben von Personen mit großen Vogelschnäbeln. Die Assoziationen sind sexueller Natur, sie erinnern FREUD an die Sexualaufklärung durch den Hauswartsjungen, der sich der Vulgärsprache für den Geschlechtsver-

---

[1] Nach der Formel: Symptombildung = Vermeidung der Angstentwicklung; vgl. a.a.O., S. 159

[2] FREUD: »Die Traumdeutung«. *GW* II/III, S. 167

[3] Ebd.

kehr bediente, also wohl vom Vögeln sprach. Das träumende Kind FREUD erwachte unter Angst und war erst beruhigt, als es sich der lebenden Mutter versichert hatte. FREUDS Deutung lautet dazu folgendermaßen: »Diese sekundäre Deutung des Traums ist aber schon unter dem Einfluß der entwickelten Angst geschehen. Nicht daß ich ängstlich war, weil ich geträumt hatte, die Mutter stirbt; sondern ich deutete den Traum in der vorbewußten Bearbeitung so, weil ich schon unter der Herrschaft der Angst stand. Die Angst aber läßt sich mittels der Verdrängung zurückführen auf ein dunkles offenkundig sexuelles Gelüste, das in dem visuellen Inhalt des Traums seinen guten Ausdruck gefunden hatte.«[1]

Ich stelle dagegen einen anderen Angsttraum, wo das Motiv der Angst im Traum von FREUD zur Erklärung herangezogen wird. »Er geht zum Friseur, um sich die Haare schneiden zu lassen. Da kommt eine Frau mit strengen Zügen auf ihn zu und schlägt ihm den Kopf ab. Die Frau erkennt er als die Mutter.«[2] Als drittes verweise ich darauf, daß FREUD eine ganze Rubrik den Todesträumen gewidmet hat. Der Tod geliebter Personen im Traum läßt auf einen Todeswunsch schließen.

Als allgemeinen Grund des Träumens nennt FREUD den Wunsch des Träumers zu schlafen. Der Inhalt der Träume ist immer ein Wunsch, der mit dem Wunsch zu schlafen kollidiert und deshalb im Traum als erfüllt halluziniert wird, damit er den Schlaf nicht stört. Dabei werden sich gerade die Wünsche im Schlaf melden, die dem Bewußtsein verpönt sind und nur unter Angstentwicklung ins Bewußtsein treten könnten; aber auch diejenigen, die zwar bewußt, aber unerfüllbar sind und deshalb nach ihrer Abschiebung aus den Taggedanken weiterhin das Bewußtsein beschäftigen. Die Beispiele von Angst- und Todesträumen zeigten, daß auch das Motiv für Angst und Tod im Traum sich nicht der Traumanalyse entzieht; auch das, was FREUD die sekundäre Bearbeitung nennt, ist dem latenten Traummaterial[3] entnommen. Zwischen dem unbewußt bleibenden Wunsch und der bewußt werdenden Angst muß also eine stoffliche Vermittlung bestehen. Daß es gerade die angstbesetz-

---

[1] A.a.O., S. 590
[2] A.a.O., S. 371
[3] Vgl. a.a.O., Kap. V.: Das Traummaterial und die Traumquellen.

ten Wünsche sind, die im Traum, also jenseits realer Bedrohung, bearbeitet werden, zeigt sehr deutlich ein anderer Fall, wo die Zusammengehörigkeit von Wunsch und Angst unmittelbar sichtbar wird. FREUD hatte eine Patientin mit Namen Irma, die auch nach Abschluß der Behandlung nicht genesen war, vielmehr erneut krank wurde, wie ihm von einem Freund – und in FREUDS Empfinden vorwurfsvoll – mitgeteilt wurde. FREUDS Angst, an Irmas fortdauernder Krankheit schuldig zu sein, führte im Traum zu dem Wunsch, ein anderer möge Irma falsch behandelt haben.[1] Dies ist kein Angsttraum, doch es ist nicht zu entscheiden, ob der darin sichtbar werdende Wunsch durch Angst motiviert oder ob die Angst notwendige Folge des Wunsches ist. Angst und Wunsch bedingen einander, mehr noch: sie verhalten sich wie Antagonisten zueinander.

Die Ängste, die ein Bewußtwerden des verdrängten Wunsches verhindern, müssen von ihrer Genese her dieselben sein, die sich dem erwachenden Träumer als manifester Traum darstellen. Doch weil die Traumarbeit analog der Symptombildung entstellt – wegen dieser Gleichartigkeit ist FREUD die Traumanalyse so wichtig in der Therapie –, muß die bewußt gewordene Angst denselben Verschleierungsprozeß durchgemacht haben wie der im manifesten Traum nur verschlüsselt enthaltene Wunsch. Sekundäre Bearbeitung erfährt jedes Traummotiv, einerlei, ob die Rekonstruktion der Angst oder dem Wunsch nachgeht; beide haben den gleichen Ausgangspunkt und sind dem Bewußtsein in ihrer ursprünglichen Gestalt gleichermaßen gefährlich, denn der Wunsch würde die Angst notwendig nach sich ziehen, während die Angst als konkrete Angst am Wunsch lokalisiert ist.

Die Position der *Traumdeutung* und des frühen Angstbegriffs wird, wie wir sahen, von FREUD später dahingehend modifiziert, daß jede neurotische Angst sehr wohl eine bestimmte Gefahr signalisiere, nämlich die Realgefahr, die die Verdrängung hervorgebracht habe. Beibehalten wird in allen Angstbegriffen, daß neurotische Angst ebenso wie die des Traums nicht symptomatisch genommen werden kann, die neurotische Lokalisierung der Angst vielmehr als zufällig gilt. Doch der Verweis auf ein Realsubstrat auch in jeder Traum- oder neurotischen Angst löst

---

[1] Vgl. a.a.O., S. 111. Dieser Traum ist im übrigen das Muster, an dem die Technik der Deutung erläutert wird.

nicht, sondern verschärft vielmehr das Dilemma ihrer scheinbar realitätslosen Lokalisierung. Er gibt dem Realitätsbegriff geradezu eine Eindeutigkeit, die die Substituierbarkeit des Realen in der psychischen Dynamik unterschlägt und die Dialektik von Subjekt und Objekt in der Konstitution der äußeren Realität ausblendet.

Symptom, Fehlleistung und Traum waren für FREUD gleichermaßen aus einem Kompromiß zwischen Trieb und Bewußtsein hervorgegangen; das, was aber in allen Fällen zum Kompromiß zwingt, war eine aus dem Bewußtsein verdrängte Angst. Wir wollten nun zeigen, daß eine Wiederkehr des verdrängten Wunsches mit einer Wiederkehr der verdrängten Angst einhergeht, jene also gleichermaßen entstellt die verdrängte Angst nicht mehr sichtbar macht, folglich selbst ein Kompromiß ist und dem Bewußtsein seine eigentliche Herkunft nicht mehr verrät. Das Objekt der neurotischen Angst kann also nicht identisch sein mit dem der verdrängten Angst. Warum FREUD der Angst diesen Kompromiß – d. h. aber Symptomcharakter abspricht und statt dieser konkreten, stofflichen Vermittlung eine entqualifizierte, objektlose Vermittlung im Begriff des Angstsignals dagegensetzt, kann nur an der Analyse des Materials dargestellt werden.

Mit der Entleerung des Angstbegriffs, dem Ausschluß der Subjektivität und des Erfahrungsmoments, der Zerschlagung des Zusammenhangs zwischen Angst und Gefahr stellt sich die Frage, was denn vom Subjekt als Gefahr empfunden wird. Der Gefahrenbegriff erhebt Anspruch auf Objektivität, die Lokalisierung der Angst am bestimmten Objekt, die spezifische Beziehung von Subjekt und Objekt in der Angstbeziehung, scheint im Objekt begründet. Dies ist der logische Zwang, den der Gefahrenbegriff impliziert. Diese Objektivität verkehrt sich in totale Subjektivität bei der Bestimmung des Gefahrenmoments. Nicht nur die tatsächliche, sondern auch die vermeintliche Gefahr habe als reale Gefahr zu gelten, wichtig sei einzig, daß sie von außen erwartet werde. Doch auch mit dieser Bestimmung ist der Unterschied zwischen neurotischer und Realgefahr nicht zu fassen, denn auch die neurotische Gefahr wird vom äußeren Objekt erwartet. Um diesem Zirkel zu entgehen, versucht FREUD, ohne seinen Begriff des Angstsignals preisgeben zu müssen, eine Materialisierung des Gefahrenbegriffs. Das, was konstituiert werden soll, ist eine erste, ursprünglichste Gefahr, die Vorbild aller späteren Gefahren sei. Hierzu greift er auf die Theorie des Geburtstraumas zurück, die kurze Zeit zuvor von Rank entwickelt worden war.[1] Dort scheint sich ihm die Möglichkeit zu bieten, zwischen Angst aus Triebdruck und Realangst zu vermitteln. Der Geburtsvorgang habe bei dem Kind einen traumatischen Triebdruck hervorgerufen, und weil dieser Triebdruck aus dem Akt der Trennung von der Mutter resultiert, antizipiere das Kind bei jeder erneuten Trennung von der Mutter die Gefahr eines erneuten Triebdrucks, und diese Antizipation schlage sich nieder als Angstgefühl.

Freud versucht nun eine Wechselwirkung zu konstruieren: erneute Trennung von der Mutter soll das Kind wegen der Gefahr erneuten Triebdrucks ängstigen, die Erfahrung erneuten Triebdrucks lasse es die Trennung von der Mutter fürchten – hier wäre die gesuchte Parallele zur neurotischen Angst –; da jedoch die eine Gefahr nur zu einer solchen wird, weil sie eine andere, nämlich die eigentliche Gefahr indiziert, gelte auch im zweiten Fall die eigentliche Angst der Trennung von der Mutter. Doch die Trennung von der Mutter, die so bedrohlich nur sein kann, wenn sie einem Wunsch nach Vereinigung mit ihr entspringt, will Freud nur im Sinne einer intervenierenden Variablen als angsterregend verstanden wissen; sie sei selbst nicht die Gefahr, sondern signalisiere eine mit dieser Trennung nur äußerlich verbundene Gefahr – eine Konstruktion, die dem bedingten Reflex in der Lerntheorie ähnelt – und erzeuge eine Angst, die selbst objektlos ist. So kann auch diese Materialisierung nicht gelingen, weil hier ebenfalls das Verhältnismäßige der Angst, die Angstbeziehung, unterschlagen wird. Am Ende geht Freud so weit, es als Klärung und Vereinfachung seiner Angsttheorie zu bezeichnen, daß »die Frage, aus welchem Stoff die Angst gemacht wird, ... an Interesse verloren«[2] habe; dabei bleibt seine Argumentation von der Auseinandersetzung mit denselben konkreten Gegenständen, vor allem der Phobie, getragen.

Das, was Freud zur Charakterisierung der kindlichen Angstsituation heranzieht – es ist heute vielfach bestätigt durch Kin-

---

[1] Vgl. Freud: »Hemmung, Symptom und Angst«, *GW* XIV, S. 166ff., und in: *Geist und Psyche*, S. 48f. Siehe dazu Otto Rank: *Das Trauma der Geburt und seine Bedeutung für die Psychoanalyse*. Leipzig/Wien/Zürich 1924

[2] Vgl. Freud: Neue Folge der Vorlesungen ...«. *GW XV*, S. 92

deranalysen –, bezieht sich auf die Hilflosigkeit des Kindes, die Abhängigkeit von seinen Objekten und die daraus resultierende größere Angst, verlassen zu werden. FREUD nennt diese Ängste typisch; deren letzte tiefgreifende sei die Kastrationsangst. Sie alle gelten jedoch gleichermaßen als reale Ängste, und der Unterschied zwischen den frühen Ängsten und der Kastrationsangst, der FREUD sonst so wesentlich erscheint, fällt in dieser Aufzählung weg. So ist mit der Benennung typischer Angstsituationen auch noch nichts darüber ausgesagt, wie diese Ängste verarbeitet werden, in welcher Gestalt sie als verdrängte wiederkehren und welche Ängste überhaupt eine Verdrängung hervorbringen. Die Beziehung von Verdrängung und Angst aber ist es, in der neurotische Ängste ihre Ursache haben.

IV. Abwehr und Verschlüsselung

Wenn wir nun versuchen, die Stellung FREUDS im Zusammenhang der verschiedenen gegenwärtigen Spielarten von Angsttheorien präziser zu umreißen, so müssen wir davon ausgehen, daß, ebenso wie die Psychoanalyse in ihrer Entwicklung nicht unabhängig von den geistigen Strömungen der Zeit gedacht werden kann, zentrale psychologische Denkfiguren quer durch verschiedene Lager und Schulen hindurch – zumal was den Begriff der Angst angeht – nicht ohne den psychoanalytischen Hintergrund zu verstehen sind. Anders ausgedrückt: bestimmte Gedankengänge FREUDS lassen sich nicht allein aus der Tradition ableiten, sondern sie bereiten ihrerseits den Boden, auf dem philosophische, anthropologische und soziologische Aussagen ihre Position fester begründen können; so die existentialistische Interpretation der Angst als objektlos, die verwandte phänomenologische Betrachtungsweise durch die gegenläufige Betonung der einen, ursprünglichen Angstbeziehung, die mechanistisch-funktionalistische Auffassung durch die Annahme eines Triebstaus (hierzu gehört auch die komplementäre Konstruktion der Frustrations-Aggressions-Hypothese). Während aber diese drei Konzeptionen sich in den verschiedensten Zusammenhängen – bald miteinander, bald gegeneinander – wiederfinden lassen, blieb die auf dem Strukturkonzept basierende funktionalistische Version der Signalangst für die Psychoanalyse im ganzen, vor allem für die benachbarten Disziplinen wie Ethologie und Soziologie bestimmend, denn in der dort vorherrschenden strukturell-funktionalistischen Betrachtungsweise scheint der Bruch in aller Objektbeziehung und darüber hinaus der zwischen psychischer und sozialer Realität allgemein aufgehoben, wie für den Bereich der Instinkthandlungen im LORENZschen Begriff der Prägung[1] oder für soziales Handeln in PARSONS' Rollenmodell[2].

An diesem Punkt befindet sich die Psychoanalyse in größter Nähe zum Behaviorismus, und es ist daher nicht verwunderlich, daß der funktionalistische Zug in FREUDS Angsttheorie sich in späteren psychoanalytischen Ansätzen bisweilen im behavioristischen Denkschema ausprägt. Zugleich soll der Triebbegriff nicht aufgegeben werden, der jedoch selbst nur als eigenständige Teilkonstruktion gedacht werden kann, und zwar in der Frage danach, ob die Angst aus Ich- oder Sexualtrieben gespeist ist oder aber aus Sexual- oder Aggressionstrieben. Hier tritt FREUDS früheste Theorie der Triebverwandlung wieder in ihr Recht. In kasuistischer Wenn-Dann-Beziehung wird die Angstentwicklung auf Bedingungen zurückgeführt, die selbst außerhalb der Betrachtung bleiben. Die wiedereingeführte Annahme eines Automatismus macht die Frage nach der Wahrnehmung dessen, was dem Ich als gefährlich erscheint, überflüssig. In RAPAPORTS Theorie über die Affekte, wo Angst zu einem Affekt unter anderen wird und damit ihr antithetisches Moment zu den Trieben vollends verliert, ist auch Signalangst – denn an diesem Begriff wird festgehalten – automatisch verwandelter Trieb. Die im Laufe der Entwicklung erworbenen intrapsychischen Strukturen ermöglichen lediglich Abfuhrverzögerungen und eine Erhöhung des Schwellenwerts, dessen Überschreiten mit Angst beantwortet wird. Hier hat die Ebene des Bewußtseins als Dimension der Angstempfindung keinen Platz.

LOCH, der RAPAPORTS Theorie weitgehend übernimmt, jedoch die äußere Realität als Angst hervorrufenden Faktor nicht ganz außer acht lassen möchte, kann auf dieser Basis die Beziehung von Innen und Außen, von Subjekt und Objekt, nur als

---

[1] Vgl. KONRAD LORENZ: »Der Kumpan in der Umwelt des Vogels«. In: *Über tierisches und menschliches Verhalten.* Gesammelte Abhandlungen, Bd. I, München 1965, S. 270

[2] Vgl. TALCOTT PARSONS: *Sozialstruktur und Persönlichkeit.* Frankfurt/M. 1968, S. 112

Funktionsgleichung formulieren. Triebanspruch und Angst stünden in einer »Äquivalenzrelation«. »Dem ›Gegenstand der Angst‹ korrespondiert die ›Größe der Erregungssumme‹.«[1] Dieselbe Unvermitteltheit bestimmt nach LOCH das Verhältnis von Angst und Symptom. »Dem Ausmaß und der Art der gebundenen Angst ist der Schweregrad eines Symptoms direkt proportional.«[2]

Dieses kasuistische Denken, die Ausklammerung der Ebene des Bewußtseins, erinnert stark an die Lerngesetze des Behaviorismus, an dessen Zurückweisung aller inneren Ursachen als »Mentalismus«[3]. Da jedoch der rigorose Empirismus der Stimulus-Response-Theorien sich nicht durchhalten läßt – vgl. SKINNERS Begriff des »operant« und EYSENCKS erweiterte Formel »Stimulus-Organismus-Reaktion«[4] – und zugleich die nachfreudsche Psychoanalyse ein konsequent symptomatisches Verständnis der Angst immer mehr preisgibt, treffen sich Psychoanalyse und Behaviorismus quasi auf halbem Wege. Angst soll im Bezugsrahmen der Funktion zu begreifen sein – wobei sie jedoch aus diesem Rahmen herausfällt und als das Jenseits der Funktion erscheint. Aber während FREUD diesen Widerspruch, dieses den Funktionskreis Sprengende, das sich letztlich in dem Schisma von Lustprinzip und Wiederholungszwang ausspricht, einfach neben seinem funktionalistischen Angstkonzept stehen läßt, weil er, wie die Diskussion der Bedeutung des traumatischen Ereignisses und der Situation des Säuglings demonstriert, seinen nicht positivistisch verkürzten Erfahrungsbegriff nie aufgibt, halten sich die Nachfolger fast nur noch daran, daß Angst als Signal umstandslos fungiert. ROBERT WAELDER erklärt das Angstsignal selbst schon für dysfunktional; funktional sei einzig ein Gefahrensignal, das die entsprechende Motorik zur Abwehr der Gefahr auslösen kann. »Die Empfindung der Angst ist anscheinend an ein *Hindernis der motorischen Aktivität* gebunden... d. h. *Bewußtheit als*

---

[1] WOLFGANG LOCH: »Begriff und Funktion der Angst in der Psychoanalyse«. In: *Zur Theorie, Technik und Therapie der Psychoanalyse.* Frankfurt/M. 1972, S. 11

[2] A.a.O., S. 23

[3] Vgl. B. F. SKINNER: *Wissenschaft und menschliches Verhalten.* München o. J., S. 34ff.

[4] Vgl. J. J. EYSENCK und S. RACHMANN: *Neurosen – Ursachen und Heilmethoden.* Einführung in die moderne Verhaltenstherapie. Berlin 1975, S. 23f.

Folge motorischer Hemmung.«[1] WAELDERS Angstkonzept ist nichts anderes als ein Reiz-Reaktions-Schema, Bewußtheit und Denken werden als Umwegverhalten dem biologischen Funktionskreis eingegliedert. Das Modell von Angst als gehemmter Flucht ist der Ethologie entlehnt, doch dort steht der Instinktbegriff anstelle eines Erfahrungsbegriffs. In der menschlichen Entwicklung dagegen ist die Fähigkeit, eine reale Gefahr als solche erkennen zu können, Resultat eines Erfahrungs- und Lernprozesses. Die funktionale Reaktion auf eine Gefahr stellt also gerade keinen Automatismus dar, sondern eine sehr zusammengesetzte Reaktion.

Am Beispiel WAELDERS wird deutlich, wie aufgrund eines äußerlichen Herangehens die analytischen Kategorien einer funktionalisierenden Betrachtungsweise nicht an dem zu untersuchenden Gegenstand selbst gewonnen werden. Das Problem der neurotischen Angst, der eigentliche Schlüssel für einen Angstbegriff, verfällt schlicht dem Verdikt des Dysfunktionalen. Es ist deshalb kein Zufall, daß sich in der ganzen zitierten Abhandlung der Begriff der Verdrängung nicht mehr findet. Wenn WAELDER Bewußtheit als Folge motorischer Hemmung auch für den Fall der »Gefahr für die libidinöse Sättigung des Ich«[2] unterstellt, dann wird ihm die zweite Natur in der Tat zur ersten und die Mechanismen der Angstabwehr gelten nicht mehr als Folge von Konflikten; vielmehr werden die Konflikte selbst zum Symptom für individuelles Versagen. Unter einem Begriff von Natur als biologisch zu beschreibender Funktion werden die Abwehrmechanismen und die für die neurotische Angst maßgebliche Verdrängung naturnotwendig, der Konflikt zwischen Trieb und Bewußtsein braucht als je konkreter nicht mehr analysiert zu werden; so natürlich er ist, so notwendig ist sein Untergang. Der Gefahrenbegriff in diesem Kontext verobjektiviert die Notwendigkeit dessen, was sowieso schon geschieht, nämlich das Verdrängen der unliebsamen Triebansprüche. Unnatürlich wird in dieser Umkehrung die mangelhafte oder fehlende Verdrängung. Erst eine solche Naturalisierung der psychischen Abwehrmechanismen macht sie einer funktionalisierenden Betrachtungsweise

---

[1] ROBERT WAELDER: »Hemmung, Symptom und Angst – vierzig Jahre später«. In: *Psyche* H. 2, 24. Jg. 1970, S. 93
[2] Ebd.

verfügbar. Doch das funktionalistische Denken selbst verleugnet den inneren Zusammenhang von Angstabwehr und Angstobjekt, indem es die Abwehr zur selbständigen, mit dem Trieb gleich ursprünglichen Funktion und damit die Gefahren aus dem Es zu Gefahren *sui generis* erklärt.

Der Zerfall der psychoanalytischen Theorie, insbesondere das Auseinanderfallen von Instanzenlehre und Triebtheorie, wie es gegeneinander abgegrenzte Darstellungen einer Abwehrmechanik und einer Triebstruktur anzeigen, deutet auf Schwierigkeiten in der FREUDschen Theorienbildung hin, und so war es kein weiter Weg über die Verselbständigung der ökonomischen Betrachtungsweise zur Verengung aufs Funktionale ebenso wie über die zunächst nur als Veranschaulichung dienende Topologie zur Verdinglichung im Strukturmodell. Wir können hier nicht die Problematik der Metapsychologie anschneiden, die als metatheoretische Auseinandersetzung um den Status von Natur- und Geisteswissenschaft, Szientismus und Hermeneutik[1] für die Diskussion unseres Themas nichts einbringt; bemerkenswert scheint uns nur, daß es keine Verselbständigung des dritten metapsychologischen Aspekts zu kritisieren gibt, der dynamischen Betrachtungsweise, von der FREUD immer betonte, daß sie die wichtigste sei und hinter der man unschwer den Grundzug der Dialektik erkennt.

Nicht zufällig hebt der aufgeklärte Strukturalismus JACQUES LACANS diesen Grundzug hervor, und zwar nicht bloß als Bewegungsform für die Bildungsprozesse der individuellen Persönlichkeit, sondern als Grundlage für jegliche zwischenmenschliche Beziehung, wie sie sich im Universum der Sprache ausdrückt. Von daher verspricht dieser Ansatz einigen Aufschluß; denn wie wir schon bei FREUD feststellten, kommt er dem Begriff der Angst am nächsten nicht in seiner erklärten Angsttheorie, auch nicht recht in der Neurosenlehre, sondern vielmehr im Zusammenhang der Traumdeutung anhand der Aporie des Angsttraums, also in der Frage nach dem Sinn, d. h. hier der unabweisbaren und dennoch unzugänglichen Frage nach dem bestimmten Wunsch.

Diese Frage stellt LACAN in den Mittelpunkt seiner Theorie,

---

[1] Vgl. insbesondere: JÜRGEN HABERMAS: *Erkenntnis und Interesse.* Frankfurt/M. 1968, S. 262ff.

und folgerichtig geht er immer wieder systematisch von der Traumdeutung aus, indem er, worauf FREUD in vielfachen Analogien hinwies, die Traumarbeit – Paradigma der psychischen Arbeit – als Sprachstruktur entschlüsselt.[1] Aber dieser Strukturalismus bleibt nicht bei Analogien stehen, weder bei der von Leib und Seele, noch bei der von Geist und Psyche; er betrachtet die Sprache selbst als einen Körper[2] und nimmt das Begehren buchstäblich[3]. Daher wendet er sich gegen jeden Funktionalismus, selbst wenn er sich auf die Dimension der Bedeutung wie im Konstrukt des Signals einläßt. Entscheidend ist, wie LACAN in einer Kritik am behavioristischen Experiment formuliert, der Weg vom Signal zum Symbol[4] – ein Kriterium, das schon der vergleichenden Verhaltensforschung von besonderem Interesse ist[5]. Denn die Funktion des Symbols ist keine einfache, sie signalisiert nicht, sondern sie signifiziert; sie stellt sich als doppelte Bewegung dar, die die Dialektik von Subjekt und Objekt in Gang hält[6], und diese Doppelsinnigkeit des Symbolischen verweist auf eine grundlegende Entzweiung, die *béance*, die für den Wunsch konstitutive Struktur[7]. Was aber hat es dabei mit der Angst auf sich?

Hier zeigt sich nun der Strukturalismus LACANS in nächster Nähe zum Existentialismus, denn Sinn erweist sich letzten Endes immer als Widersinn, als Entstellung des Wunsches – Ex-sistenz des Begehrens[8] –, das Sein erschöpft sich – unter systematischer Verwendung von SARTRES Kategorie – im Seinsverfehlen, die Grenze des Subjekts wird nach HEIDEGGERS Formel als eigenste Möglichkeit des Daseins bestimmt[9]. Einem solchen Geschichtsbegriff stellen sich die Widerstände des Subjekts letztlich als

---

[1] Vgl. JACQUES LACAN: »Die Ausrichtung der Kur und die Prinzipien ihrer Macht«. In: *Schriften* Bd. I, Olten 1973, S. 214

[2] Vgl. LACAN: »Funktion und Feld des Sprechens und der Sprache in der Psychoanalyse«. In: *Schriften* I, a.a.O., S. 144

[3] Vgl. LACAN: »Die Ausrichtung der Kur...«, S. 210

[4] Vgl. LACAN: »Funktion und Feld...«, S. 113

[5] Vgl. KONRAD LORENZ: »Psychologie und Stammesgeschichte. In: Über tierisches und menschliches Verhalten«. In: *Gesammelte Abhandlungen* Bd. II. München 1965, S. 216

[6] Vgl. LACAN: »Funktion und Feld..., S. 127

[7] Vgl. LACAN: »Die Ausrichtung der Kur...«, S. 220

[8] Ebd.

[9] Vgl. LACAN: »Funktion und Feld...«, S. 164

Fassade, seine Ängste als Ornament dar: Hieroglyphen, Wappen, Chiffren, wie LACANS Bilder der Abwehrtendenzen vorzugsweise lauten, worunter die Angst, als die beredteste, dem Orakel verglichen wird.[1] Ansonsten ist von ihr auffällig wenig die Rede, wie überhaupt die Sprache der Symbole eigentümlich sprachlos erscheint – wir werden hierauf im nächsten Kapitel eingehen. Man könnte fast meinen, die Angst sei so selbstverständlich, daß sie gar nicht thematisiert wird; aber es ist zu vermuten, daß sich zumindest implizit an zentraler Stelle ihre Bedeutung findet.

Da der Strukturalismus LACANS sich wesentlich auf das Gebiet der Sprache bezieht, müssen wir hier den Zugang zu dem stillschweigenden Verständnis – wenn nicht Einverständnis mit – der Angst suchen, denn die alten Dichotomien von Affekt und Intellekt, Trieb und Bewußtsein gelten nicht mehr. Die Spannung, aus der Angst resultiert, erwächst jetzt auf dem Feld der symbolischen Ordnung, der schon erwähnten Doppelsinnigkeit, die sich als »immanente Antinomie im Verhältnis des Sprechens und der Sprache zueinander« darstellt[2], d. h., als Verlust des Individuellen, Spontanen an das Generelle, Etablierte, und diese Tendenz ist übermächtig, vor aller Geschichte. (Deshalb erscheint die Angst so vergeblich und wird nicht weiter problematisiert.) Damit wird wie im Existentialismus die Verkehrung von Subjekt und Objekt sanktioniert: das Subjektive des Aufklaffens, die *béance*, erscheint als das Heteronome[3]; das Objektive, die symbolische Ordnung, als das Autonome[4], und die Vermittlung reiht das Individuum ein in eine »Struktur, in der sein Begehren gefangen ist.«[5] Mehr noch als der Existenzbegriff also saugt der Strukturbegriff sozusagen den Angstbegriff auf. Das tat er, wie wir sahen, schon bei FREUD, wo die Eingliederung in die Struktur – »das Ich als eigentliche Angststätte« – nur noch die sehr äußerliche Signalfunktion übrig ließ. Wir müssen also weiter fragen, welcher Inhalt sich hinter dem formalen Strukturbegriff verbirgt,

---

[1] Vgl. a.a.O., S. 122
[2] Vgl. a.a.O., S. 142
[3] Vgl. LACAN: »Das Drängen des Buchstabens im Unbewußten oder die Vernunft seit Freud«. In: *Schriften* Bd. II. Olten 1975. S. 50
[4] Vgl. LACAN: »Das Spiegelstadium als Bildner der Ichfunktion«. In: *Schriften* I, a.a.O., S. 51
[5] Vgl. LACAN: »Die Ausrichtung der Kur...«, S. 224

welche konkreten Ängste und Wünsche, welche realen und imaginierten Beziehungen.

Kommen wir, bevor wir zu der von hier aus weiterführenden Frage – Angst als Symbol – übergehen, noch einmal auf Freuds Versuche, seinen Angstbegriff zu explizieren, zurück, und rekapitulieren wir die Schritte seiner Argumentation, die gerade in ihrer Widersprüchlichkeit Wege weist zu einer zureichenden Angsttheorie.

Freuds Signaltheorie war nur auf dem Boden der Strukturtheorie möglich. Erst die Abstraktion von allem Stofflichen, die Formalisierung der innerpsychischen Beziehungen, die die Realbeziehung, der sie ihre Entstehung verdankt, nicht mehr sichtbar macht, ließ auch eine Formalisierung der Angstbeziehung zu, die den Bezug zur Außenwelt von seiner dialektischen Vermittlung zur psychischen Innenwelt abtrennt. Aber Freud ist nicht Strukturalist, die Struktur hat nicht eine Objektivität, an der sich Subjektivität mit Notwendigkeit bricht, sondern die Struktur ist selbst aus einer Vermittlung von Subjekt und Objekt hervorgegangen. Doch auch bei ihm bedeutet Struktur Zwang, zwar nicht blinden äußeren Zwang, dem sich zu unterwerfen die einzige Möglichkeit ist, aber, wenn auch nicht individuell, sondern kollektiv, so doch selbstverschuldeten Zwang. So erweist sich die in dem Zwang gebannte Angst bei Freud zugleich als eine, die den Zwang hervorbringt und nicht umgekehrt.

Die psychische Struktur verdankt sich einer Verinnerlichung von Angst, die durch Verdrängung hervorgerufene intrapsychische Dynamik, als Struktur gefaßt, verleugnet zugleich die Herkunft dieser verinnerlichten Beziehungen. Dies ist der innere Widerspruch von Freuds Strukturtheorie. Durch Verdrängung von Angst hervorgerufen, müßte sie durch Bewußtmachung von Angst wieder auflösbar sein. Zugleich sagt ein Strukturbegriff, daß es erst diese Strukturen sind, die der intrapsychischen Dynamik ihre Richtung geben. Die Herkunft der Struktur wird im Strukturbegriff nicht mehr mitgedacht. Erst dadurch gewinnt auch bei Freud der in der psychischen Struktur internalisierte Zwang, als Internalisierung von Angst, Objektivität.

Warum benennt aber Freud die durch Angst hervorgerufenen innerpsychischen Beziehungen in Strukturkategorien, warum nicht an den verinnerlichten, angstbesetzten Repräsentanzen?

Als verinnerlichte Ängste unterscheidet FREUD die Angst aus dem Es und die Angst aus dem Überich. Beide verdanken ihre Herkunft einer realen Angstbeziehung zwischen Subjekt und Objekt. Wie unterscheidet sich die Angst aus dem Überich von der aus dem Es, wenn sie beide der gleichen realen Angst entstammen? Die Überich-Angst ist für FREUD eine Wiederkehr der Realangst, sie wechselt nicht ihr Objekt, während die Es-Angst, die neurotische Angst, gerade dadurch charakterisiert ist, daß sie, aus Verdrängung hervorgegangen, die verdrängte Angst selbst nicht mehr preisgibt. Von daher schlossen wir auf ihren Kompromißcharakter. Garant aber der Verdrängung und selbst erst mit der Verdrängung entstanden ist auch das Überich. Von daher liegt die Schlußfolgerung nahe, daß eine Trennung in Angst aus dem Überich und Angst aus dem Es kategorial fragwürdig ist, da das Überich als Abkömmling der ursprünglichen, jetzt verdrängten Angst selbst die Bedingungen der Symptombildung erfüllt, das heißt aber, daß sie neurotische Angst ist.

Hier wird sichtbar, daß die Strukturtheorie innerpsychische Beziehungen entflicht, indem die Konstruktion einer eigenständigen Überich-Angst die psychische Dynamik sistiert. Von ihrem Triebgrund gelöst, wird sie nicht mehr genetisch erklärbar, sondern selbst zum historischen Ausgang einer sich vom Überich herleitenden Entwicklung. Die Angst, die im Überich fixiert ist und die eine äußere Angstbeziehung repräsentiert, ist die Kastrationsangst vor dem Vater. Durch die Sphärentrennung der Strukturtheorie wird sie einzig als Realbeziehung gedacht, die ihr korrespondierende innerpsychische Beziehung wird unterschlagen. Der Kompromißcharakter des Überichs verweist aber darauf, daß diese Realangst selbst schon aus einem Kompromiß hervorgegangen sein muß, daß also die durch Kastrationsangst determinierte Vater-Sohn-Beziehung selbst eine unbewußte Determinierung haben muß, die über die Vater-Sohn-Beziehung hinausweist. Das nächste Kapitel muß sich deshalb als Aufgabe die stoffliche Fundierung der Theorie der Kastrationsangst stellen, denn die Kritik an dem Konzept der Überich-Angst impliziert eine Kritik an dem Realitätskonzept der Kastrationsangst, die offensichtlich nicht, wie FREUD hypostasiert, die erste, selbst nicht mehr genetisch herleitbare Angst, sondern symbolischer Ausdruck für eine umfassendere Angstbeziehung ist.

2. Kapitel

Angst als Symbol

Angst läßt sich weder formalistisch noch fundamentalistisch erfassen; darin verfehlen die Antworten des Funktionalismus, Strukturalismus und Existentialismus einen zureichenden Begriff der Angst. Doch die widersprüchliche Dynamik des Angstproblems drückt sich noch an der Oberfläche dieser Theorien aus. Angst als Signal funktioniert – und doch ist die Angstempfindung dysfunktional. Im Bildungsprozeß der psychischen Struktur tritt Angst als Signifikant auf – doch ihre Lokalisierung erscheint zweideutig, ihre Signifikanz vieldeutig. Als philosophische Kategorie wird Angst zur Signatur des menschlichen Daseins – und doch erschöpft sich die existentialistische Begründung von Angst im Erleben der Seinsverfehlung, in der Erfahrung des Nichts. Alle diese Positionen sind in der Geschichte der psychoanalytischen Theorienbildung, rudimentär schon bei FREUD selbst zu finden. Erfahrungslos konzipiert müssen sie doch durch eine konkrete Angsterfahrung motiviert sein, die sie qua Methode ihrem Gegenstand wieder austreiben[1]. Diejenige Angsterfahrung dagegen, um deren begriffliche Fassung es FREUD letztendlich immer geht, ist die Kastrationsangst. Einerseits soll sie als Kern und Grund aller Ängste unableitbar und unzerlegbar sein, andererseits wird ihr in der Theorie der Signalangst eine abstrakte Begründung untergeschoben. Diese abstrakte Begründung scheint uns eine stoffliche Dimension zu verdecken, die Kastrationsangst also selbst als Topos eine umfassendere Angsterfahrung zu symbolisieren.

Inwieweit von dem Erfahrungsbegriff einer Theorie auf das der Theorie implizite Angstverständnis geschlossen werden kann, wurde in der Einleitung an dem neuzeitlichen philosophischen Denken dargelegt, in dessen Tradition FREUD selbst steht. Im ersten Kapitel ging es darum, die gängigen Wege der theoretischen Verarbeitung dieses Problems in der psychoanalytischen Tradition zu verfolgen. Während die nachfreudsche Psychoana-

---

[1] Vgl. GEORGES DEVEREUX: *Angst und Methode in den Verhaltenswissenschaften.* München o. J.

lyse sich der Widersprüche bei FREUD durch Ausklammerung jeglicher historisch-materialen Begründung entledigt, geht bei FREUD das Auseinanderfallen von kategorialer und materialer Analyse einher mit einer Verdinglichung des drängendsten psychoanalytischen Materials zu einer abgegrenzten, fest umrissenen Symbolik, was der separiert stehende Abschnitt über die Symbolik in der *Traumdeutung* anschaulich belegt[1]. Die Beziehung von Konstruktion und Material verschwimmt, Anthropologisierung und Ontologisierung ersetzen die Materialdurcharbeitung; bei FREUD ist dieser Verschleierungsprozeß noch sichtbar, in den Stereotypen der Psychoanalyse-Kritik wird das Interesse ihrer Problemstellung gar nicht mehr thematisiert.

Der Ausgangspunkt für den Fortgang unserer Abhandlung ist daher die Brüchigkeit der psychoanalytischen Theorie der Angst, die FREUD mit einer entmaterialisierten Synthese zu überbrücken sucht. Das vorangegangene Kapitel führte uns zu dem Schluß, daß die neurotische Angst als »Angst vor der Angst« ihren Ausgang von einer konkreten Angst nimmt, die bei FREUD unterschlagen wird. Die Schwierigkeit einer kategorialen Unterscheidung von Angst und Furcht, neurotischer und Realangst wurde durch die materiale Bestimmung der Realangst als Kastrationsangst nicht gelöst, sondern überhaupt erst hervorgebracht, da die Kastrationsangst sich selbst als bisher noch unbegriffenes Verhältnis von Angst und Furcht herausgestellt hat. Das folgende Kapitel hat es sich deshalb zur Aufgabe gemacht, den Topos Kastrationsangst zu rematerialisieren, das heißt, zunächst das Verhältnis von Konstruktion und Material in der Konzeption der Kastrationsangst herauszuarbeiten.

Die Kastrationsangst vor dem Vater macht den Kern der Konstruktion des Ödipuskomplexes aus, der im Zentrum von FREUDS Individuations- und Familientheorie steht. Der ödipale Konflikt und seine Verarbeitung bilden dieser Theorie zufolge die Grundlage für die patriarchalische Struktur fast aller – in FREUDS Annahme aller – uns bekannten Gesellschaften. Insofern ist die FREUDsche Theorie Individuations- und Zivilisationstheorie gleichermaßen; Kritik an FREUDS Individuationstheorie und Kritik an seiner Zivilisationstheorie sind folglich nicht zu trennen. Wir greifen deshalb bei unserem Vorhaben, das in der

---

[1] Vgl. FREUD: »Die Traumdeutung«. *GW* II/III, S. 355 ff.

Theorie von der Kastrationsangst verborgene Material herauszuarbeiten, besonders auf FREUDS kulturhistorische Schriften zurück, denn dort haben wir den Vorteil, das von ihm verwendete Material selbst analysieren zu können, während die Fallanalysen immer schon interpretiert sind und in entsprechender Selektion vorliegen.

Der Aufbau des Kapitels kann kein im strengen Sinne systematischer sein, ebensowenig wie seine Stellung innerhalb der Arbeit eine bestimmte Systematik in Anspruch nehmen will. Sein Ziel ist vielmehr, all das Material vorzustellen und zu entschlüsseln, an dem sich für FREUD ebenso wie für die Tradition des abendländischen Denkens, in der FREUD sich befindet, das patriarchalische Selbstverständnis begründet. Zunächst wird der theorieimmanente Ort des Begriffs der Kastrationsangst in FREUDS System dargestellt, um den Bruch in der Theorie zu lokalisieren, den wir anhand des Verhältnisses der drei Ängste Realangst, Über-Ich-Angst und neurotische Angst zueinander schon benannt haben. Im Anschluß daran werden Kritiker FREUDS – MALINOWSKI, REICH und MARCUSE – abgehandelt, weil sie, wenn auch mit unterschiedlicher theoretischer Fragestellung und Argumentation, doch alle die Begrenztheit der FREUDschen Theorie auf patriarchalische Verhältnisse kritisieren und FREUD eine allgemeinere, umfassendere Theorie gegenüberzustellen beanspruchen. Wegen unseres eigenen Interesses an einer solchen Kritik müssen uns ihre Lösungsversuche interessieren.

FREUDS Versuch, das Patriarchat von seiner Kausalität her zu begründen findet sich in *Totem und Tabu*[1], seiner eigentlichen Gesellschaftstheorie. Die historische Vorlage aber, von der aus FREUD auch seine Interpretation des Totemismus, besonders aber die an DARWIN sich anlehnende Konstruktion einer vorfamilialen Urhorde vornimmt, scheint uns die griechische Tragödie zu sein. Nach Darlegung der wichtigsten Gesichtspunkte aus *Totem und Tabu*, dessen Material wir selbst nicht kritisch untersuchen, wenden wir uns einer kurzen Analyse der griechischen Tragödie zu, nach deren berühmtesten FREUD schließlich die Bezeichnung Ödipuskomplex gefunden hat. Die griechische Tragödie bedeutet für das gesamte abendländische Denken den

---

[1] Vgl. FREUD: »Totem und Tabu«. *GW* IX

Wendepunkt in der Emanzipation des Individuums vom Kollektiv. Gerade das *Ödipus-Drama* wurde in späterer Zeit immer wieder aufgegriffen, wenn die Ursprünge und die Kontinuität der europäischen Geistesgeschichte dargelegt werden sollten. Wenn nun, wie wir eingangs entwickelt hatten, dieser Individuumbegriff auf Verdrängung basiert, dann muß in der Tragödie, gerade wenn sie Wendepunkt ist, weil sie auf historisch weit zurückliegenden Stoff zurückgreift, der Verdrängungsprozeß und das verdrängte Material sichtbar gemacht werden können.

Im Anschluß an die Analyse der Tragödie kehren wir zurück in FREUDS eigene Zeit. Hier finden wir Material, das FREUD bekannt gewesen sein muß und worin wir unsererseits glauben, einen Wendepunkt im abendländischen Denken erblicken zu können, an dem FREUD selbst partizipiert – deshalb sein resignatives und keineswegs bürgerlich-heroisches Individuummodell. Der Durchbruch des dämonischen Weiblichen in der Literatur ebenso wie der Beginn eines Denkens, wo Individualität unter dem Gesichtspunkt der Kollektivität gedacht wird – beides hängt zusammen –, sind Zeichen der Zeit, in der FREUD lebt.

Zum Abschluß, wenn uns die Evidenz des Verdrängungsprozesses im abendländischen Individuumbegriff materialiter gelungen zu sein scheint, kehren wir zu FREUDS eigenem Material zurück. In der Geschichte des sogenannten »Wolfsmannes«[1] werden uns eine Vielzahl von symptomatischen Einzelheiten nur verstehbar, wenn wir ein Verdrängung evozierendes Angst-Lust-Verhältnis in der Geschlechterbeziehung unterstellen und die Angst nicht ausschließlich in der mann-männlichen Beziehung suchen. Dieser Abschnitt steht am Schluß, weil wir aus dem selektiv vorgestellten Material jener Fallgeschichte keine neue, durchgearbeitete Analyse vorführen können; unsere Interpretationsversuche an dem Material ergeben deshalb ein Ganzes nur zusammen mit der vorangestellten Untersuchung.

I. Instanz und Konstruktion: das Überich[2]

In der Analyse seines Materials war FREUD immer wieder auf bestimmte Ängste gestoßen. Als Kern all dieser Ängste erwies

---

[1] Vgl. FREUD: »Aus der Geschichte einer infantilen Neurose«. *GW* XII, S. 27ff.

[2] Schreibung bei FREUD noch Über-Ich, heute vorwiegend Überich.

sich die Kastrationsangst: d. h., sie ließ sich nicht auf eine psychische Motivation zurückführen, sondern bezog ihre Bedeutung aus einer als real erlebten äußeren Gefahr. Ihr Entstehungsort war die ödipale Konstellation, das verdrängte Konfliktmaterial aus dieser Phase konnte im aktuellen neurotischen Konflikt immer als determinierender Faktor wiedergefunden werden.

Wie muß nun die Rekonstruktion der Kindheitsphase aussehen, in der Kastrationsangst zum ersten Mal erfahren wird? Zunächst ist die Kastrationsangst eine bestimmte, konkrete Angst, die typisch ist für eine Phase in der kindlichen Entwicklung, und zwar für die phallische oder ödipale Phase. Auch für die präödipalen Phasen gibt es typische Ängste. In der oralen Phase konzentrieren sich die Ängste um die Vorstellungen des Gefressen-, Einverleibt- und Zerstörtwerdens, in der analen Phase gelten sie dem Leibesinnern, das des Kots und der Kinder beraubt werden könnte. Wir sehen, daß diese typischen Ängste der drei frühkindlichen sexuellen Phasen sich an dem Körperteil festmachen, der aktuell das besondere libidinöse Interesse des Kindes auf sich zieht. Daraus erklärt sich noch nicht die Sonderstellung der Kastrationsangst, die sie im weiteren Entwicklungsprozeß einnimmt.

Die präödipalen Phasen unterscheiden sich aber in einem wesentlichen Punkt von der ödipalen Phase dadurch, daß sie als autoerotisch bezeichnet werden können, während die ödipale Phase die ersten Objektbesetzungen hervorbringt[1]; das Kind richtet seine libidinösen, jetzt genitalen Wünsche auf den gegengeschlechtlichen Elternteil, zugleich damit beginnt der Geschlechtsunterschied eine determinierende Rolle in allen zwischenmenschlichen Beziehungen zu spielen. Die ödipalen Wünsche bringen das Kind erstmals in Konflikt mit der Realität, der Knabe empfindet den Vater als Konkurrenten bei seinen eigenen Besitzansprüchen auf die Mutter. Dieser Konflikt ist kein zufälliger, der vermeidbar wäre durch geschickte Erziehung, sondern er ist unausweichlich, weil das Ziel der kindlichen Wünsche aus biologischen und sozialen Gründen unerreichbar ist. Der Knabe aber erkennt in dem Vater das eigentliche Hindernis, er haßt ihn,

---

[1] Warum Freud die präödipalen Phasen als autoerotisch bezeichnet, wird uns später noch interessieren. Freud kommt es immer darauf an, die präödipalen Phasen als letztlich harmonisch und konfliktfrei darzustellen.

wünscht ihn zu beseitigen oder auch nur krank oder verreist, je nachdem, welche Phantasien dem Kind durch seine bisherigen Erfahrungen am nächsten liegen. Für diese Wünsche erwartet das Kind Rache oder Strafe. Das magische Denken der Kinder kann durch unzählige Beispiele belegt werden, die religiöse Erziehung und viele Märchen bauen darauf.

Doch das Kind geht seinen Wünschen nicht nur in der Phantasie nach, sondern auch in der Realität; es äußert seine Wünsche auf die Mutter zuweilen sehr deutlich und befriedigt sie durch Onanie. Reale Kastrationsdrohungen, die zu FREUDS Zeiten üblicher waren als heute, treffen auf die Vergeltungsangst des Kindes, und es entsteht Kastrationsangst. Doch auch ohne Kastrationsdrohung muß sich die latente Angst des Kindes auf den Phallus beziehen, wenn auch der Unterschied für die psychische Verarbeitung zwischen einer ausgesprochenen Kastrationsdrohung und einer nur halluzinierten für den Ausgang des Ödipuskonflikts von beträchtlicher Bedeutung ist. Die Erfahrung des penislosen weiblichen Geschlechts gibt der Kastrationsdrohung erst seine Realität. Die oft lang gehegte Vorstellung des Knaben, das Schwesterchen bekäme noch einen Penis, ist nur als Widerstand gegen die Angst zu verstehen, auch der eigene könnte weggenommen werden. Die Wahrnehmung des vermeintlich kastrierten Weibes und die Kastrationsdrohung, deren Realisierung vom Vater erwartet wird, sind für den Knaben Erfahrungen, die quasi den Bodensatz seines Realitätsprinzips darstellen. Die in ihm beschlossene Realität ergibt sich aus der familialen Konstellation und der Rolle, die der Knabe darin spielt. Die Kastrationsangst wird deshalb zur Verkörperung des Realitätsprinzips, weil sie den Knaben zwingt, die Realität anzuerkennen, d. h. aber, die Beziehung zur Mutter, den Inzestwunsch, aufzugeben. Angst und Angstvermeidung sind deshalb der Motor zur Bewältigung des Ödipuskonflikts.

Die Überwindung des Ödipuskomplexes mündet in einer Identifikation mit dem Vater auf der Basis der Verdrängung des ganzen Komplexes; verdrängt wird nicht nur die Liebe zur Mutter, sondern auch die Ambivalenz gegenüber dem Vater. Das Überich, Resultat dieser Identifikation, nennt FREUD den Erben des Ödipuskonflikts.[1] Strenge und Inhalt des Überichs

---

[1] Vgl. FREUD: »Der Humor«. *GW* XIV, S. 387

hängen vom Verlauf der ödipalen Phase selbst ab. Die Strenge des Vaters kann ganz oder zeitweilig zur Identifikation mit der Mutter führen, die Strenge der Mutter kann eine Regression von der Objektliebe zur Identifikation herbeiführen. Es ist deshalb zwar richtig, wenn die meisten Sozialisationstheorien das Über-Ich als Erben der Elterninstanz bezeichnen; der springende Punkt aber ist, wie das Kind das Geschlechterverhältnis, also das Verhältnis der Eltern zueinander, internalisiert.

Der Ödipuskonflikt bleibt nach seiner Verdrängung – ganz gleich ob im normalen oder im neurotischen Ausgang – der determinierende Faktor für den gesamten zukünftigen Entwicklungsprozeß des Knaben. »Man sagt mit Recht, daß der Ödipuskomplex der Kernkomplex der Neurosen ist, das wesentliche Stück im Inhalt der Neurose darstellt. In ihm gipfelt die infantile Sexualität, welche durch ihre Nachwirkungen die Sexualität des Erwachsenen entscheidend beeinflußt. Jedem menschlichen Neuankömmling ist die Aufgabe gestellt, den Ödipuskomplex zu bewältigen; wer es nicht zustande bringt, ist der Neurose verfallen. Der Fortschritt der psychoanalytischen Arbeit hat diese Bedeutung des Ödipuskonflikts immer schärfer gezeichnet; seine Anerkennung ist das Schiboleth geworden, welches die Anhänger der Psychoanalyse von ihren Gegnern scheidet.«[1]

Dies war eine kurze Darstellung der Vorgänge in der Kindheit, wie FREUD sie rekonstruiert. Es sind diese Vorgänge, an denen sich die Bildung der psychischen Struktur vollzieht. Die Darstellung bezog sich auf die männliche Entwicklung. FREUD und, mit kleineren oder größeren Modifikationen, alle Psychoanalytiker sehen die weibliche Entwicklung komplementär zur männlichen. Konsequent folgert FREUD, daß der Mann und die penislose Frau sich in der Einschätzung des Weibes als Mängelwesen einig seien. Die Probleme und Ungereimtheiten dieser Theorie der Weiblichkeit sollen in dieser Arbeit nicht an den expliziten Aussagen zu diesem Komplex abgehandelt werden. Meine Vorgehensweise ist eine andere. Eine Theorie über die Männlichkeit, wie sie die über die Kastrationsangst dar-

[1] FREUD: »Drei Abhandlungen zur Sexualtheorie«, *GW* V, S. 127[2]

stellt, ist zugleich eine Theorie über das Geschlechterverhältnis, sie impliziert daher eine Weiblichkeitstheorie. Die männliche Entwicklung ist der Stoff, an dem FREUD seine endgültige Fassung der Theorie über die psychische Persönlichkeit erstellt, die als Strukturtheorie den Ausgang der verbreitetsten nachfreudschen Psychoanalyse-Schule bildet, nämlich der sogenannten Ich-Psychologie. Die historischen und ethnologischen Studien dienen FREUD zur Erläuterung des materialen Gehalts dieser Theorie. An der Durcharbeitung dieses Stoffes, an der Explikation der Bedeutung von Kastrationsangst, muß die darin enthaltene Beziehung zum Weiblichen sichtbar werden. Die Strukturtheorie muß ihrerseits darüber Auskunft geben, wieweit diese Beziehung adäquat in ihre Begrifflichkeit eingegangen ist.

Die Bildung einer psychischen Struktur mit dem Untergang des Ödipuskonflikts ist der erste und alle zukünftige Entwicklung determinierende Fortschritt im kindlichen Reifungsprozeß. Die Strukturtheorie, eine späte Konzeption in FREUDS Theorie, die die Topik von »bewußt«, »unbewußt« und »vorbewußt« ablöst, beansprucht, das Besondere dieses Entwicklungsschritts durch die Einführung des Überich-Begriffs adäquat zu erfassen. In der präödipalen Psyche läßt sich zwischen bewußt und unbewußt nicht klar scheiden, die abgewehrten Wünsche des Kindes werden nicht verdrängt, sondern nur auf andere, doch bewußt bleibende Repräsentanzen verschoben. Erst mit der Verdrängung stellt sich ein antagonistisches Verhältnis von bewußt und unbewußt ein, eine Trennung in Ich und Es. Grund aber für die Aufrechterhaltung dieser Trennung ist die Überich-Bildung. Das Überich wird zwar aus unbewußten Quellen gespeist und ist teilweise unbewußt, es bleibt jedoch ein unbewußter Bestandteil des Ich, ist sozusagen ein abgespaltener Teil des Ichs. Hervorgegangen aus der Identifikation mit dem Vater ist sein Inhalt Abkömmling der väterlichen Kastrationsdrohung, die als ursprünglich bewußte den Anstoß zur Verdrängung gab und jetzt als unbewußte die gleiche Funktion beibehält. Die ursprüngliche Kastrationsangst macht sich dem Ich nach der Verdrängung als Gewissensangst bemerkbar. Es ist diese verinnerlichte Angst und die darin implizierte Bindung an verinnerlichte und reale Objekte, worin die sozialisierende Kraft des Überichs besteht.

Freud schwankt in der Beurteilung der unbewußten Anteile des Überichs. Er möchte sie nicht als verdrängt bezeichnen, und doch spricht er davon, daß sich das Überich durch seine unbewußten Anteile dem Es unterworfen habe. »Das Ich-Ideal ist also der Erbe des Ödipuskomplexes und damit Ausdruck der mächtigsten Regungen und wichtigsten Libidoschicksale des Es. Durch seine Aufrichtung hat sich das Ich des Ödipuskomplexes bemächtigt und gleichzeitig sich selbst dem Es unterworfen. Während das Ich wesentlich Repräsentant der Außenwelt, der Realität ist, tritt ihm das Überich als Anwalt der Innenwelt, des Es, gegenüber. Konflikte zwischen Ich und Ideal werden, darauf sind wir nun vorbereitet, in letzter Linie den Gegensatz von Real und Psychisch, Außenwelt und Innenwelt, widerspiegeln.«[1]

Die Rolle des Überichs scheint eine zweideutige zu sein, wenn es einerseits das Ich bei der Unterdrückung der Sexualtriebe unterstützt, damit das Realitätsprinzip darstellt, andererseits sich das Es mittels des Überichs Macht über das Ich verschafft haben soll. Welche Beziehung hat das Überich zum Es? Konflikte zwischen Ich und Es sind Konflikte zwischen Außenwelt und Innenwelt; diejenigen zwischen Ich und Überich spiegeln in Freuds Formulierung diese Beziehung wider.

Welches ist nun das Verhältnis zwischen Ich und Außenwelt, das durch die Überich-Bildung verinnerlicht und dem Bewußtsein entzogen wurde? Die Außenwelt, die verinnerlicht und verdrängt in Überich und Es wiederkehrt, ist die der ödipalen Triade. Die Liebe zur Mutter gehört als verdrängte dem Es an, die Beziehung zum Vater bildet mittels Identifikation das Überich, die Beziehung zwischen Überich und Es muß daher das Geschlechterverhältnis, wie es sich nach der Verdrängung entwickelt hat, widerspiegeln. Dem Ich vermittelt sich dieses Verhältnis als Sexualverneinung, somit ist es nicht das Ich als Vertreter der Realität, das die Triebunterdrückung erzwingt, sondern das Überich als Vertreter einer ganz bestimmten Realität, nämlich der von Kastrationsdrohung und Kastrationsangst. Das Verhältnis von Ich und Überich repräsentiert damit das Verhältnis von dem Sohn zum Vater nach dem Untergang des Ödipuskonflikts. Ist dieses nun aber dem Es, der verdrängten Mutterbeziehung, unterworfen, dann muß dieser unbewußten Abhängigkeit

---

[1] Freud: »Das Ich und das Es«. *GW* XIII, S. 264

eine Realbeziehung zur Mutter vor wie auch nach der Verdrängung korrespondieren.

In Freuds Bestimmung der Überich-Angst findet sich einzig die Internalisierung der Vater-Sohn-Beziehung, die Vermitteltheit der Kastrationsangst über die Beziehung zur Mutter erscheint in dem Begriff Überich nicht wieder; die Vermittlung zwischen Ich und Es durch das Überich wird nicht geleugnet, sondern nur strukturell gefaßt. Materiell gefaßt – und in dieser stofflichen Dimension haben die Strukturbegriffe analytischen Wert – wird die Art und Weise, wie sich das Ich dem Überich unterworfen hat, nämlich wie der Sohn dem Vater; unausgesprochen bleibt die Art und Weise der Unterwerfung unter das Es. Die Dynamik zwischen Ich, Es und Überich wird deshalb in der Strukturtheorie nicht entwickelt. Die Kastrationsangst wird topologisch eingeordnet, doch damit ist ihre Bestimmung noch nicht abgeschlossen. Auf die Vereinseitigung der topologischen Betrachtungsweise in der Strukturtheorie hat bereits das vorige Kapitel im Zusammenhang der terminologischen Erörterungen über Angst und Furcht, neurotische und Realangst aufmerksam gemacht. Eine Rematerialisierung der Strukturtheorie, wie es unser Vorhaben ist, muß darüber hinausgehen und die Realbeziehung von Innenwelt und Außenwelt rekonstruieren, die in der Strukturtheorie ihren formalisierten Ausdruck findet.

Parallel zur Entqualifizierung der Geschlechterspannung in der formalisierten Beziehung von Überich und Es, die in den qualitativen, stofflichen Analysen nicht mehr wiedererscheint, bleibt das Verhältnis von Sublimation und Verdrängung, damit aber von Sublimation und Überich ungeklärt. In der Psychologie der Neurosen ist es die verdrängende Seite des Überichs, worin das neurotisierende Moment besteht. Der Gegenbegriff zu Neurose ist Sublimation, sie soll das Gelingen der Verarbeitung der psychischen Konflikte begreifen im Gegensatz zu ihrem Mißlingen in der Neurose, das durch Fixierung und Wiederholungszwang gekennzeichnet ist. Daß es die im Überich fixierte Vaterbeziehung ist, die Kulturleistungen hervorbringt, wird in den großen Religionen am deutlichsten sichtbar, die alle einen Vatergott verehren.

Ist deshalb die Sublimation nur eine Funktion des Überichs, deren Motivation verdrängt bleibt? Oder bedeutet Sublimation gerade eine Aufhebung der Verdrängung, eine Verarbeitung des verdrängten Materials? Prononciert lautet die Frage: ist die Sublimation eine Versöhnung mit dem Verdrängten oder basiert sie auf einer gelungeneren Verdrängung als die Neurose? FREUD entscheidet das Problem nicht. In seinem Therapiemodell geht es um die Versöhnung mit dem Verdrängten[1]; sein explizites Individuummodell baut dagegen auf Verdrängung. Welche Bedeutung aber einer Lösung dieses Problems zukommt, zeigt sich in der nachfreudschen Psychoanalyse, besonders in der Ich-Psychologie. FREUDS emanzipatorischer Anspruch, der leitmotivisch formuliert »Wo Es war, soll Ich werden« heißt, wird zunichte, wenn Verdrängung, statt kritischer Begriff zu sein, zur Basis in einer positiv formulierten Persönlichkeitstheorie wird.

Einige Theoretiker glauben sich dem Problem des Verhältnisses von Überich und Sublimation nähern zu können, indem sie das Ich-Ideal als die dem Ich näher stehende vom Überich als der dem Ich ferner stehenden Instanz unterscheiden.[2] Wenn man Überich und Ich-Ideal unterscheiden will als die strafende und die vorbildliche Instanz, so darf doch nicht vergessen werden, daß dies die zwei Seiten der Ambivalenz gegenüber dem Vater sind. Entscheidend bleibt daher für das Verständnis des Zusammenhangs von Sublimation und Überich die Rolle der Verdrängung.

Mit Hilfe der Instanzenlehre ist dem Problem nicht beizukommen, denn sie hat den verdrängten Stoff, um dessen Bearbeitung es in der Sublimation geht, eskamotiert. So läßt sich in der Sprache der Strukturtheorie der Ausgang des Sozialisationsprozesses in Neurose oder Sublimation auch gar nicht fassen. Doch indem sie den Anspruch auf Allgemeinheit vertritt, ist in ihr Sublimation als auf Verdrängung gebaut eingeschlossen. Daß Sublimation nur als Versöhnung mit dem Verdrängten gedacht werden kann, in einer solch versöhnten Beziehung das Überich aber als Verdrängungsinstanz selbst aufgehoben wäre, spricht FREUD indirekt selbst aus, wenn er in *Zukunft einer Illusion* davon spricht, daß die Menschheit – im übertragenen Sinne – die phallische Phase noch nicht überwunden habe.[3] Dabei muß daran erinnert werden, daß FREUD ursprünglich für die dritte

---

[1] Vgl. FREUD: »Erinnern, Wiederholen und Durcharbeiten«. *GW* X, S. 132

[2] Vgl. GERARD MENDEL: *Die Revolte gegen den Vater.* Frankfurt/M. 1972, S. 17 und REIMUT REICHE: *Sexualität und Klassenkampf.* Frankfurt/M. 1968, S. 148

[3] Vgl. FREUD: »Die Zukunft einer Illusion«. *GW* XIV, S. 377

frühkindliche Sexualphase die Bezeichnung »genitale Phase« gebraucht hatte, diese aber später durch »phallische Phase« ersetzte, weil das Charakteristische gerade dieser Phase ist, daß zumindest der Knabe nur ein Geschlecht anerkennt und das andere verleugnet, oder, wie später in der Latenzphase, verachtet. Die genitale Phase wird erst in der Pubertät erreicht.[1] Die phallische Phase ist die der Überich-Bildung. In zivilisationsgeschichtlicher Analogie hierzu stehen die Religionsbildungen, in denen die ungelösten Ambivalenzkonflikte mit dem Vater wiederzuerkennen sind.

Die Strukturtheorie, so kann resümierend festgehalten werden, dient keiner Klärung der Vorgänge in der ödipalen Phase. Eher dient sie einer Verschleierung, weil sie den ödipalen Konflikt entflicht. Im Fortgang von FREUDs theoretischer Konstruktion wird der konkrete, historische Ausgangspunkt der Kastrationsangst letztendlich enthistorisiert und abstrakt. In *Das Unbehagen in der Kultur* verliert der Überich-Begriff gänzlich den Bezug zu seinem historischen Ort, das Überich wird zum Resultat der Beherrschung der Aggressionslust der Menschen. »Die Kultur bewältigt also die gefährliche Aggressionslust des Individuums, indem sie es schwächt, entwaffnet und durch eine Instanz in seinem Innern, wie durch eine Besatzung in der eroberten Stadt, überwachen läßt.«[2]

II. Prinzip und Geschichte: das Bedürfnis

Eine Rematerialisierung der psychoanalytischen Strukturtheorie muß nach der sozialen Realität fragen, die in der Strukturierung des Seelenlebens ihren psychischen Niederschlag findet. Für FREUD war es die Beziehung zwischen Vater und Sohn, der Konflikt zwischen der Dominanz der Väter und dem Protest der

---

[1] FREUD hat keine Pubertätstheorie. Die Unterscheidung von phallischer und genitaler Phase soll heißen, daß mit der genitalen Phase das andere Geschlecht Anerkennung findet. Doch mit dieser Anerkennung muß eine Umstrukturierung des Geschlechterverhältnisses einhergehen, also auch eine Verarbeitung der in der Überich–Es-Beziehung liegenden verinnerlichten Geschlechterbeziehung. Weil FREUD diese für zeitlebens unveränderlich ansieht, bleibt sein Begriff »genitale Phase« leer.

[2] FREUD: »Das Unbehagen in der Kultur«. *GW* XIV, S. 483

Söhne, wie er alle patriarchalischen Gesellschaften kennzeichnet, also letztlich ein Herrschaftskonflikt, dessen psychischer Niederschlag in der Konzeption der Kastrationsangst nur symbolischen Ausdruck findet. Wir aber glauben, daß diese in der Kastrationsangst symbolisierte Vater-Sohn-Beziehung selbst psychisch determiniert ist, wie es die Beziehung von Überich und Es nur noch entmaterialisiert faßt. Der Stoff, auf den wir zurückgreifen, sind FREUDS kultur- und geschichtstheoretische Schriften und das darin von FREUD seinerseits zugrunde gelegte Material.

Diese Schriften sind allerdings die umstrittensten von FREUD, wobei die Kritik von zwei Seiten kommt. Einmal ist sie prinzipieller Natur, und zwar in der Behauptung, eine psychologische Theorie könne nichts über historisch-soziale Phänomene aussagen; der andere Vorwurf bezichtigt FREUD des Ethnozentrismus und einer ahistorischen Betrachtungsweise. Ich werde beide Vorwürfe zu berücksichtigen haben, denn ich beanspruche selbst, aus den historischen Schriften und an zusätzlich von mir herangezogenem historischen Material meine Kritik an FREUDS Konstruktion begründen zu können. Ich gehe also selbst davon aus, daß die Psychoanalyse den Vermittlungsprozeß zwischen Psychischem und Sozialem erfaßt, daß dieser gerade ihr Thema ist.

Auf ihren konkreten Stoff bezogen, ist die Psychoanalyse eine Theorie über das Verhältnis von Trieb und Bewußtsein; ihr Stoff aber, mit dem sie arbeitet, sind die Äußerungen des Bewußtseins und seine Objektivationen in Literatur, Kunst und Religion. Die Rolle des Bewußtseins als Ausdruck der psychischen Dynamik wurde FREUD erst sichtbar, als er in der Therapie von der Hypnose abgekommen war und erkannt hatte, daß die Therapie nicht nur eine Veränderung im Unbewußten des Patienten herbeiführen muß, sondern ebenso eine Bewußtseinsänderung. (Erst von diesem Moment an war die Verknüpfung von Individual- und Zivilisationsgeschichte möglich.) Bei der Hypnose schien der Heilerfolg davon abhängig zu sein, wie tief der Patient in Somnambulismus zu versetzen war; Heilerfolg stellt sich jedoch nur dann ein, wenn es dem Patienten gelingt, noch die frühesten und gerade die traumatischen Ereignisse seiner Geschichte bewußt zu machen. Das verdrängte konflikterzeugende Material muß vom Bewußtsein angenommen werden, es muß eine Versöhnung mit dem Verdrängten möglich sein.

In seiner kurzen Schrift *Die Verneinung*[1] hat FREUD dargestellt, wie Bewußtseins- und Urteilsbildung durch das Verdrängte motiviert werden. Das moralische Urteil ist eine intellektuelle Anerkennung des Verdrängten, in der Verneinung wird es als nicht zur eigenen Person zugehörig abgewiesen. Der Patient, der beim Suchen nach einer nicht identifizierbaren Traumfigur behauptet, zwar nicht zu wissen, von wem er geträumt habe, aber der Vater sei es bestimmt nicht gewesen, hat sich verraten. Der Assoziation liegt der Vater am nächsten, aber die Zensur, die vom Bewußtsein ausgeübt wird, will das Bewußtwerden verhindern. In der Verneinung wird ein Kompromiß geschlossen. Die psychoanalytische Grundregel, die den Patienten auffordert, gerade auch die in seiner Vorstellung als unsinnig, nicht dazugehörig, anstößig oder nebensächlich erscheinenden Einfälle mitzuteilen, versucht damit die Urteilsbildung zu umgehen. Bewußtsein und Denken sind daher bezüglich des Verdrängten nicht einfach lückenhaft, vielmehr erscheinen das Verdrängte und seine Abkömmlinge im Bewußtsein mit verändertem Vorzeichen wieder. Deshalb heißt Versöhnung mit dem Verdrängten nicht etwa Bewußtseinsbereicherung oder -erweiterung, sondern Bewußtseinsveränderung. Sagten wir zuvor, der Gegenbegriff zu Neurose sei Sublimation, so können wir hier anfügen, daß der Gegenbegriff zu Verdrängung der der Versöhnung ist.

Betrachten wir Äußerungen des menschlichen Bewußtseins, dann können wir fragen: Was wird als substantiell eingeschlossen, was als akzidentell oder nebensächlich ausgeschlossen; was als moralisch anerkannt, was abgelehnt, was als Verkörperung menschlichen Seins betrachtet und was als Nonsens verleugnet? Der systematische Zusammenhang zwischen Anerkanntem und Abgelehntem erweist sich in dynamischem Sinne als identisch mit dem von Bewußtsein und Verdrängtem. Diesen Zusammenhang möchte ich an einem Beispiel verdeutlichen.

Eine der Manifestationen des christlichen Bekenntnisses, ein Sujet, das in der Malerei immer wieder dargestellt wird, ist die Maria mit dem Kind, es ist ein Bild der Verheißung, ein Glücksversprechen. Noch in unserer Zeit bezieht ein katholisches Dogma die Mutter Maria in die Auferstehung ein, während der Vater Joseph keine weiter bedeutsame Rolle spielt. Dabei ist die

[1] Vgl. FREUD: »Die Verneinung«. *GW* XIV, S. 9ff.

christliche Religion eine Vaterreligion; Gesellschaften, in denen sie Fuß gefaßt hat, sind patriarchalische Gesellschaften. Die Vaterfigur Gott verkörpert den seit dem Ödipuskonflikt als bedrohlich empfundenen eigenen Vater. Der Untergang des Ödipuskomplexes mündete in einen latent verbleibenden Vater-Sohn-Konflikt, Wunsch und Anspruch auf die Mutter mußten aufgegeben werden. In den Bildern der Maria mit dem Kind kehrt nun dieser Anspruch wieder: der Wunsch, die Mutter allein zu besitzen. Die Jungfräulichkeit der Maria demonstriert den Widerstand gegen den Vater, aber das ist nicht ihre einzige Bedeutung. Die Jungfräulichkeit entsexualisiert zugleich die Beziehung zwischen Mutter und Kind.[1] Der vom Bewußtsein zugelassene Wunsch auf Besitz der Mutter ist so seiner eigentlichen Intention beraubt. Die Amnesie der frühkindlichen Sexualität und die Verherrlichung der unschuldigen Kindheit sind die Voraussetzungen, die diese partielle Wiederkehr des Verdrängten möglich machen.[2]

Die Theorie der frühkindlichen Sexualität lehrt uns nun, daß der Stoff, an dem sich die psychischen Prozesse abspielen, kein zufälliger und jeweils verschiedener ist, sondern daß es die sexuellen Strebungen sind, die in Kommunikation und Auseinandersetzung mit den ersten Liebesobjekten den Entwicklungsprozeß des Kindes determinieren. Sagten wir weiter oben, daß die Dynamik von Bewußtsein und Verdrängtem eine ganz bestimmte, über die Verneinung vermittelte sei, so kann jetzt hinzugefügt werden, daß der Stoff, an dem sich diese Dynamik vollzieht, ebenso ein bestimmter Stoff ist. Die Übertragung der Kenntnisse der Individualgeschichte auf die Zivilisationsgeschichte in einer methodisch identischen Vorgehensweise basiert auf diesem bestimmten Zusammenhang von Stoff und Methode.

Wird damit der äußerliche Einwand hinfällig, der vom Boden akademischer Fächertrennung aus der Psychoanalyse den sozial-

---

[1] Eine ausführliche psychoanalytische Studie über das Dogma der Jungfrauengeburt ist Ernest Jones: »Die Empfängnis der Jungfrau Maria durch das Ohr«. In: *Zur Psychoanalyse der christlichen Religion.* Frankfurt/M. 1970, S. 37ff.

[2] Daß dieses Sujet überhaupt solche Faszination auf sich ziehen konnte, rührt aus der unbewußten Motivierung des Bewußten. In der Renaissance-Malerei, in der die Madonnenmalerei zu ihrem Ende kommt, bricht sich das Erotische in der Mutter-Kind-Beziehung ganz deutlich Bahn; siehe dazu besonders die Bilder von Parmigianino.

wissenschaftlichen Anspruch bestreitet, so stellt sich nun die Frage, inwieweit eine Konzeption, die, um die Prozesse von Individuation und Zivilisation zu vermitteln, notwendig verschiedene historische Epochen und Kulturen zusammenschauen und doch die eigene im Visier haben muß, inwieweit also eine solche Konzeption allgemeine Geltung beanspruchen kann. Ich gehe hiermit zum zweiten gegen die Psychoanalyse erhobenen Vorwurf, dem des Ethnozentrismus über. Die hierüber geführte Auseinandersetzung liegt auf einer vergleichsweise diskutablen theoretischen Ebene, weil sich hier die Kontrahenten darüber einig sind, daß jede Psychologie im umfassenden Sinne Sozialwissenschaft sein muß. Die beiden Autoren, die hier gewählt wurden, Malinowski und Reich, problematisieren die Frage nach der Universalität des Ödipuskonflikts, wie Freuds Theorie sie impliziert; und diese Frage zielt auf den Zusammenhang von Individuation und Zivilisation, in dem wir das Kriterium für den theoretischen Anspruch der Sozialwissenschaften sehen.

Der Vorwurf des Ethozentrismus gegenüber der Psychoanalyse wurde erstmals von Malinowski erhoben. In seinen Feld-Untersuchungen über die Lebensweise der Trobriander war Malinowski auf Familienstrukturen gestoßen, die von der patriarchalisch-abendländischen stark abweichen. Insbesondere die Vererbung über die mütterliche Linie wie auch die Rolle, die der Bruder der Mutter zum einen in der Versorgung des Haushalts seiner Schwester wie auch der Erziehung ihrer Kinder spielt, veranlaßten Malinowski, diese Familienstruktur als matriarchalisch zu bezeichnen und darin einen grundsätzlichen Unterschied zur patriarchalischen Familienform zu sehen.[1]

Im Anschluß an Malinowskis erste Darlegungen zu diesem Sachverhalt entspann sich eine Kontroverse zwischen Malinowski und Jones, einem Schüler Freuds, um die Einschätzung dieser matriarchalischen Familienform, in deren Zentrum die Frage nach der »Universalität des Ödipuskomplexes« stand, den Jones als »fons et origo« (Quelle und Ursprung) aller familialen Strukturen bezeichnete.[2] Die Position von Jones soll hier nicht weiter entfaltet werden, sie trägt nichts Neues zu

---

[1] Vgl. Bronislaw Malinowski: *The Sexual Life of Savages* (1929). New York o.J. (Harcourt, Brace and World)

[2] Vgl. Ernest Jones: »Psychoanalyse und Anthropologie«. In: *Imago* Bd. X (1924)

FREUDS Theorie bei. Das, worauf es uns ankommt, ist die Kritik von MALINOWSKI an FREUD, denn eine Kritik an dem universalistischen Anspruch der Theorie über die ödipale Phase muß auch inhaltlich auf diese Theorie zurückwirken.

Das Medium, in dem MALINOWSKI seine Kritik ansiedelt, ist der Kulturvergleich. Die Stoßrichtung eines Kulturvergleichs muß nun aber die Erweiterung oder Relativierung der Kenntnisse über die eigene Kultur sein. »Es ist das Interesse durch ein Vergleichen sich selbst mit dem Verglichenen zu messen, mit ihm sich zu vergleichen... Ich suche nicht nur eine dem Verglichenen gemeinsame Struktur, sondern das, was mich selbst mit dem Verglichenen verbindet.«[1] MALINOWSKIS Kulturvergleich verfehlt nur dann nicht das eigene Interesse, wenn er den in die Ödipus-Konstruktion eingegangenen Erfahrungsgehalt, den er immer wieder als den eigenen reklamiert, zum roten Faden in der Analyse des als fremden noch unbegriffenen Materials macht. Die Kritik des Ethnozentrismus müßte auch die eigenen Erfahrungen neu thematisieren, müßte das eigene theoretische Selbstverständnis in Frage stellen. Wenn MALINOWSKI formuliert: »...zunächst ist es in einer streng vergleichenden Abhandlung vor allem wesentlich, die zu vergleichenden Begriffe klar vor Augen zu haben...«[2], gerät er allein dadurch mit sich in Widerspruch, als die scheinbar schlüssige, da nur in einfachen Ableitungen vorgehende Terminologie – hier Patriarchat, da Matriarchat – schon vor jeder Untersuchung einen ganz bestimmten Charakter des Zusammenhangs von Familie, Recht und Gesellschaft unterstellt hat, um dessen Aufklärung es insbesondere der soziologischen Analyse gehen muß. Eine Begrifflichkeit, die nicht ihrem Gegenstand äußerlich bleiben will, muß sich sozusagen ihrer eigenen Objektivität bewußt sein, um sich einer fremden angleichen zu können; d. h., die Durchführung des Materialvergleichs muß Hand in Hand gehen mit einem kritischen Gebrauch des eigenen begrifflichen Instrumentariums.

In der Tat führt MALINOWSKI nun einen Materialvergleich durch, der nach Gesichtspunkten gegliedert ist, die zentrale Elemente von FREUDS Konstruktion des Ödipuskomplexes und der

---

1 HEINRICH: *Parmenides und Jona.* A.a.O., S. 64

2 BRONISLAW MALINOWSKI: *Geschlecht und Verdrängung in primitiven Gesellschaften.* Hamburg 1962, S. 25

frühkindlichen Sexualität zugleich thematisieren und kritisieren. Doch das Ergebnis dieses Vergleichs lautet stereotyp, daß in den Sitten und Gebräuchen der Trobriander sehr vieles anders, besonders aber, daß alle zwischenmenschlichen Beziehungen natürlicher seien als in den patriarchalischen Gesellschaften. Diese größere Natürlichkeit resultiere daraus, daß die sozialen Strukturen den biologischen Bedürfnissen besser angepaßt seien.[1]

Auf der Ebene dieses praktischen Vergleichs könnte man MALINOWSKIS Unternehmen als Kritik an der eigenen Gesellschaft auffassen. Doch diese Kritik reicht nicht weit. Eine Unterscheidung in mehr und weniger natürliche Gesellschaftsstrukturen speist sich zwar aus dem Unbehagen an der eigenen Kultur, sie wäre aber erst dann begründet, wenn sie den theoretischen Nachweis erbrächte, daß die natürlichen Lebensformen auch den unnatürlicheren zugrunde liegen. FREUDS Konstruktion des Ödipuskomplexes unterstellt die ödipale Konstellation als notwendig und unausweichlich und somit im gängigen Wortgebrauch als natürlich. Sollte diese Konstellation mit ihren Folgen für die Entwicklung des Individuums nicht diese Unausweichlichkeit besitzen, dann hätte die Theorie die Gründe zu erbringen, unter welchen Bedingungen der Ödipuskomplex entsteht und seine Folgen zeitigen kann. Der Vergleich zwischen Gesellschaften mit Ödipuskomplex und solchen mit davon fundamental abweichenden Familienbeziehungen müßte zu einer Transzendierung von FREUDS Theorie führen, die, bezogen auf die Realität des Eltern-Kind-Konflikts ebenso wie auf FREUDS Konstruktion, die psychischen Determinanten des Ödipuskomplexes aufdeckte. Erst so könnte erklärt werden, welches die *differentia specifica* zwischen patriarchalischen und matriarchalischen Gesellschaften ist.

MALINOWSKI führt diesen Vergleich nicht durch, vielmehr ist ihm der eigene historisch-soziale Ort und seine theoretische Fassung in FREUDS Theorie der Spiegel, den er den Trobriandern vorhält und aus dem unversehens ein völlig anderes Bild zurückkehrt. So schlußfolgert MALINOWSKI, für seinen Gegenstand sei dieser Spiegel nicht brauchbar. Doch trotz der Zurückweisung des universalistischen Anspruchs der Psychoanalyse formuliert er dann eine eigene universalistische Theorie.

---

[1] A.a.O., S. 36 et passim

Statt des Begriffs Ödipuskomplex führt er den Begriff »Familien-Kernkomplex«[1] ein, dieser sei allgemeiner und treffe daher für alle Gesellschaften zu. Später revidiert er auch diesen Begriff als noch zu spezifisch und spricht statt dessen von »familialen Gefühlshaltungen«[2]. Die jeweilige Ausprägung dieser Gefühlshaltungen möchte er von der Familienstruktur und diese von der Gesellschaftsstruktur abhängig wissen. Gemeinsam sei allen Gesellschaften, daß zwischen Individuum und Gesellschaft ein Funktionskreis besteht: »Für mich... ist der Familien-Kernkomplex ein funktionales Gebilde, das von der Struktur und der Kultur einer Gesellschaft abhängig ist. Dieser Kernkomplex bestimmt sich notwendigerweise aus dem Charakter der sexuellen Einschränkungen in einer Gesellschaft und auch aus der Art der Autoritätsverteilung.«[3]

Mit dieser seiner Begrifflichkeit, die aller Differenzierungen entleert ist und daher zu deren Verständnis nichts mehr beiträgt, zieht MALINOWSKI die Konsequenz daraus, daß er im praktischen Vergleich den Boden seiner eigenen Theorie verläßt, sich selbst nicht mehr Rechenschaft davon ablegt, um welches Problem es ihm ging, als er sich daran machte, einen Kulturvergleich durchzuführen. Er unterschlägt sein eignes Interesse, denn seine Theorie ist nicht an der Durcharbeitung des vorliegenden Materials, FREUDS und seines eigenen, gewonnen. Seine Abstraktionen sind deshalb nicht das Gemeinsame und Verbindende des vom Erscheinungsbild her Heteronomen und Unvergleichbaren, sondern sie sind leer und dem Stoff äußerlich. Durch diese Leere kann man MALINOWSKI zwar nicht den Vorwurf des Ethnozentrismus machen, wohl aber den, bloße Ideologie zu sein. Denn der Relativismus, der die notwendige Folge eines solchen Funktionalismus ist, erschöpft sich in Apologie und Verschleierung der Probleme, die MALINOWSKI in seiner Materialdarstellung als unnatürlich angeprangert hatte.

Es ist der Anspruch der Psychoanalyse, etwas vom bestimmten Zusammenhang zwischen Individuum und Gesellschaft und damit von der Problematik der Vermittlung von Natur und Kultur zu begreifen; insofern impliziert FREUDS Theorie des

---

[1] A.a.O., S. 139
[2] A.a.O., S. 169
[3] Ebd.

Ödipuskomplexes mit der Analyse auch Kritik an der patriarchalischen Gesellschaft. MALINOWSKI entzieht jeder kritischen Analyse den Boden, wenn er den jeweiligen Sozialisationsprozeß als abhängig von der Gesellschaft erklärt, den gesellschaftlichen Zusammenhang aber außerhalb seiner Betrachtung beläßt. Die scheinbare Objektivität dieses Vorgehens ist aber durch eine ahistorische Begrifflichkeit erkauft, die keinerlei Vergleichen und Kritisieren mehr zuläßt. Seine Kritik an FREUD wird daher nicht inhaltlich begründet, sie richtet sich allein auf dessen universalistischen und damit kritischen Anspruch. Soweit MALINOWSKI überhaupt inhaltlich irgendwelche Positionen entwickelt, sind es der Psychoanalyse entnommene, wenn auch jeweils aus ihrem historisch-sozialen Kontext gelöste. In dieser Verallgemeinerung werden Erkenntnisse, die den bestimmten Vermittlungszusammenhang von Natur und Kultur nachvollziehbar machen wollen, zu Aussagen über Naturereignisse, denen gegenüber Bewußtsein, Kritik und Veränderung äußerlich sind. Zu unserer Frage nach der Herkunft des patriarchalischen Individuumverständnisses bei FREUD wie der nach einer das Patriarchat selbst noch begründenden Zivilisationstheorie trägt MALINOWSKI somit nichts bei. Sein Theorieverständnis intendiert lediglich eine Verdopplung des status quo, nicht aber Kritik und Begründung.

Von einem anderen Ausgangspunkt als MALINOWSKI selbst greift WILHELM REICH MALINOWSKIS Untersuchungen über das Mutterrecht in seinem Buch *Einbruch der Sexualmoral*[1] auf. Sein dezidiertes Interesse gilt einer Kritik der FREUDschen Theorie, besonders dessen Zivilisationstheorie. Für REICH greift die FREUDsche Theorie der patriarchalischen Gesellschaft zu kurz, weil sie in ihrem Kern weniger Kritik als Legitimation sei. Dennoch geht REICH ähnlich wie MALINOWSKI vor, auch er kritisiert ihren universalistischen Anspruch; die Theorie sei stimmig für die kapitalistische Gesellschaft bzw. alle Gesellschaften, deren Struktur herrschaftlich sei, basierend auf dem Privateigentum an Produktionsmitteln. REICH legt ENGELS *Über den Ursprung der Familie...*[2] zugrunde, worin ENGELS einen gesellschaftlichen

---

[1] Vgl. WILHELM REICH: *Der Einbruch der Sexualmoral.* Kopenhagen [2]1935

[2] Vgl. ENGELS: »Der Ursprung der Familie, des Privateigentums und des Staats«. In: *Marx-Engels-Werke*. Bd. 21. Berlin 1969, S. 25 ff.

Naturzustand für eine vorherrschaftliche Gesellschaft hypostasiert. In dieser Gesellschaft habe Sexualfreiheit bestanden, folglich an der Mutter orientierte Generationenfolge, da der Vater unter promiskuösen Verhältnissen nicht identifizierbar sei. Reich glaubt in der trobriandrischen Gesellschaft noch die Residuen einer solchen Gesellschaft erblicken zu können, in ihrem aktuellen, von Malinowski vorgefundenen Zustand sieht er eine Übergangsform vom Mutterrecht zum Vaterrecht. Sein Fazit lautet, nicht das Vaterrecht sei das ursprünglichere, wie Freud behauptet, sondern das Mutterrecht.

Eine Kritik an Reich müßte notgedrungen eine Kritik an Engels voraussetzen. Nur soviel sei dazu gesagt: Wenn die Entstehung des Privateigentums nicht wie ein *deus ex machina* erscheinen soll, dann müssen wir in den sogenannten vorhistorischen Gesellschaften nach den Bedingungen fragen, die das Privateigentum hervorbringen konnten, ebenso wie wir in den historischen Gesellschaften die menschlichen Strebungen wiederfinden müssen, die uns in den vorhistorischen als Ausdruck der menschlichen Natur erscheinen wollten. Der Unterschied zwischen vorhistorischen und historischen Gesellschaften kann nicht darin liegen, daß erstere sich im Natur- und letztere sich im Kulturzustand befinden, vielmehr ist jede Gesellschaftsform aus dem Vermittlungsprozeß von Natur und Kultur zu verstehen.

Analog zu Engels Vorgehensweise konstruiert Reich einen menschlichen Naturzustand ohne Sexualverdrängung, daher auch ohne Ödipuskomplex. So wenig aber bei Engels die Entstehung des Privateigentums als Herrschaftsmittel begründet wird, so wenig kann Reich verständlich machen, wie sich die ödipale Konstellation und ihre Konflikte aus einem konfliktfreien Urzustand entwickelt haben sollen. Anstelle der Urhordentheorie, die Freud zur Begründung des Vatermords braucht, setzt Reich eine eigene Urhordentheorie, deren Kern die Annahme des anfänglichen Inzests darstellt. Doch diese Urhordenkonstruktion bleibt für Reichs gesamte Theorie folgenlos. Weder die matriarchalische noch die patriarchalische Form des Inzestverbots läßt sich daraus begründen. So bleibt Reichs gesamte Kritik an Freud dem Gegenstand äußerlich, nichts weiter als eine Parallelisierung zu der Konstruktion von Engels, die ihrerseits mit einem Naturbegriff arbeitet, der einer historisch-genetischen und damit wirklich materialistischen Betrachtungsweise nicht gerecht wird.

Reichs Theorien wurden in der Studentenbewegung gern aufgenommen, denn er macht eine Auseinandersetzung mit den bestehenden Verhältnissen leicht. Das Argument, der Ödipuskonflikt sei ja *nur* ein Produkt der patriarchalischen Gesellschaft, die abzuschaffen die Studentenbewegung angetreten war, ließ vielen die Auseinandersetzung mit dieser Gesellschaft als überflüssig erscheinen. In der Identifikation mit den Revolutionären der dritten Welt wie in den kommunardischen Hoffnungen auf eine vom Überich befreite Persönlichkeit drückte sich der gleiche Eskapismus aus, eine Verleugnung der wirklichen und notwendigen Probleme.

Malinowskis und Reichs Kritik an Freud bleiben der psychoanalytischen Theorie in dem Maße äußerlich, wie sie den Vorwurf des Ethnozentrismus formulieren und zugleich die Geltung der Freudschen Theorie für die Verhältnisse des Patriarchats unterstellen. Uns erschien gerade Freuds Begründung des Patriarchats nicht stichhaltig; deshalb fragten wir nach dem Ort in seiner Theorie, wo ein Verbindungsstück unterschlagen, wo unzulässig generalisiert und abstrahiert wurde – dem Ort, der (wenn auch in Gestalt einer Symbolisierung) zugleich das Verbindungsstück von Individual- und Zivilisationsgeschichte darstellt. Unter den Theoretikern, die sich mit Freuds Zivilisationstheorie beschäftigen, ist Herbert Marcuse mit seinem Buch *Eros und Kultur*[1] der einzige, der diese in ihrem Anspruch ernst nimmt; mit ihm wollen wir uns deshalb im folgenden auseinandersetzen. Zuvor aber müssen wir selbst an Freuds eigentlicher Gesellschaftstheorie die zivilisationsgeschichtliche Parallele zur Begründung des Ödipuskomplexes herausarbeiten, um von dort Marcuses Freud-Interpretation nachzugehen.

Es war die Übermacht der Kastrationsangst – in der Sprache der Strukturtheorie: die Aggressivität des Überichs –, die aus der Ontogenese nicht hinreichend erklärt werden konnte. An dieser Stelle verbindet Freud Ontogenese und Phylogenese. Mit der Annahme des Mordes am Urvater glaubt Freud den Urgrund gefunden zu haben, der in jeder Individualgeschichte als Niederschlag im Unbewußten der Menschheit seine Wirkung zeitigt.

---

[1] Vgl. Herbert Marcuse: *Eros und Kultur*. Stuttgart 1957; in Neuauflage unter dem Titel *Triebstruktur und Gesellschaft*, Frankfurt/M. 1966, erschienen.

Die Annahme des Urvatermords schließt damit eine Lücke in der allgemeinen psychoanalytischen Theorie, die durch die Begrifflichkeit der Strukturtheorie keineswegs gelöst war, denn wir hatten festgestellt, daß die Beziehung von Überich und Es im Dunkeln geblieben war. »Das unbewußte Überich ist der von FREUD vorgeschlagene Ausdruck für das Weiterwirken der zwanghaft wirkenden Macht des Ursprungs auch nach dem Bruch mit einer ursprungsmythischen Geisteslage.«[1] In der ödipalen Konstellation findet FREUD die Bedingung, die diesen Zwang hervorbringt: die Kastrationsangst, die die völlige Loslösung vom Vater verhindert. Doch die Macht dieser Angst, die gegenüber jeglicher Erfahrung taub macht, blieb weiterhin rätselhaft, denn die Annahme des Urvatermords kann selbst nur als Extrapolation verstanden werden, vorgenommen an dem Stoff, der selbst gerade die Frage nach der letztendlichen Begründung der Kastrationsangst vor dem Vater nicht beantwortet hatte. HEINRICH nennt deshalb auch die FREUDsche Interpretation des Totemismus einen »in ihrer wissenschaftlichen Form zugleich... beachtenswerte(n), halb mythische(n), halb symbolische(n) Ausdruck für die Dialektik des Entspringens«[2]. Das, was nach der Ablösung von der individuellen Herkunft weiterhin an sie bindet, ist also in der FREUDschen Konstruktion zwar symbolisiert, nicht aber expliziert.

FREUD erzählt die Geschichte des Urvatermords wahrhaft wie einen Mythos. Sein Rückgriff auf DARWIN und dessen Gültigkeit im paläoanthropologischen Sinn braucht uns hier nicht zu interessieren. Es wäre ein völliges Mißverstehen des Sinnes dieser Konstruktion, die FREUD selbst einen »wissenschaftlichen Mythus«[3] nennt. MALINOWSKI und REICH beschäftigen sich ausführlich damit, daß FREUD den Übertritt des Menschen aus seiner tierischen in eine rein menschliche Gestalt nicht habe erklären können, weil er, wie REICH oft betont, von einer *petitio principii* ausgehe – in MALINOWSKIS Worten: »Kann es [das totemistische Verbrechen – S.A.] Spuren von Tradition und Zivilisation hinterlassen haben, die *ex hypothesi* zu jener Zeit noch

---

[1] KLAUS HEINRICH: »Die Funktion der Genealogie im Mythos«. In: *Parmenides und Jona*, a.a.O., S. 17

[2] Ebd.

[3] Vgl. FREUD: »Massenpsychologie und Ich-Analyse«. *GW* XIII, S. 151

nicht bestanden?«[1] GERARD MENDEL bemängelt, FREUD lasse in einem historischen Knall Ereignisse geschehen, zu deren Entstehung Jahrhunderte hätten vergehen müssen.[2] Beiderlei Kritik tangiert FREUD jedoch nicht, denn seine Frage ist keine historische, sondern eher eine hermeneutische: die Rekonstruktion urzeitlicher Tatsachen erfolgt mit dem Ziel, den Sinn vorhandener Tatsachen zu entschlüsseln. Die Urhordentheorie ist »zwar nur eine Hypothese wie viele andere, ... aber es ist ehrenvoll für eine solche Hypothese, wenn sie sich geeignet zeigt, Zusammenhang und Verständnis auf immer neuen Gebieten zu schaffen.«[3] Warum aber nennt FREUD diese Hypothese selbst »Mythus«, warum HEINRICH sie halb mythisch, halb symbolisch?

KERENYIS Erklärung des Mythos trifft auch auf das zu, was FREUDS wissenschaftlicher Mythos intendiert. Im Mythos wird nicht nur eine urzeitliche Begebenheit erzählt, sondern »diese Begebenheit (drückt) ihrerseits etwas (aus): etwas Allgemeineres, etwas vom Gehalt der Welt.«[4] Ebendies ist die symbolische Seite des Mythos. Dem mythologischen Denken selbst ist der Mythos Erklärung und Begründung ineins; die Frage, deren Beantwortung der Mythos dient, ist nur aus dem je bestimmten Mythos zu stellen. Wenn wir Fragen mit der Wendung: »Das versteht sich von selbst« beantworten, steckt darin ein analoges Verhältnis von Frage und Antwort.

Beziehen wir das über den Mythos Gesagte auf die Urhordentheorie, dann bedeutet ihr symbolischer Gehalt, daß sich darin etwas ausdrücken muß, was der gesamten Theorie immanent ist – im Gegensatz zu den Hypothesen in den positivistisch verfahrenden Wissenschaften. Mythologisierend ist die Urhordentheorie aber, weil sie die Frage nach dem Warum in der Interpretation des Totemismus bei der spezifischen Frage nach der Bedeutung der Kastrationsangst durch die Frage nach dem Woher ersetzt[5], nach dem historischen Anfang statt nach dem logischen Grund fragt.

Es ist somit der symbolische Gehalt der Urhordentheorie, der

---

[1] MALINOWSKI: *Geschlecht und Verdrängung*, a.a.O., S. 156
[2] Vgl. MENDEL: *Die Revolte gegen den Vater*, a.a.O., S. 11
[3] Vgl. FREUD, a.a.O., S. 137
[4] Vgl. KARL KERENYI: »*Mythologie und Gnosis*«. In: *Humanistische Seelenforschung* (= Werke Bd. I). Darmstadt 1966, S. 156
[5] Vgl. a.a.O., S. 157

uns interessieren muß. Auch MARCUSE geht es nach seinen eigenen Worten darum. Er nennt FREUDS Urhordentheorie eine »anthropologische Spekulation«, die er »um ihres symbolischen Wertes willen«[1] aufgreift. Wir können also von MARCUSE erwarten, daß er nicht vom Stoff abstrahiert, den FREUD mit Hilfe seiner Konstruktion interpretiert, sondern daß der Nachvollzug dieser Interpretation uns eine Klärung dessen ermöglicht, was in der psychoanalytischen Theorie wirklich symbolisiert wird.

MARCUSE sieht in FREUDS Theorie einen Ausdruck für die historische Dialektik von Herrschaft und Befreiung, in den Kategorien der Psychoanalyse: von Schuldgefühl und Protest. Der Vatermord verkörpere den Protest gegen die patriarchalische Herrschaft, sei Symbol für den Freiheitswillen in aller Geschichte. Die nachfolgende Selbstbeschränkung des Brüderclans, die Entstehung von Tabus und Moralvorschriften zur Beruhigung des mit dem Mord entstandenen Schuldgefühls, mache deutlich, daß alle bisherige Kultur auf Unterdrückung basiere. Es ist einfach, im Vatermord den Protest gegen den Vater, gegen Herrschaft, die immer patriarchalische Herrschaft war, wiederzuerkennen. Das Bedürfnis, das diesen Protest hervorbringt, ist ebenso unverkennbar sexueller Natur. Alle Formen von Herrschaft basieren auf Verzicht, auf der Unterdrückung von Sexualität. Das Rätselhafte scheint uns daher nicht der Protest, sozial gesehen: der Freiheitsdrang zu sein, sondern das Mißlingen des mit der Revolte Intendierten. Um dieses Problem zu lösen, macht FREUD aus dem Wunsch des Knaben die Tat am Anfang der Geschichte. Was ist aber konkret das Unerklärliche?

Ich folge jetzt MARCUSE. Es entsteht Schuldgefühl wegen des Wunsches, den Vater zu beseitigen, wie auch Angst vor den Folgen. »Die Folgen sind zwiespältig, sie drohen einmal, das Leben der Gruppe durch das Fehlen der Autorität zu zerstören, die... die Gruppe aufrechterhalten hatte; zur gleichen Zeit aber verspricht dieses Fehlen eine vaterlose Gesellschaft...«[2] Die Wiederaufrichtung des Vaters in der Religion versucht der angesprochenen Gefahr zu begegnen. »Aber damit verraten sie [die Vatermörder – S.A.] nun das Versprechen ihrer eigenen Tat – das Versprechen der Freiheit. Es ist dem Despot-Patriarchen gelun-

---

[1] Vgl. MARCUSE: *Eros und Kultur*, a.a.O., S. 64
[2] A.a.O., S. 70

gen, den rebellierenden Söhnen sein Realitätsprinzip einzupflanzen.«[1]

Wollte man die Symbolsprache der Urhordentheorie in die der ödipalen Situation übersetzen, dann bleibt in MARCUSES Darlegung offen, was bei FREUD selbst verdeckt bleibt: warum die Solidarität der Söhne nur gelingt, wenn sie im Namen des Vaters oder unter Berufung auf den Vater geschieht. Bei MARCUSE heißt es, es entstände Angst, der Zusammenhalt der Gruppe sei ohne väterliche Autorität gefährdet. Diese Angst ist doch keineswegs selbstverständlich, sondern erklärungsbedürftig, wenn wir nicht schon den autoritären Charakter unterstellen, der gerade erklärt werden soll. Das, was in der Urhordentheorie symbolisiert wird, erklärt MARCUSE also nicht; er dringt auch nicht weiter, als hier dargelegt, in das historische Material ein.

Die Transzendierung von FREUDS patriarchalischer Theorie, die Möglichkeit einer Durchbrechung des aufgezeigten Zirkels von Schuldgefühl und Protest, will MARCUSE an FREUDS Triebtheorie erarbeiten, indem er diese von ihrer historischen Befangenheit befreit. Diese historische Begrenztheit von FREUDS Triebtheorie manifestiert sich für ihn in der Konzeption des Trieb-Dualismus. Der Aggressions- oder Todestrieb sei selbst nicht der originäre Antipode des Eros, sondern »in unmittelbarer, natürlicher Einheit«[2] mit diesem. Erst unter den Bedingungen des Patriarchats werde das Nirwana bedrohlich und zum Kontrahenten des zum Leistungsprinzip umgeformten Lustprinzips. MARCUSES Frage gilt der Rückgewinnung dieser natürlichen Einheit.

Aus dem Zirkel von Protest und Schuldgefühl, also der Ambivalenz, um deren Durchbrechung es MARCUSE geht, sah FREUD kein Entrinnen. Die eine Begründung dafür findet FREUD im Urvatermord; eine zweite Begründung liefert ihm die Triebtheorie in ihrer letzten Fassung als Dualismus von Eros und Thanatos. Mit Recht stellt MARCUSE daher die Triebtheorie in den Mittelpunkt seiner Psychoanalyse-Interpretation.

FREUDS triebtheoretische Begründung des Schuldgefühls setzt an der Strenge des Überichs an, dessen Aggressivität aus der Individualgeschichte nicht erklärbar war, denn zwischen Über-

---

[1] Ebd.
[2] Vgl. a.a.O., S. 79

ich-Strenge und der realen Strenge der Eltern konnte keine einfache Beziehung gefunden werden. Auch das Einhalten der Forderungen des Überichs war kein Garant für ein ruhiges Gewissen, für Freiheit von Angst. Das Strafbedürfnis und das Verbrechen aus Schuldgefühl sind Belege für eine Gewissensangst, die zur Beruhigung die reale Strafe sucht. Es ist das Kuriosum, wie FREUD sagt, daß das Schuldgefühl vor der Tat da war und nicht eine Folge der Tat ist. Für diesen Tatbestand und für seine Verstärkung im Laufe der Menschheitsentwicklung macht FREUD die zunehmende Triebunterdrückung verantwortlich.

Soweit blieb FREUD im Rahmen einer Materialinterpretation. Zur letztlichen Begründung seiner Interpretation des zivilisatorischen Prozesses wechselt er nun auf eine triebtheoretische Ebene. Triebunterdrückung heißt zugleich Triebentmischung; die libidinöse Energie haftet den unterdrückten Regungen an, die aggressive Energie wird freigesetzt. Durch das Verbot einer Wendung nach außen richtet die Aggression sich gegen die eigene Person; die Strenge des Über-Ichs hängt daher von der freigesetzten aggressiven Energie ab. »... so darf man sagen, das strenge Gewissen entstehe aus dem Zusammenwirken zweier Lebenseinflüsse, der Triebversagung, welche die Aggression entfesselt und der Liebeserfahrung, welche die Aggression nach innen wendet und dem Über-Ich überträgt.«[1] Die Unerbittlichkeit der Gewissensangst macht zweierlei deutlich, »den Anteil der Liebe an der Entstehung des Gewissens und die verhängnisvolle Unvermeidlichkeit des Schuldgefühls. Es ist wirklich nicht entscheidend, ob man den Vater getötet oder sich der Tat enthalten hat, man muß sich in beiden Fällen schuldig finden, denn das Schuldgefühl ist der Ausdruck des Ambivalenzkonflikts, des ewigen Kampfes zwischen dem Eros und dem Destruktions- oder Todestrieb.«[2] Geradezu apokalyptisch wird von hier der Blick in die Zukunft. Die Zunahme des Schuldgefühls im historischen Prozeß resultiert also aus der zunehmenden Vergesellschaftung des Menschen. Heftet sich die Ambivalenz anfänglich nur an die Mitglieder der Familie, während die übrige Aggression nach draußen agiert werden darf, so wird letztendlich in einer Weltgesellschaft keine Möglichkeit mehr zur Äußerung von Ag-

---

[1] FREUD: »Das Unbehagen in der Kultur«. *GW* XIV, S. 490
[2] A.a.O., S. 492

gression sein, sie wird in ihrer ganzen Größe vom Überich aufgenommen werden müssen.

FREUDS biologische oder kosmologische Spekulation über den ewigen Kampf von Lebens- und Todestrieb beginnt also an der Stelle, wo die vom Material geleitete Entfaltung der Bedeutung des Schuldgefühls endet. Die Verewigung der Kastrationsangst ist aus der Ontogenese nicht erklärbar, aus der Phylogenese nur, wenn die Ambivalenz gegenüber dem Vater dem Urvatermord schon vorausgeht. Dieser Ambivalenzkonflikt wird zum kosmischen Prinzip. Damit wird er aber aus seinem historischen Kontext gehoben. Statt der Frage nach der Konkretion, welcher historische Konflikt im Ambivalenzkonflikt verkörpert ist, nachzugehen, wird das Ringen zweier abstrakter Prinzipien als das eigentlich Konkrete ausgegeben. Als Ontologisierung eines historischen Konflikts, so könnte man sagen, ist die Triebtheorie das philosophische Pendant zu dem Mythos über die Urhorde.

MARCUSE möchte FREUDS Ontologisierung des Triebdualismus durchbrechen mit einer Historisierung der triebtheoretischen Begriffe. FREUDS fundamentaler These über die Kulturentwicklung, die durch Zunahme an Triebunterdrückung gekennzeichnet sei, setzt er das »Bild einer nicht unterdrückenden Kultur«[1] entgegen. Doch Historisierung müßte nach dem Realkonflikt fragen, der ontologisierend unterschlagen oder zumindest nicht weiter hinterfragt werden soll. Statt aber die Triebtheorie FREUDS in eine soziologische Sprache zurückzuübersetzen, geht MARCUSE einen ganz ähnlichen Weg wie FREUD, indem auch er den historischen Ort und die konkreten Formen der Realitätsbemächtigung über die am Ende nur noch spekulative Verhandlung der triebtheoretischen Kategorien aus dem Auge verliert. MARCUSE sucht seine Differenz zu FREUD in erster Linie weder in der Analyse der Gegenwart oder der Zeitgeschichte, noch der Theorie der Gesellschaft, der Kultur oder gar der Urgeschichte; vielmehr geht es ihm hier um einen besonderen Zugang zur Aktualität unsrer Erfahrung, nämlich des Leidens im Zeitalter des Spätkapitalismus. Allerdings verengt sich dieser Zugang sogleich in dem Maße, wie die spezifische Qualität dieser historischen Erfahrung, die Subjektivität des Leidens, sich in spekulativen Versöhnungsmodellen verflüchtigt.

---

[1] Vgl. MARCUSE: *Eros und Kultur*, a.a.O., S. 86

Das Bild von einer menschlichen Welt, das MARCUSE entwirft, ist das Gegenbild oder Negativ des Bestehenden. Es ist gar kein Bild, etwa im Sinne der Utopien von CAMPANELLA oder MORUS; das Neue ist nur negativ bestimmbar, obgleich es als das ganz andere[1] ausgegeben wird. Als nur negativ formulierbare entwikkeln sich die Bestimmungen aber nicht aus der konkreten Kritik, sondern die abstrakte Negation vertritt zugleich die Stelle einer Antizipation, die doch erst das Resultat einer konkreten Kritik sein könnte. Antizipiert wird die Versöhnung all dessen, was, aus gemeinsamer Quelle stammend, in dem auf Herrschaft aufbauenden Zivilisationsprozeß getrennt wurde. Dies ist es, worauf die Faszination an MARCUSE beruht. Aus den einander verleugnenden Bereichen Vernunft und Sinnlichkeit wird »sinnliche Vernunft«. Die »Entfremdung von Soma und Psyche« (FREUD) wird in der Erotisierung der Arbeit, der Sexualisierung der Sublimation aufgehoben. Die Beschwerlichkeit der Arbeit, die so viel Triebverzicht fordert, weicht der Befriedigung eines »Werk- und Bemeisterungstriebs«. Mit Recht weist HAUG auf einen weiteren Grund der Faszination an MARCUSE hin: die dargebotenen Versöhnungen erscheinen als unmittelbar möglich und müssen nicht erarbeitet werden; die Arbeit, die sich MARCUSE am Begriff erspart, erscheint dem Leser auch als im gesellschaftlichen Realprozeß ersparte Arbeit.

Der Begriff »Befriedigung« ist der einzige, mit dem positiv das Neue benannt wird. Wo Sinnlichkeit und Vernunft getrennt sind, kann keine Befriedigung sein; und wo Befriedigung ist, ist auch Versöhnung. Doch der Begriff ist genau gesehen leer; befriedigt werden können Rachegelüste und Haßregungen ebenso wie sexuelle Bedürfnisse; er verweist also auf die Frage nach den Bedürfnissen und den Formen ihrer Realisierung.

Einen konkretisierbaren Begriff von Bedürfnis hat MARCUSE jedoch nicht, weil er sich nicht auf bestimmtes psychisches Material bezieht. Dennoch unterteilt er prinzipiell in wirkliche oder wahre Bedürfnisse und unwirkliche bzw. repressive Bedürfnisse. Die wirklichen Bedürfnisse sind gekennzeichnet durch ihre Ursprünglichkeit und Unvermitteltheit – zumindest handelt es sich immer um solche, wenn MARCUSE von Bedürfnissen spricht.

---

[1] Vgl. WOLFGANG FRITZ HAUG: »Das Ganze und das ganz Andere«. In: *Antworten auf Herbert Marcuse* (Hg. HABERMAS). Frankfurt/M. 1968, S. 50ff.

Genannt werden das Bedürfnis nach dem Einssein mit der Mutter im vorgeburtlichen Zustand; weiterhin die prägenitalen Strebungen, die aufgrund ihres Verbleibs im Unbewußten sich ihre Echtheit bewahren konnten und keine Verstümmelung durch das Leistungsprinzip erfahren mußten. Im primären Narzißmus, den FREUD als aller Trennung von Ich und Außenwelt, von Subjekt und Objekt vorausgehend ansieht, glaubt MARCUSE das Vorbild für ein neues Verhältnis zur Realität zu finden, das den Bruch zwischen Ich und Außenwelt, die antagonistische Beziehung zwischen beiden, überwunden hat. Doch so wie das Einssein mit der Mutter nicht Objektbeziehung ist, die prägenitalen Beziehungen in ungebrochener Intention nur in *statu nascendi* existieren, ist der primäre Narzißmus[1] gerade nicht als gelungenes Verhältnis zur Realität, sondern vor jeglicher Form eines Verhältnisses zur Realität zu denken.

Gegenüber diesen ursprünglichen Bedürfnissen geraten alle diejenigen, die aus der Auseinandersetzung mit der Realität, aus psychischer Arbeit, hervorgegangen sind, in den Verdacht der Uneigentlichkeit. MARCUSE sagt nicht explizit, welche Bedürfnisse er als repressive ansieht, doch im Zusammenhang ergibt sich, daß es alle aktuell gegebenen Bedürfnisse sind, die in der repressiven Gesellschaft notwendig repressiv sein müssen. Dem entspricht, wenn MARCUSE alle Vernunft für repressiv hält und als adäquates Verhalten gegenüber der bestehenden Realität die »große Verweigerung«[2] empfiehlt, eine Strategie des Protests, der gerade auf der Ebene unmittelbarer Bedürfnisse und Befriedigungen ohnmächtig bleiben muß. Phantasie, Antizipation und Engagement müssen sich *an* der Realität bewähren; sobald sie in Richtung eines Jenseits tendieren, werden sie zu dem, was FREUD »Illusion« nennt, und damit den Zwängen der Gesellschaft um so mehr ausgeliefert.

Dort, wo MARCUSE sich kritisch auf die konkrete Realität bezieht, stellt er ins Zentrum seiner Untersuchung den Begriff »Realitätsprinzip«. Als Gegenbegriff zu »Lustprinzip« konzipiert, will FREUD damit auf allgemeiner Ebene die innere Wider-

---

[1] Im letzten Kapitel werden wir den Sinn von FREUDS Narzißmus-Konzeption erläutern; dann wird sich zeigen, daß Narzißmus nicht Ursprünglichkeit, sondern Verleugnung der gebrochenen Beziehung zum Ursprung bedeutet.

[2] Vgl. MARCUSE: *Eros und Kultur*, a.a.O., S. 148

sprüchlichkeit jedes menschlichen Entwicklungsprozesses erklären. Das Realitätsprinzip bricht die ursprüngliche Intention der Triebwünsche, und doch hat es seine Dynamik aus dem Lustprinzip. Insofern tragen beide Begriffe nur in der Spannung zu ihrem Gegenteil. In FREUDS Konzeption haben sie die Bedeutung einer Denknotwendigkeit etwa wie das KANTische »als ob«[1], damit widersetzen sie sich aber jeder Historisierung.

MARCUSE betrachtet den Dualismus von Lustprinzip und Realitätsprinzip als Ausdruck der historisch entstandenen Dissoziation von Lust und Leistung; in der bürgerlichen Gesellschaft habe das Realitätsprinzip die Form des Leistungsprinzips angenommen. Insofern ist der Begriff »Leistungsprinzip« eine historische Kategorie – sieht man ab von den Versuchen einer Begabungs- und Motivationspsychologie, ihn zu naturalisieren.[2] Dennoch bleibt MARCUSE bei Psychologismen stehen, wenn er die psychische Dimension des Leistungsprinzips zu bestimmen versucht. Das Leistungsprinzip ist Symptom für gesellschaftliche Entfremdung, wo die Resultate der eigenen Arbeit nicht mehr angeeignet werden können und deshalb die abstrakte Leistung zum Ziel und Maß der Arbeit wird. Seine psychische Dimension, das Leistungsmotiv, muß sich notwendig als im Widerspruch zur eigenen Intention, als Scheitern erfahren. Der Begriff »repressive Entsublimierung«[3] unterschlägt das Problematische des Leistungsprinzips, den Zwangscharakter – sowohl objektiv als auch subjektiv –, indem er die Verinnerlichung des Zwangs als bloße Übernahme äußerlicher Repression unterstellt und Sublimierung immer schon voraussetzt. So wird der dialektische Zusammenhang von Individuum und Gesellschaft zerschnitten. MARCUSES Antizipation zielt demgemäß auf eine gesellschaftliche Realität, die allemal schon bewältigt ist und auf ein Individuum, das, losgelöst von der gesellschaftlichen Realität, mit seinen Bedürfnissen im Einklang lebt.

---

[1] Welches der »höchste Standpunkt« der Transzendentalphilosophie ist; vgl. KANT: »Opus postumum«. Erste Hälfte. In: *Kant's gesammelte Schriften.* Hg. von der Preußischen Akademie der Wissenschaften. Bd. XXI. Berlin und Leipzig 1936, S. 35

[2] Angefangen vom LEWINschen »Quasibedürfnis« bis zu HUNTS »intrinsischer Motivation«; zu einem quasi technologischen Programm, diese Ressourcen auszubeuten, vgl. DAVID C. MCCLELLAND: *Die Leistungsgesellschaft.* Stuttgart 1966

[3] Vgl. HERBERT MARCUSE: *Der eindimensionale Mensch.* Neuwied und Berlin 1967, S. 76ff.

Ähnlich wie später HABERMAS Arbeit und Interaktion als zwei eigenständige Funktionskreise voneinander abtrennt,[1] scheidet MARCUSE Arbeit und Spiel. Nachdem eine technologisch höchst effiziente und automatisierte Versorgungsmaschinerie den Menschen unabhängig vom Bereich der Notwendigkeit gemacht hat, kann der Bereich der Freiheit als Spiel sich entfalten. Die »Selbstsublimierung«[2] der Libido reibt sich nicht mehr am Widerstand der Realität, denn die Realität ist nicht mehr eine zu bewältigende äußere, sondern sie wird vom Individuum nach Maßgabe seiner libidinösen Befriedigungsinteressen gesetzt. Hier, wo es keine Dissoziation von Lust und Leistung mehr geben kann, weil die Realität gar nicht mehr als Widerstand erfahren wird, hebt sich der innere psychische Antagonismus auf, sei es der von Lust- und Leistungsprinzip, sei es der von Eros und Thanatos, die beide in FREUDS Konstruktion verschiedenartiger Ausdruck für eine ambivalente Beziehung zur Realität waren.

Zusammenfassend müssen wir festhalten, daß MARCUSE das Problem der Ambivalenz keiner Klärung zuführt. Seinen Anspruch, FREUDS negative Utopie aus ihrer historischen Befangenheit zu lösen und aus FREUDS Theorie selbst die Bestimmungen für die Emanzipationsbedingungen einer zukünftigen Geschichte zu entwickeln, kann er nicht einlösen, weil er FREUDS Material auf sich beruhen läßt. Die Gegenstände der FREUDschen Untersuchungen bewahren aber ihre Aktualität: das totemistische Opfer verweist auf den Sinn patriarchalischer Religionen, die Kastrationsangst des Sohnes vor dem Vater auf den Kern aller Neurosen. Nur in diesem Rahmen ergibt sich der Zusammenhang von Opfer und Illusion, von Angst und Konkurrenz, den eine Theorie, die Individuation und Zivilisation vermittelt, zu entfalten hat. MARCUSES Neuinterpretation der psychoanalytischen Triebtheorie hat den symbolischen Gehalt von *Totem und Tabu* keineswegs entschlüsselt, sondern nur in eine neue Sprache übersetzt, und diese Sprache ist von ihrer Herkunft dem Pathos der Existenz verpflichtet.[3]

---

[1] Vgl. JÜRGEN HABERMAS: »Arbeit und Interaktion«. In: *Technik und Wissenschaft als »Ideologie«*. Frankfurt/M. 1968, S. 9ff. Im gleichnamigen Aufsatz, a.a.O., S. 48ff., knüpft er explizit an MARCUSE an.

[2] Vgl. MARCUSE: *Eros und Kultur*, a.a.O., S. 198

[3] Zu MARCUSES existentialistischen Anfängen vgl. HABERMAS: »Zum Geleit«. In: *Antworten auf Herbert Marcuse*, a.a.O., S. 10f.

Die Dimension der menschlichen Triebnatur in den repressiven Strukturen der Gesellschaft, wie sie FREUDS Begriffe zu fassen versuchen, hätte von MARCUSE weiterverfolgt werden müssen. Statt dessen werden die Begriffe aus ihrem Vermittlungszusammenhang gelöst und dienen letztendlich einem existentialistischen Entwurf, dessen pathetischer Freiheitsbegriff den existentiellen Kampf gegen Unterdrückung zu einem ziel- und objektlosen, gleichsam nur zum Selbstzweck durchgeführten Unternehmen macht.

III. Kult und Legitimation: das Opfer

Erkennen wir die psychoanalytische Triebtheorie als Naturalisierung eines psychischen und Ontologisierung eines historischen Konflikts, so sehen wir in FREUDS Kulturtheorie, die zum Fundament die These vom Urvatermord hat, den Versuch, das konkrete Material festzuhalten, seine Brisanz nicht in Abstraktion und Formalisierung zu verlieren, damit die Triebhaftigkeit der Natur und die Dynamik der Geschichte in der Vermittlung von Individuation und Zivilisation einsichtig werden. Dieser Versuch endet im »wissenschaftlichen Mythus«. MARCUSES Interpretation nimmt diese Konstruktion zwar ernst, transponiert sie jedoch auf die Ebene einer Geschichtsphilosophie, wo ihr Realismus, der die harte Wirklichkeit von Entzweiung und Versöhnung im Blick hat, einem Optimismus weicht, der Emanzipation schon verheißen sieht. Was diese Interpretation aber ausspart, das ist die Vergeblichkeit des Opfers und die Unausweichlichkeit der Angst, und beides muß die Antwort auf die Frage nach dem innerpsychischen Antagonismus, nach der Ambivalenz explizieren, d. h. in konkret-historischer Perspektive: auf die Frage nach dem ewigen Konkurrenzkampf zwischen Vater und Sohn.

Dieser Frage gilt FREUDS Darlegung des angenommenen Urvatermords als eines objektiven Geschehens, das die kolossale subjektive Wirkung der Kastrationsangst, um deren letztendliche Herkunft es ja schließlich geht, erst begründen kann; oder anders ausgedrückt: die beständige Aktualität der Kastrationsangst ließ FREUD auf einen definitiven (vor-)historischen Akt schließen. Aber die Annahme einer solchen Anfangstat, die den

Zirkel von Protest und Schuldgefühl erläutern will, bewegt sich selbst im Kreise der Ursprungsdialektik: Wie in der Konstruktion des Ödipuskomplexes die Kastrationsangst als objektives Datum, herrührend aus der vermeintlich realen Kastrationsgefahr, zum Auslöser des zu erklärenden psychischen Geschehens wird, so wird der Urvatermord zum Auslöser für psychische Reaktionen, die von der Motivierung für den Mord völlig unabhängig sein sollen.

Abgesehen von spekulativen Verweisen auf die Phylogenese stützt sich die Urhordenkonstruktion auf ethnologische und anthropologische Erkenntnisse, wobei FREUDS spezifisches Material den Untersuchungen über den Totemismus von ROBERTSON SMITH und anderen entnommen ist. Weil es uns selbst nicht um eine Neuinterpretation dieses Materials geht, soll die Rechtmäßigkeit von FREUDS Interpretation nur immanent verfolgt werden, denn wir werden sehen, daß die Interpretation gar nicht wirklich und allein in der Auseinandersetzung mit diesem Material gewonnen ist, vielmehr seine Vorlage in anderem Stoff hat, nämlich der griechischen Tragödie.[1]

Das zentrale soziale und religiöse Ereignis in der totemistischen Gesellschaft ist nach FREUD ein alljährlich wiederkehrendes Opferfest, an dem zuerst das Totemtier gemeinschaftlich getötet und verzehrt wird – etwas, was außerhalb dieser zeremoniellen Handlung tabu ist. Im Anschluß daran findet eine inzestuöse Sexualorgie statt; inzestuös, weil sie sich zwischen den Mitgliedern des Clans abspielt, die sonst aufgrund des Exogamiegebots füreinander tabu sind.

Das Totemtier gilt den Clanmitgliedern als Stammvater und genießt allgemeine Verehrung. Das zeremonielle Schlachten und Verzehren muß deshalb als Ausdruck des Verhältnisses dieses Stammes zu seinen Ahnen begriffen werden. Für FREUD liegt das Charakteristische dieser Zeremonie in der Ambivalenz, weil im Opfervorgang Befreiung – im Töten – und Unterwerfung – im Verzehren – einhergehen. Als Ursache dieser Ambivalenz setzt FREUD nun den realen Vatermord, der Reue ausgelöst habe und zu erneuter Inthronisation des Vaters im Totemtier führe. Die Wiederholung des Mordes bringe auch die Wiederholung dessen

---

[1] Diese Parallele zieht FREUD selbst am Ende von »Totem und Tabu«. Vgl. *GW* IX, S. 187ff.

mit sich, weshalb man den Vater ermordet habe, nämlich die Durchbrechung des von ihm verhängten Inzestverbots.

Jedes Opfer ist ein Versöhnungsversuch, ist also Versuch der Bewältigung von Angst. Zugleich ist das Ritual des periodisch wiederkehrenden Opfers Indiz dafür, daß die angestrebte Versöhnung nicht wirklich gelingt; sämtliche rituellen Handlungen sind im normalen, individuellen Lebensvollzug tabu. Die Macht, die mit dem Opfer versöhnt werden soll, gewinnt im nichtritualisierten Lebenszusammenhang wieder ihre bedrohliche Seite zurück.

Warum die intendierte Versöhnung den Clanmitgliedern mißlingt – der Opferkult demonstriert selbst den Wunsch nach Versöhnung und die Unmöglichkeit seiner Erfüllung –, diesen im Opfer dargestellten Widerspruch begründet FREUD aus dem Ereignis des Urvatermords. Das Schuldgefühl gegenüber dem Vater habe seine Ursache in einer realen Schuld. Die Reue mache nachträglich gegenüber dem Urvater gefügig, und aus dieser Unterwerfung entstünde erneut der ursprüngliche Protest. Dieser Zirkel von Protest und Schuldgefühl kehre in jeder individuellen Sozialisation wieder.

Das Opferritual zeigt neben der Ambivalenz eine Dimension, die FREUD übergeht. In jedem Ritual – man betrachte die Rituale der Zwangsneurotiker, die FREUD an anderer Stelle mit den religiösen vergleicht – haben alle durchgeführten Handlungen eine stellvertretende Funktion. Das Ritual ist nicht nur Wiederholung, sondern auch Symbolisierung; d. h. aber, daß die im Totem-Ritual durchgeführten Handlungen eine Bedeutung repräsentieren, die in ihnen nicht unmittelbar sichtbar wird. Ritual ist zwar immer auch Wiederholungszwang, der aber hat seine Macht dadurch, daß er von einer unbewußten Angst herrührt, die in der Zwangshandlung Beschwichtigung und Bestätigung erfährt. Der oberflächliche Sinn des Opfers ist somit nicht der ganze Sinn.

Das Ziel des Opfers ist Versöhnung, doch sein Resultat sind Unterwerfung und Schuldgefühl. Worauf richtet sich das Empfinden von Schuld? Es muß ein Vergehen sein, das in der Opferhandlung eine ritualisierte Wiederholung erfährt. Das Vergehen ist der Betrug, wie er am sinnbildlichsten dargestellt wird in dem Opferbetrug des PROMETHEUS, der den Göttern die Knochen statt des Fleisches serviert. Diese Tat des PROMETHEUS, die im

Mythos – zusammen mit dem Diebstahl des Feuers – die menschliche Zivilisation begründet, richtete sich gegen das Opfer, doch sie beugt sich seiner Logik und bleibt seinem Wiederholungszwang deshalb unterworfen. Die List der Titanen und die darauf folgende Rache der Götter zeigen sich daher am Grunde der Rationalität und des Rechts der Zivilisation, deren systemerhaltender Akt, der Tausch, diese Herkunft auch nicht verleugnen kann.[1] Es ist der unlösbare Widerspruch des Opfers, daß es Leben spenden und bewahren soll, indem es Leben fordert – ursprünglich eindeutig und kompromißlos (als Menschenopfer), dann, *pars pro toto*, symbolisch. Die Hierarchie von Verwandlungen, Ersetzungen und Verknüpfungen im Opferkult spiegelt doch nur den Zwang wider, dem der Protest gegen den Totalanspruch des Opfers zu entrinnen suchte; insofern ist das Opfer immer zweideutig, »Hingabe einerseits und Anschluß an das Ganze, dessen Anspruch durch die Hingabe versöhnt erscheint, Loskauf andererseits und Betrug am Ganzen, dessen Anspruch unversöhnlich fortbesteht und über das Opfer hinaus (über jedes Opfer hinaus) nach dem Opfernden greift.«[2]

Diesem zweideutigen Anspruch des Opfers entspricht das zwiespältige Gefühl des Opfernden. Freud beschreibt den psychischen Vorgang im Opfer als Identifikation, es ist die Identifikation mit dem Opfer, die daher immer ein Stück weit Opfer des eigenen Selbst bedeutet; dem Betrug im Opfer entspricht psychisch der Selbstbetrug. Das, worüber die Identifikation hinwegtäuscht, ist die Angst. War eigentlich Versöhnung und Solidarität gemeint, so endet Selbstbetrug in Unterwerfung und Überhebung gleichermaßen. Das Schuldgefühl, das im Opfer gebannt sein soll, besteht außer ihm weiter, ja es wird eher größer, da es, einmal gemeinschaftlich bekannt, immer auch die Gemeinschaft zu zersprengen droht.

Das Scheitern der Solidarisierung im Opfer verweist damit auf die der Identifikation innewohnende Vergeblichkeit: die Nicht-Identität gegenüber dem Objekt der Identifikation kann nicht aufgehoben werden, die Angst vor Vereinzelung, die zugleich Angst vor der Überhebung über die Gemeinschaft ist – der

---

[1] Horkheimer/Adorno: *Dialektik der Aufklärung*, a.a.O., S. 62f.

[2] Klaus Heinrich: *Versuch über die Schwierigkeit nein zu sagen*. Frankfurt/M. 1964, S. 125f.

Opferzwang sucht sich ein neues Opfer[1] –, führt die Verleugnung herbei, die ihrerseits, und zwar durch Idealisierung des Geopferten, die Unterwerfung unter das Opfer ermöglicht. Damit ist der Zirkel voll beschrieben. Es stellt sich nun die Frage, wie, unter dem Gesichtspunkt der Sozialisation, dieses Verhältnis von Individuum und Gesellschaft, vermittelt durch das Opfer, in der familialen Trias von Vater, Mutter und Kind reproduziert wird. Sie ist das Mittelglied zwischen FREUDS Bestimmung der Identifikation und seiner Untersuchung des Opferrituals im Totemismus; deswegen kann einzig an ihrer historisch-theoretischen Entfaltung die Frage beantwortet werden, warum die Auflehnung gegen und die Unterwerfung unter den Vater den Anfang des Individuums markieren.

In der Konstruktion der Urhordentheorie geschieht Gesellschaftsgründung durch die Brüderhorde in einem Akt der Solidarisierung. Diese Solidarisierung geht verloren durch die Wiederaufrichtung der väterlichen Autorität im Totemtier. Die Vorstellung von der Gesellschaft als einer Assoziation solidarisch verbundener Mitglieder hat ihr Vorbild im Chor der griechischen Tragödie. FREUD hat dies erkannt. Der Chor ist im Anfang solidarisch mit dem Protagonisten, erst mit dessen Schuldbekenntnis weicht er zurück und macht sich zum Richter. Den Heros erkennt FREUD als Repräsentanten kollektiver Wünsche: er mordet, wie die Brüderhorde, den Vater. Doch unverständlich blieb FREUD der weitere Gang der Tragödie. Die Handlung besteht zumeist in einer Auflehnung des Heros gegen die die gesellschaftliche Ordnung bedrohenden Mächte, wofür er am Ende bestraft wird. »Der Held der Tragödie muß leiden; dies ist noch heute der wesentliche Inhalt der Tragödie.«[2] Die Begründung dafür soll die Konstruktion des Urvatermordes liefern. »Er muß leiden, weil er den Urvater, der Held jener großen urzeitlichen Tragödie ist, die hier eine tendenziöse Wiederholung findet, und die tragische Schuld ist jene, die er auf sich nehmen muß, um den Chor von seiner Schuld zu entlasten.«[3]

---

[1] Dieses Moment hat die Berliner Schaubühne am Halleschen Ufer eindringlich zur theatralischen Darstellung gebracht. Vgl. dazu Schaubühne am Halleschen Ufer: *Antikenprojekt* (Programmheft). Erster Abend: Übungen für Schauspieler. Initiation.

[2] FREUD: »Totem und Tabu«. *GW* IX, S. 187

[3] A.a.O., S. 188

Nun sind die Heroen als solche, die sich gegen Autorität auflehnen, Sohnesfiguren. Im Falle der Tragödie vom König Ödipus, die Freud vor Augen hat, gilt die Auflehnung dem eigenen Vater, doch dieses Vater-Sohn-Motiv findet sich keineswegs in allen Tragödien wieder; so muß auch das, was das *Ödipus-Drama* mit den anderen Dramen verbindet, das, worin der Heros Ödipus den anderen Heroen gleicht, einen anderen Grund haben. Das Gemeinsame aller Heroen ist ihre zivilisationsbegründende Tat in ihrem Kampf gegen das Matriarchat. Unsere Frage an die Tragödie im allgemeinen, an den *Ödipus Rex* des Sophokles insbesondere, gilt deshalb der Determinierung des vaterrechtlichen Verbrechens durch den gemeinsamen Grund, die Abschaffung des Mutterrechts.

Freuds Ödipuskonstruktion, seine Interpretation des Opfers, ist zweifellos auch von der christlichen Botschaft vom Opfertod Christi und der christologischen Interpretation dieses Opfers angeregt.[1] Im Vergleich zum Opfertod der Heroen läßt sich der Unterschied doch schon hier klar benennen. Christus nimmt durch seinen Opfertod die Schuld auf sich und macht sich so zum Mittler zwischen Gott und den Menschen, das Angebot Gottes, des Vaters, besteht darin, daß er seinen Sohn unter die Menschen geschickt hat. So soll das Opfer Jesu, als von Gott angenommenes Opfer – »sitzend zur Rechten Gottes« – das letzte sein und damit die Abschaffung aller Opfer bedeuten. Der Heros dagegen macht sich schuldig am Vater, sein Opfer ist deshalb, auch wenn es im Namen und zur Rettung der Polis geschieht, nicht Aufhebung, sondern Bestätigung des Opferzusammenhangs, der dann aber nicht im Verhältnis Vater-Sohn beschlossen sein kann. Freud fragt nicht nach dem Sinn dieses Zusammenhangs. Wieso er im Heros Vater und Sohn zusammenfallen läßt – in der Tat verkörpert der Heros den protestierenden Sohn und den leidenden Vater –, geht aus seiner Interpretation nicht hervor.

Im folgenden möchte ich den Versuch machen, aus der Tragödie, ihrer Form und ihrem Stoff, die Rolle des Heros in seinem Verhältnis zu Vaterrecht und Mutterrecht herauszuarbeiten, weil sich aus allen Untersuchungen, die wir bisher dargelegt haben, die Frage nach der Rolle der Mutter im Ödipuskonflikt

---

[1] Vgl. Freud: »Der Mann Moses und die monotheistische Religion«. *GW* XVI, S. 192f.

als von Freud zu Unrecht vernachlässigte Frage gezeigt hat und sich die Unterschlagung der Geschlechterbeziehung in Freuds Individuumkonzeption vielmehr als Grund für die nur topologische und symbolische Fassung seiner Theorie der Kastrationsangst erweist. Die Tragödie, wie wir eingangs bemerkten, reflektiert eine Erneuerung des gesellschaftlichen Selbstverständnisses gegenüber dem im erzählten Mythos, sie ist zugleich Bearbeitung und Neuinterpretation des tradierten Denkens, so daß gerade in ihr das Neue und das Alte sichtbar werden. Das zentrale Thema der griechischen Mythologie ist der Geschlechterkampf, und die Mythen sind der Stoff, an dem sich die Tragödie abarbeitet. Ist die Tragödie, wie Freud interpretiert, eine Bestätigung seiner patriarchalischen Interpretation der Geschichte, dann steht zu erwarten, daß an ihr die Konflikte und Machtkämpfe sichtbar werden, denen das Patriarchat seine Herkunft verdankt.

Ihren Stoff nimmt die Tragödie von den Heroengeschichten, ihre Form vom Dionysoskult, sie ist aus diesem Kult hervorgegangen und behält deshalb immer durch die Form auch den Sinn des Kults bei. *Tragos* ist der Bock, der als Dionysos geopfert wird. Es muß etwas geben, was Dionysos und die Heroen verbindet, etwas, was das Charakteristikum aller Heroengeschichten ist. Nicht ausführlich, sondern nur sofern es zum Verständnis der Tragödie erforderlich ist, werde ich deshalb im folgenden kurz zuerst den *Ödipus-Mythos*, soweit er in Sophokles' Drama nicht mehr präsent ist, darlegen, und im Anschluß daran die Bedeutung des Dionysoskults entwickeln, soweit sie für sein Eingehen in die Tragödie bestimmend ist.

Die Quintessenz von Freuds Ödipusinterpretation lautet: Ödipus mordete den Vater und nahm die Mutter zur Frau; die Strafe, die ihm zuteil wurde, ist die, vor der sich auch heute noch alle Knaben fürchten: die Kastration; denn die Selbstblendung des Ödipus symbolisiert die Kastration und damit die Unterwerfung unter den Vater. Nun war gerade Freud derjenige, der im menschlichen Seelenleben und dessen Objektivationen keine Zufälle gelten ließ und keine Nebensächlichkeiten kannte. Die psychoanalytische Grundregel geht davon aus, daß das unverbunden und zufällig Erscheinende eine unbewußte Motivation haben muß. Und doch unterschlägt Freud bei der Ödipusinterpretation ein ganzes Syndrom von Motiven, die den Gang der Handlung bestimmen.

Die griechische Tragödie ist ein Schicksalsdrama und zeigt doch zugleich den Kampf um die Lösung und Brechung der Schicksalsmacht. Der schuldig werdende Heros ist Objekt und Subjekt dieses Schicksalszusammenhangs, sein Untergang ist notwendig, jedoch im Sinne individueller Verstrickung und subjektiven Schuldigwerdens. Die Rolle und Bedeutung der einzelnen Figuren lassen sich deshalb nicht verstehen, kennt man nicht ihre Herkunft und das Schicksal, mit dem sie belastet sind. Schließlich sind die Stoffe nicht frei erfunden, sondern dem Mythos entnommen. Ich sage dies, weil ich im Fortgang Mythenstoff einbringen muß, der dem Drama selbst nicht mehr zu entnehmen, doch zum Verständnis nötig ist.

Das von FREUD unterschlagene Syndrom ist die Rolle der Frau, verkörpert in JOKASTE und der *Sphinx*. FERENCZI[1] hat in einer ganz immanent verbleibenden Interpretation darauf hingewiesen, daß die Mutter JOKASTE das Lustprinzip vertrete und damit eine aktive Rolle beim Inzest innehabe. Von FREUD wird dieser Hinweis als »geistreiche Überdeutung«[2] abgetan. Auch in einem anderen Zusammenhang wehrt er eine Interpretation der weiblichen Rolle als determinierenden Faktor für das konkurrierende Vater-Sohn-Verhältnis streng ab. Jahre bevor FREUD den *Mann Moses* schrieb, verfaßte KARL ABRAHAM[3] eine Studie über *Echnaton*. In einem Brief an ABRAHAM, in dem FREUD auf ABRAHAMS *Echnaton*-Arbeit Bezug nimmt, lesen wir folgendes: »Erstens findet sich bei Ihnen die Behauptung, daß wenn die Mutter besonders bedeutsam ist, der Konflikt mit dem Vater mildere Formen annimmt, für die ich selbst keinen Beweis habe und besondere Erfahrungen bei Ihnen annehmen muß. Da mir der Sachverhalt nicht einleuchtet, bitte ich Sie die Stelle zu revidieren.«[4] In seinem Aufsatz über den *Mann Moses*[5] führt FREUD den jüdischen Monotheismus auf ECHNATON zurück, dennoch findet ABRAHAMS Arbeit darin keinerlei Erwähnung. Diese Un-

---

[1] SANDOR FERENCZI: »Symbolische Darstellung des Lust- und Realitätsprinzips im Ödipus-Mythos«. In: *Imago*, Bd. I (1912), S. 276ff.

[2] Vgl. FREUD: »Die Traumdeutung«. *GW* II/III, S. 270[1]

[3] KARL ABRAHAM: »Amenhotep IV. (Echnaton). Psychoanalytische Beiträge zum Verständnis seiner Persönlichkeit und des monotheistischen Aton-Kultes«. In: *Psychoanalytische Studien* (Hg. CREMERIUS). Bd. II. Frankfurt/M. 1971, S. 329ff.

[4] SIGMUND FREUD – *Karl Abraham Briefe 1907–1926*. Frankfurt/M. 1965, S. 121

[5] Vgl. FREUD: »Der Mann Moses...« *GW* XVI, S. 101ff.

terlassung ist keine zufällige; sie wird daraus verständlich, daß Freud Echnaton eine geschichtsbegründende, sozusagen eine Urvaterrolle zuweist, die er deshalb jeglicher Psychologisierung entzieht.

Auf Moses-Echnaton komme ich später noch einmal zurück. Hier soll uns nun interessieren, ob Freuds Außerachtlassen und Abwehr der weiblichen Figuren Folgen hat für seine Interpretation der Funktion des Heros, oder ob eine Hereinnahme sich der Interpretation von Freud fügt.

Nach Robert von Ranke-Graves[1] endet »echter Mythos« mit der Heraufkunft des Patriarchats. Der uns aus der historischen Zeit überlieferte Mythos ist demzufolge eine politisch-religiöse Interpretation und Apologie der patriarchalischen Gesellschaft. Eine Interpretation dieses Stoffes muß deshalb methodisch nicht unähnlich der psychoanalytischen Methode vorgehen.

Der Ort der Heroen ist am Anfang dieser Gesellschaftsordnung, ihr Verdienst ist der Kampf gegen die matriarchalische Gesellschaft und ihre Götter. Derjenige Heros, den wir zur Illustrierung dieses Kampfes zwischen Vater- und Mutterrecht immer wieder erwähnt finden, ist Orest. Um den Tod seines Vaters Agamemnon zu rächen, tötete er seine Mutter Klytemnestra. Aus Rache wird Orest fortan von den Erinnyen, den Vertretern der Mutterseite, mit Wahnsinn verfolgt. So wird die Tat im Namen des Vaters durch die im Namen der Mutter gerächt. Als Kronzeugen für seine Interpretation nennt Ranke-Graves Bachofen. Auch Freud war Bachofen bekannt, auf dessen von der seinen ganz abweichenden Rekonstruktion der historischen Rolle der Muttergottheiten geht er jedoch nicht ein.

Ich wende mich dem *Ödipus-Mythos* zu. Die Version, die Sophokles in seinen Dramen verwendet, ist eine sehr späte. Das, was sich in den verschiedenen Fassungen am meisten geändert hat, ist die Rolle der Jokaste. Die *Sphinx*, eine Doublette der Jokaste, ist nicht in allen Fassungen zu finden, dafür spielt dort Jokaste eine größere Rolle. Meine Interpretation bezieht sich auf das *Sophokleische Drama*, die Hinzufügungen betreffen also auch nur den im Drama verwendeten Stoff und erheben nicht den

---

[1] Robert von Ranke-Graves: *Griechische Mythologie*, Bd. I, a.a.O., S. 18

Anspruch, vollständig oder umfassend zu sein. Mir kommt es lediglich darauf an, an FREUDS Interpretation die Lücken aufzuweisen, die sich aus seiner Vernachlässigung der weiblichen Figuren ergeben.

In seiner Interpretation des *Ödipus-Dramas* geht FREUD nirgends darauf ein, wodurch ÖDIPUS überhaupt zum Heros wird. Es ist nicht der Vatermord, sondern die Befreiung der Stadt Theben von der Herrschaft der Sphinx, und darin liegt sein heroisches Aufbegehren. Die Dopplung der Mutterfigur in JOKASTE und die Sphinx legt die Ambivalenz gegenüber der Mutter in zwei Figuren auseinander; doch im mythologischen Material weisen beide Gemeinsamkeiten auf. Die *Sphinx* ist aus einem inzestuösen Verhältnis zwischen der Schlangengöttin ECHIDNA und ihrem Sohn, dem Höllenhund ORTHOS, hervorgegangen. Ihr Sturz symbolisiert deshalb, daß erst mit der Brechung der weiblichen Herrschaft der Inzest zum Verbrechen wird. Vieles spricht dafür, daß JOKASTE eine Priesterin der Sphinx und mit den großen Schicksalsgöttinnen verwandt war. Die Königinnen der prähellenischen Zeit wählten ihre Liebhaber für ein Jahr, dann wurden sie geopfert. Auch bei SOPHOKLES gibt es Hinweise dafür, daß JOKASTE, wenn auch nicht die Drahtzieherin bei der Ermordung ihres Mannes, dann jedoch von dem Inzest wußte, ihn also willentlich betrieb. Daß der Mord an LAIOS auf weibliche Weisung hin erfolgt, bekommt noch aus einem anderen Mythos Nahrung. Von LAIOS wurde gesagt, er sei derjenige gewesen, der die Homosexualität nach Griechenland gebracht habe durch seine Beziehung zu dem Jüngling CHRYSIPPOS. Die Ermordung durch seinen eigenen Sohn wurde ihm deshalb als Rache von HERA zuerkannt, weil er sich durch die Homosexualität ihrer Macht entzogen hatte.

Die Sphingen sind dort, wo sie auftauchen, Muttergottheiten. Sie stürzen sich zu Tode, wenn ihre Macht gebrochen ist. RANKE-GRAVES verweist darauf, daß JOKASTES Selbstmord ursprünglich nicht im Erhängen bestanden haben kann, sondern auch sie sich wie die Sphinx vom Felsen gestürzt haben muß.[1] Das Erhängen ist dann eine patriarchalische Interpretation, erhängt werden beispielsweise die Mägde von ODYSSEUS.

Soweit über die realhistorische Herkunft der Heroenmythen

---

[1] Vgl. RANKE-GRAVES: *Griechische Mythologie*, Bd. II, a.a.O., S. 11f.

Rekonstruktionen möglich sind, waren die Heroen ursprünglich Usurpatoren, die den von ihnen unterworfenen matriarchalischen Stämmen ihre patriarchalischen Strukturen aufzwangen.[1] Das Ende von Ödipus, gleich welchen Ausgang man vor Augen hat[2], kann doch immer nur als Vergeltung eines Verbrechens gegen die mütterlichen Gottheiten verstanden werden. Die Pest über der Stadt als Rache der vertriebenen Göttin, selbst noch die Gewissensbisse, das Schuldgefühl gegenüber dem Vater am Ausgang des Dramas von Sophokles, haben eine matriarchalische Herkunft: »Die Furien waren das personifizierte Gewissen,... (das) nur durch Überschreiten eines mütterlichen Tabus verursacht (wurde).«[3]

Das hier dargelegte Material genügt für den Nachweis, daß der Mord an Laios durch Ödipus eine historisch spätere Zutat ist, als patriarchalisches Verbrechen aber wahrscheinlich erst dann gewertet wurde, als nach völliger Abschaffung der Muttergottheiten seine Verbannung aus der Stadt nachträglich sonst keine Rechtfertigung gefunden hätte. Das im Drama zum zentralen Gegenstand erhobene vaterrechtliche Verbrechen widerstreitet mit dem historisch älteren, aber gleichwohl noch bedeutsamen mutterrechtlichen Verbrechen. Ödipus' schuldhafte, tragische Verstrickung besteht also gerade in dieser Ausweglosigkeit, er ist sozusagen Diener zweier Herren und macht sich damit notwendig an beiden schuldig. Im Namen der Mutter und aus Rache tötet er den Vater; im Namen der Polis stürzt er die Sphinx. Doch er löst das Rätsel der Sphinx nur essentialistisch, nicht existentiell, statt seiner Antwort »der Mensch« hätte er seine eigene schicksalhafte Verstrickung erkennen müssen. So bleibt er, denn das wird damit in dieser mythischen Figur ausgedrückt, seinem Schicksal, das heißt aber den weiblichen Schicksalsgöttinnen unterworfen. Die Strafe des Ödipus ist wie sein Verbrechen mutterrechtlich und vaterrechtlich zugleich. Die Selbstkastration mit der Fibel symbolisiert beides: die Fibel ist die Spange, mit der die Frau ihr Gewand zusammenhält; mit ihr wurde den Jünglingen ins Herz gestochen, die das Geschlecht der großen

---

[1] Vgl. dazu auch Franz Borkenau: »Zwei Abhandlungen zur griechischen Mythologie«. In: *Psyche* Jg. 11 (1957), S. 1ff.

[2] So z. B. ganz anders bei Homer: vgl. Karl Kerenyi: *Die Mythologie der Griechen*, Bd. II, Zürich 1958, S. 109

[3] Ranke-Graves: *Griechische Mythologie*, Bd. II, a.a.O., S. 12

Göttin gesehen hatten.[1] Sicher ist auch dies eine Rachephantasie nach Abschaffung der mütterlichen Gottheiten. Dennoch: die Fibel ist das Herrschaftssymbol der Mutter, während dagegen die Kastration, nämlich die Blendung, als Rache des Vaters gilt.

Die Tragödie ist eine Neuinterpretation des Mythos, zu einer Zeit vorgenommen, als auch die Philosophie, wie wir schon in der Einleitung gezeigt hatten, vom Mythos herkommend, eine neue Sichtweise eingeleitet hat. Es ist nicht allein der mythologische Stoff, den spätere Theoretiker im Rückgriff auf die Tragödie thematisieren wollten, vielmehr ist es diese Neuinterpretation, der im späteren abendländischen Denken geschichtsmächtige Bedeutung zugeschrieben wurde. Der Mythos erzählt von Göttern und Menschen, und zeigt immer erneut die Ausgeliefertheit des Menschen. Ödipus ist im Mythos nicht schuldig, sondern Vollzieher seines vorherbestimmten Schicksals. Das, was die Bedeutung des Heros im Mythos ausmacht, ist weniger sein Leiden, wie es in der Tragödie den Höhepunkt des sich tragisch zuspitzenden Endes darstellt, sondern es sind die Taten des Helden, der sich auf diese Weise, nämlich durch Ruhm, ein ewiges Leben sicherte. Teilhabe an diesem Ruhm, den freilich nur eine kleine aristokratische Elite für sich in Anspruch nehmen konnte, verhieß auch dem einzelnen ein ewiges Leben.

Die Dimension, worin die Tragödie über den Mythos hinaustreibt, erfordert den Begriff der Subjektivität. Anders formuliert: der in der Tragödie abgehandelte Stoff will nicht primär die Beziehung von Menschen und Göttern, sondern die Beziehung der Menschen untereinander darstellen, zum Thema werden gesellschaftliche Verhältnisse, in denen das Individuum erstmalig als selbständig handelnd gesehen wird, und erst damit besteht auch die Möglichkeit des individuellen Schuldigwerdens. Die Teilhabe des Zuschauers am Gang der Tragödie vollzieht sich nun, anders als am erzählten Mythos, im Mitleiden. Worin dieses Mitleiden besteht und inwiefern hier ein neues gesellschaftliches Verhältnis gesetzt ist, muß deshalb im folgenden herausgearbeitet werden.

---

[1] Diesen Hinweis und eine Vielzahl von Anregungen zu diesem Kapitel verdanke ich Klaus Heinrich, insbesondere seiner Ödipus-Jokaste Interpretation aus der Vorlesung »Der Begriff der Verdrängung in der Religionswissenschaft« im Sommersemester 1972

Die Tragödie hat, wie schon bemerkt, ihre Herkunft aus dem Kult, und zwar aus dem *Dionysos-Kult*, was sich an allen formalen Beziehungen nachweisen läßt. Doch diese Beziehung auf den Dionysoskult hat ihre inhaltliche Bedeutung in den Gemeinsamkeiten zwischen dem Gott DIONYSOS und dem Heros. DIONYSOS »war der Held unter den Göttern, dem einst die Könige nachstrebten«[1], und da der Heroenkult wesentlich Begräbniskult war – die Leichenspiele bildeten den religiösen und künstlerischen (und auch sportlichen) Höhepunkt jener Zeit[2] –, war die Verknüpfung mit dem Gott DIONYSOS, der durch seine Herkunft mit der Unterwelt verbunden war, gegeben. Seine Mutter ist SEMELE, die in Kleinasien als Unterweltsgöttin verehrt wurde; in anderen Versionen des Mythos ist es PERSEPHONE, die Herrin der Unterwelt. SEMELE starb bei der Geburt ihres Sohnes, so verkörpert DIONYSOS Leben und Tod in sich. Auch er muß leidend sterben – das, was den Heros ausmacht. »Das antike Begräbniswesen – eine herabgestimmte Weise des Heroenkults – ist bis in spätere Zeiten hinein voll des Dionysischen. Alles ist da Andeutung und Beschwörung der Glückseligkeit, die nach den unvermeidlichen, durch kriegerische Taten nur gesteigerte Leiden des Lebens er spendet: DIONYSOS, der am Leiden und Sterben teilhabende Gott.«[3]

Das Zentrum des *Dionysos-Kults* bildet der rituelle Nachvollzug des Leidens, nämlich des Todes des DIONYSOS, der im Opfer erneut sich ereignet, und seine anschließende Wiederauferstehung. »Der Tod des mystischen Wesens in der Form einer Zeremonie, der rituellen Nachahmung des Mythos, erleidend ihn auf sich nehmen, galt als die Sicherung des gleichen Gottwerdens nach dem Tode... Die *Dionysos-Religion* enthielt solch eine Zeremonie, eine Initiation,... ebenso wie die eleusinischen Mysterien...«[4] Das, was DIONYSOS mit dem Heros, aber auch mit den Menschen verbindet, die an dem Kult teilnahmen, ist das Leiden, das vor die Glückseligkeit und vor die Versöhnung mit

---

[1] Vgl. KERENYI: *Die Mythologie der Griechen* II, a.a.O., S. 28

[2] Vgl. die Schilderung am Ende der *Ilias*, wo schon der Übergang von der allgemeinen immergleichen Anteilnahme – im Sinne der Verherrlichung des Toten – zum subjektiven Erleben – im Gedenken des gefallenen Freundes – sich abzeichnet; dazu WOLFGANG SCHADEWALDT: *Von Homers Welt und Werk.* Stuttgart[2] 1951, S. 180

[3] KERENYI, ebd.

[4] KERENYI: *Die Mysterien von Eleusis.* Zürich 1962, S. 137

den bedrohlichen Mächten, die in der griechischen Mythologie besonders in den Mächten der Unterwelt verkörpert waren, gesetzt ist. Es ist das Opfer, das stellvertretend für das eigene immerwährende Opferbringen im Kult vollzogen wird und das im Schicksal des DIONYSOS, in dessen Wiedergeburt, seine Rechtfertigung erfährt. Ich betone dies, weil in der Tragödie eine Säkularisierung des Opfers, des Leidens und Sterbens des Heros den Höhepunkt der ganzen Vorführung darstellt.

Es ist nun keineswegs gesichert, ob die Verehrung des Gottes DIONYSOS seit Anbeginn an den Kult und damit an bestimmte Zeiten und bestimmte Orte gebunden war. Die Ausbreitung der *Dionysos-Religion* geht einher mit der Verbreitung der Weinkultur. Die Feste des DIONYSOS, in deren Zentrum die beschriebene Opferung stattfand, endeten in einer Weinorgie. Die von DIONYSOS verheißene Glückseligkeit ist deshalb keineswegs nur ein Versprechen für das Jenseits, sondern sie findet im Weinrausch schon im Diesseits statt. Zwar religiös, weil an das Opfer gebunden, so enthielt sie durch den Weinrausch doch immer ein sprengendes Moment.

KERENYI nennt DIONYSOS den ZEUS der Frauen. Es muß offen bleiben, wie und warum DIONYSOS zum Promotor einer staatlich verfolgten Frauenbewegung wurde. Allein der Tatbestand ist hinreichend belegt. Noch im 2. Jahrhundert v. Chr. mußte in Rom ein Dekret erlassen werden, das die geheim abgehaltenen Kulte verbot.[1] So scheint mir die These nicht zu gewagt, die *Dionysos-Religion* sei aus einer Protestbewegung gegen Unterdrückung im sozialen, gegen das Opferritual im religiösen Sinn hervorgegangen, die durch staatliche Reglementierung kanalisiert und damit ihrer eigentlichen Intention beraubt wurde. Im Mythos zieht DIONYSOS zusammen mit den Mänaden durch die Wälder, dort mordend, wo seiner Verbreitung Widerstand entgegengesetzt wird. PENTHEUS, ORPHEUS und LYKURG sind die berühmtesten Opfer der rasenden Mänaden. Die dionysischen Feste wurden ausschließlich von Frauen begangen. Im späten 7. und frühen 6. Jahrhundert wurden die *Dionysos-Feste* offiziell anerkannt.[2] Der Sinn einer solchen Zeremonialisierung kann nur

---

[1] Vgl. KERENYI: *Dionysos.* Urbild des unzerstörbaren Lebens. München und Wien 1976, S. 281 f. Noch die *Villa dei Misteri* in Pompeji zeigt sie in voller Blüte.

[2] Vgl. RANKE-GRAVES: *Griechische Mythologie* I, a.a.O., S. 96

ais Berechnung des darin sichtbar gewordenen Protests und Funktionalisierung im Sinne der etablierten Gesellschaft verstanden werden.

Am Opfer im *Dionysos-Kult* kann daher besser als am Material des Totemismus verstanden werden, daß die Intention des Opfers sich auf Versöhnung richtet, daß diese Versöhnung jedoch scheitert, wie wir weiter oben dargelegt haben, weil die Angst, um deren Aufhebung willen Versöhnung erhofft wird, im Opfern nicht mehr präsent ist. Das säkularisierte Opfer der Tragödie gibt nun eine Neuinterpretation dieses Scheiterns: es ist die persönliche Schuld, an der der Heros zugrunde geht. Doch als Opferzusammenhang verbleibt die Tragödie im Rahmen des Kults, das Opfer bleibt ein gemeinschaftstiftender Akt. Deswegen ist ihre Wirkung nur daraus verständlich, wie sie den Zuschauer in das Mysterium von Tod und Auferstehung, also in den Kult miteinbezieht. Die Subsumtion gesellschaftlicher Beziehungen unter einen kultischen Zusammenhang macht gerade das Neue der Tragödie gegenüber dem erzählten Mythos wie gegenüber dem überkommenen Kult aus.

Das kultische Element, das die Tragödie in ihre Form einbezogen hat, ist die frühe Chorlyrik oder das Chorlied. In Tanz und Gesang wurden dort mythische Erzählungen vorgeführt, die dem Gott geweiht waren, in dessen Kult die Vorführungen einstmals eingebettet worden waren. Im *Satyrspiel* des *Dionysos-Kults* erschienen ursprünglich die Chordarsteller in Tierverkleidung, sie traten als göttliche Wesen auf. Dabei erhält sich noch das alte epische Element in der Wiederholung des mythischen Geschehens; das dramatische kündigt sich darin an, daß agiert wird.

Mit dem Rückgriff auf das Epos wird wie später im Drama eine einmalige mythisch-historische Begebenheit, die nicht identisch mit dem *hic et nunc* der Aufführung ist, zur Darstellung gebracht, »die gegenwärtige Wirklichkeit wird nun durch einen erzählten Mythos erhellt und als sinnvoll erwiesen.«[1] Das Epos wird dabei erzählt und nicht dargestellt, das Agieren ist allein auf den Schluß bezogen. Das Schlußlied des »mythischen Chors wird zum Lied des gegenwärtigen Chors«[2]; so wird die unmittelbare Identität mit dem mythischen Stoff hergestellt. Die Tragö-

---

[1] Vgl. Bruno Snell: *Die Entdeckung des Geistes.* Hamburg 1955, S. 146

[2] A.a.O., S. 139

die durchbricht diesen Zusammenhang von Wirklichkeit und erlebtem Mythos, indem sie das Verhältnis von Agieren und Erzählen umkehrt. Was dort erzählt wird, die mythologische Begebenheit, wird im Drama agiert, der Schauspieler spielt eine Rolle; gerade dadurch wird die Differenz zwischen dem Dargestellten und der Wirklichkeit demonstriert.

Snell diskutiert lange, wie denn nun das Verhältnis von Dargestelltem und der Wirklichkeit zu begreifen sei, da die in der Tragödie vorgestellte Handlung selbst nicht beanspruche, historische Begebenheiten realitätsgetreu wiederzugeben. Aber er vernachlässigt in seiner Betrachtung die psychische Ebene, auf der sich Wirklichkeit und Vorstellung vermitteln, denn die im Kult hergestellte Beziehung zwischen dem opfernden Chor und dem geopferten Gott müssen wir als Identifizierung bezeichnen. Der Kult ist ein Heraustreten aus allen realen und sozialen Beziehungen, was sich in der Waschung ausdrückt, die der eigentlichen Gottesverehrung vorausgeht. Der Heros ist gegenüber dem Gott eine in den gesellschaftlichen Zusammenhang eingebettete Figur, so daß die Identifikation mit ihm zu einer sozialen Beziehung wird. Die Realität, die auf der Bühne verhandelt wird, ist also psychische Realität im Sinne der Verinnerlichung realer sozialer Beziehungen.

Hatten wir nun als das Wesentliche des Opfers seine innere Widersprüchlichkeit genannt – in ihm sind Protest und Unterwerfung, Hingabe und Loskauf in einer Handlung präsent –, so muß sich diese Ambivalenz im Opfer in der sozialen Dynamik der Handlung der Tragödie wiederfinden lassen. Auf der Seite des Opfers wird dieser Widerspruch unmittelbar sichtbar, »wie im Fall des Pentheus und Orpheus auf der Bühne: geopfert wird ihm (Dionysos) ein Feind und eine Verkörperung des Gottes im gleichen Wesen, der durch die Vergegenwärtigung seines eigenen Leidens verehrt wird.«[1] Auch Ödipus' Untergang wird dadurch eingeleitet, daß die Stadt erneut von der Pest befallen wird; gerade durch den Sieg über die *Sphinx* und die Beseitigung der Pest hatte Ödipus sein Heroentum errungen.

Doch die Ambivalenz im Opfer ist die Ambivalenz der Opfernden, für die stellvertretend diejenige des Opfers steht. Freud

[1] Kerenyi »Geburt und Wiedergeburt der Tragödie«. In: *Streifzüge eines Hellenisten.* Zürich 1960, S. 56

war konsequent, als er im Chor der Tragödie die Gesellschaft erkannte.[1] Die Beziehung von Chor und Protagonist muß deshalb genereller als das aufgefaßt werden, was sie im *Ödipus-Drama* realiter ist, als die Beziehung von Herrscher und Beherrschten. Die Ambivalenz des Chors findet darin ihre Begründung. Beipflichtend dem Heros, wo er an ihrer Statt todesmutig die *Sphinx* besiegt, doch ihn preisgebend, wo die scheinbar besiegten Mächte sich als unbesiegt erweisen und Rache verlangen. Es ist der Todesmut von Ödipus, der zur Identifikation und Unterwerfung zwingt. Der Heros überwindet die Todesangst, weil er bereit ist, sein Leben zu opfern. In der Überhebung über Schicksal und Tod überhebt er sich zugleich über die Gemeinschaft, indem er sich nun zum Beherrscher ihres Schicksals macht. Wenn diese Hybris sich rächt, ist deshalb nicht Solidarität, sondern Distanzierung und Preisgabe die Reaktion des Chors. Seine Heroisierung ist ein patriarchalischer Versöhnungsversuch, nachdem er matriarchalisch geopfert wurde. Der Ödipus des Sophokles ist der konsequenteste und daher über seinen historischen Rahmen hinausweisende Heros; wenn ihn das Schicksal wieder ereilt, dem er todesmutig zu widerstehen glaubte, trotzt er ihm dennoch, indem er sich selber opfert.
Ödipus steht wie alle Heroen als Begründer des Patriarchats, der Sieg, den er erringt, ist die Abschaffung des Matriarchats; die Angst, die er überwindet, ist die vor der Rache der Frauen. Ob *Sphinx* oder *Medusa*, als grauenerregende Frauen sind sie immer schon Projektionen der Angst vor der Rache der Unterdrückten. Das, was dem Chor nicht gelingt: den Opferzusammenhang zu durchbrechen – die *Sphinx* verlangt periodisch Jünglinge als Opfer[2] –, es gelingt Ödipus, indem er bereit ist, alles zu opfern. Im gemeinschaftlichen Opfer ist immer noch der halbherzige Versuch der Versöhnung, hier mit den unterdrückten Frauen; Ödipus ist bereit zu totaler Unterdrückung und damit bereit zu dem weit größeren Selbstverrat als der Chor. Doch so wie die

[1] Hegel bestimmt den Chor als »die wirkliche Substanz des sittlichen heroischen Lebens und Handelns selbst, den einzelnen Heroen gegenüber das Volk als das fruchtbare Erdreich, aus welchem die Individuen wie die Blumen und hervorragenden Bäume aus ihrem eigenen heimischen Boden emporwachsen und durch die Existenz desselben bedingt sind.« Hegel: *Ästhetik* (Hg. Bassenge). Bd. II. Frankfurt/M. o.J., S. 562

[2] Vgl. Ranke-Graves: *Griechische Mythologie* I, a.a.O., S. 14

Angst durch absoluten Verzicht nicht genommen, sondern nur gesteigert wird, so unterwirft sich Ödipus damit der Rache der Mütter. Die Ambivalenz nämlich, die, wie im Opfer ansichtig wird, den Frauen galt, überträgt sich auf ihn. Wenn Freud die Ambivalenz des Sohnes in dem ausgedrückt sieht, wie der Vater sein zu wollen – denn der hat die Mutter – und doch nicht wie der Vater sein zu wollen, weil das die Gefahr der Kastration heraufbeschwört, dann heißt dieses Nicht-sein-wollen-Wie: nicht dieselbe Angst haben zu müssen, die der Vater hat und die er zugleich an den Sohn weitergibt.

Angst und Konkurrenz in der Beziehung zwischen Vater und Sohn sind selbst erst ein Resultat des Verrats an den Frauen, der sich entweder als Angst vor Rache in den Dämonisierungen des Weiblichen, wie etwa der *Sphinx*, niederschlägt oder aber vom Vater an den Sohn weitergegeben wird. Der Chor aber, der gegenüber Ödipus in der Sohnesrolle ist, neidisch auf den Vater und ihn doch auch bewundernd, verhält sich opportunistisch. Immer schon wissend, weil ja identifikatorisch an dem Verrat an den Müttern teilhabend, wundert er sich auch nicht, wenn das Verhängnis sich zusammenzieht. Wenn er Ödipus dann des Verbrechens überführt sieht, dessen er sich immer enthalten mußte, nämlich des Vatermords, dann kann der Chor in seinem Schlußwort, den moralischen Zeigefinger hebend, auf Ödipus zeigen und damit alle Mitschuld von sich weisen.

Aristoteles bestimmt den Sinn der Tragödie als Katharsis, die der Zuschauer durch »Mitleid und Furcht«[1] erfährt. Nicht erhöht, wie nach der Teilnahme an den Mysterienkulten, sondern erschüttert und gereinigt wird er aus dem »großen Mysterienspiel des Theaters«[2] entlassen. Der Grund hierfür liegt in der neuen Menschenauffassuung[3], wie sie in der Tragödie zum Ausdruck kommt. War der Mensch im Mythos Spielball der Götter, Objekt ihrer Willkür, so ist der Heros in der Tragödie nicht mehr allein Objekt, sondern auch Subjekt, er nimmt teil an der Bestimmung seines Schicksals. Snell zeigt an den frühen Dramen des Aischylos, wie sich dort die Handlung demonstrativ zuspitzt auf eine Situation, in der der Heros aus eigenem Entschluß

---

[1] Vgl. Aristoteles: *Poetik* 1449 b 28
[2] Vgl. Heinrich: *Parmenides und Jona*, a.a.O., S. 89
[3] Vgl. Snell: *Die Entdeckung des Geistes*, a.a.O., S. 147

entscheiden und handeln muß. Dennoch bleibt er seinem Schicksal unterworfen, sein Scheitern ist ihm vorherbestimmt. Aber der Unterschied zum Mythos ist doch wesentlich: der Heros in der Tragödie ist schuldig. Für den Zuschauer heißt das aber, daß er, weil er sich mit dem Heroenschicksal identifiziert, auch die Entscheidungen des Heros mittragen muß.[1]

In der *Sphinx*, als Projektion der Angst vor der Rache der Frauen, war die Motivierung, nämlich die historisch gewaltsame Abschaffung des Matriarchats und die aktuell permanent aufrechtzuerhaltende Unterdrückung der Frauen nicht mehr präsent. Der Schicksalszwang ergibt sich aus dieser Unterschlagung. Das vaterrechtliche Verbrechen des Ödipus, von Hera über Laios und Ödipus verhängt, also eine weibliche Rache, ist daher Folge des mutterrechtlichen. Im Gang der Tragödie wird dieser Verdrängungsprozeß erneuert und dadurch einen Schritt weitergeführt, daß die heroische Tat ihres äußeren Zwangs entkleidet und zur subjektiven Entscheidung wird. Anders formuliert, die Verbindung des Individuums mit dem Kollektiv, des Protagonisten mit dem Chor, ist nur noch negativ, als Abgrenzung präsent. Die schließlich moralische Distanzierung aller – des Chors, des Autors, der Zuschauer – verschleiert die faktische Distanzierung, den Verrat am geopferten Heros, und die Internalisierung des Opfers macht dessen manifeste Brutalität vergessen. Die Solidarität aber scheitert auf beiden Seiten in dem Moment, wo sie beansprucht wird: der Heros versteigt sich in seine einsame Hybris, Chor und Zuschauer ziehen sich auf ihre starre Moral zurück. Die unterschwellige Distanzierung führt insgeheim zu um so tieferer Verstrickung; denn im Mitleiden wird die Strafe sanktioniert, und die identifikatorisch erlebte »Furcht«[2] führt nicht zu öffentlichem Beistand, sondern zum privaten Schuldgefühl.

Für Hegel liegt im Schuldgefühl die Größe des tragischen Heros: »Es ist die Ehre der großen Charaktere, schuldig zu sein«; tragische Schuld bedeute aber keineswegs Rührung und Reue im Sinne des modernen Selbstbewußtseins, also keine »for-

---

[1] Vgl. Heinrich, ebd.

[2] Das griechische Wort *phobos* ist angemessener mit »Schaudern«, »Schrecken« wiedergegeben. Bei Homer heißt es in seiner primären Bedeutung »Flucht«. Vgl. Carl Capelle: *Wörterbuch über die Geschichte des Homeros und der Homeriden.* Darmstadt [10]1968, S. 580

melle« Subjektivität, sondern eine, die »als Pathos und Macht seines [des Individuums – S.A.] ganzen Wollens in der Seele lebt... in jener ebenso gediegenen als gebildeten Objektivität, in deren Tiefe, Maß und plastisch lebendiger Schönheit vor allem SOPHOKLES Meister ist.«[1] Doch das Schuldbekenntnis anerkennt nur das eine Verbrechen, das Verbrechen an dem Vater; es verleugnet aber, in wessen Namen das Verbrechen begangen wurde. Gerade dies ist auch die Bedeutung des Schuldgefühls gegenüber dem Vater. Die Ambivalenz gegenüber der Mutter wird mit dem Untergang des Ödipuskonflikts verdrängt, und der Knabe verwandelt das Konfliktpotential in Anhänglichkeit nach beiden Seiten: die Zärtlichkeit der Mutter gegenüber manifestiert den Pakt mit dem Vater, die Hochschätzung des Vaters symbolisiert die Reverenz an die Mutter. In dem Maße, wie diese Balance sich hält, bleibt die patriarchalische Familie intakt; wo matriarchalische Reste noch überdauern – z. B. in den katholisch geprägten Ländern Südeuropas –, bildet sich die Ambivalenz der Mutter gegenüber intensiv aus, weil die unterdrückten Frauen die Söhne an sich binden; wo das Patriarchat streng herrscht – etwa in den protestantischen Siedlerfamilien der expandierenden USA –, tritt die Ambivalenz dem Vater gegenüber verstärkt hervor, weil die Väter ihrerseits die Konkurrenz mit den Söhnen forcieren. In jedem Fall aber entzieht sich das Latente und Unverstellte der ödipalen Wünsche.

Das Schuldgefühl gegenüber dem Vater, als »topische Abart der Angst«[2] ein Kompromiß aus Es und Ich, also zwischen dem mit Kastration drohenden Vater und der verdrängten Angst vor der Mutter, ist ein immer mißlingender Versöhnungsversuch mit dem Vater. Weil die Aggression gegen ihn aus einer verdrängten Angst gespeist wird, die verdrängte Gefahr also noch auf den Vater projiziert wird, heißt das Schuldgefühl, daß Versöhnung gar nicht wirklich gewollt wird. Im Aufsichnehmen der Schuld, in der Selbstkastration, versöhnt sich Ödipus nicht mit dem Vater, sondern, indem er Gleiches mit Gleichem vergilt, kauft er sich frei. So erneuert die Tragödie den Opferzwang, wenn auch in Form einer Internalisierung des Opfers. Es ist diese Internalisierung des Opfers, die in den monotheistischen Religionen, wo

---

[1] HEGEL: *Ästhetik II.* a.a.O., S. 566

[2] Vgl. FREUD: »Das Unbehagen in der Kultur«. *GW* XIV, S. 495

selbst die Symbolisierungen des bedrohlichen Weiblichen noch verdrängt sind, zur gemeinschaftsstiftenden Basis wird; und diese Internalisierung findet in FREUDS Konzeption eines mann-männlichen Konkurrierens ihren symptomatischen Ausdruck.

FREUDS Theorie über die Gesellschaftsgründung durch den Urvatermord, ebenso wie die über den Beginn des Individuationsprozesses in der mann-männlichen Angst, ist sozusagen halb Analyse und halb Ausdruck eines Verdrängungsprozesses. Zivilisation und Individuation sind auf Triebverzicht gebaut, symbolisiert im Inzestverbot, denn das Inzestverbot steht für den historischen Anfang als Maßnahme zur Unterdrückung der weiblichen Macht, wie es für den Knaben nicht etwa nur den Wunsch auf die Mutter betrifft, sondern, vom Vater vorgelebt, die repressive Beziehung zur Frau ausdrückt. Im Opfer der eigenen Triebwünsche wird die Beziehung zur Frau geopfert. Es ist diese Selbstkastration des Vaters, die er an seinen Sohn weitergibt und die sich als auf Verzicht zu bauende Solidarität, dargestellt in der Anerkennung des autonomen Individuums gegenüber seinesgleichen, erweist. Im Schuldgefühl des Sohnes steckt das ewige Mißlingen dieser Solidarität, die im immer erneuten Konkurrieren wieder zunichte wird.

Weiter oben sagten wir bereits, die psychoanalytische Theorie sei eine Theorie des Mißlingens, wie FREUD sie uns in der mißlingenden Solidarisierung der Bruderhorde entwirft. Die Ambivalenz gegenüber dem Vater kann sich nicht lösen, wo das Verhältnis zum anderen Geschlecht aus unbewußter Angst selbst negiert wird und die Frau nur als Objekt, nicht aber als Subjekt angstfrei anerkannt werden kann. Solange der Mann seine Identität aus unbewußter Angst nicht in der Geschlechterbeziehung finden kann, wird er sich dem Vater unterwerfen, den er zugleich, wegen des Konkurrenzkampfes um die Mutter, immer zu beseitigen trachtet.

In der Nachfolge FREUDS gibt es eine Reihe von Ansätzen, die seine Konstruktion der rein mann-männlich motivierten Angst bestritten haben. Zwei davon scheinen uns bedeutsam zu sein: OTTO RANK und GÈRARD MENDEL. Für beide ist die Identifikation mit dem Vater eine Abwehr der Angst vor der Mutter. Nach RANKS Ansicht sind alle späteren Ängste Verschiebungen des Geburtstraumas. Seine These ist, daß alles menschliche Streben der Realisierung des einzigen Wunsches nach der Rückkehr in den Mutterleib gilt, das jedoch wegen des Geburtstraumas an seiner inneren Unmöglichkeit scheitern muß.[1] So ist für RANK alles das, was dieses Streben nicht mehr zu erkennen gibt, Abwehr und Ersatz; Sublimation und Verdrängung fallen bei ihm zusammen. RANKS Theorie kann daher den Individuationsprozeß als Entwicklungsprozeß nicht erklären. FREUDS zentrale Frage nach dem Ödipuskomplex, und er ist der stoffliche Ausgangspunkt der psychoanalytischen Theorienbildung, »denn in der Analyse wird man immer auf den Vater als Träger des Verbots [Inzestverbot – S.A.] stoßen«[2], entfällt bei RANK.

Anders MENDEL, dem es wie FREUD um den zivilisations- und individuationsgeschichtlichen Prozeß zu tun ist.[3] Doch während FREUDS Ausgangspunkt die psychische Auseinandersetzung des Kindes mit seiner sozialen Erfahrung ist, an der Subjekt und Objekt, auf das sich das Kind mit Wünschen und Ängsten bezieht, beteiligt sind, gibt es für MENDEL überhaupt nur das Kind als Prozeßbeteiligten. Nicht nur unterschlägt er wie FREUD die Rolle der Mutter, obwohl er die Angst vor ihr als früheste Angst betrachtet, er unterschlägt auch die angstmachende, weil mit Kastration drohende Rolle des Vaters. Der psychische Prozeß erscheint in dieser Theorie wie eine automatisch ablaufende innerpsychische Dynamik, nicht mehr als Auseinandersetzung mit der Realität.

Um der Angst vor der Mutter zu entfliehen, identifiziert sich laut MENDEL das Kind mit dem Vater, indem es ihn idealisiert und so seine Angst mindert. Die Kastrationsangst vor dem Vater wird zum alleinigen Resultat projizierter Aggressionen des Kindes. Das Schuldgefühl begründet sich nicht aus realer Schuld, wie bei FREUD, sondern aus dem natürlichen, in der Frühzeit noch zu Lebzeiten des Kindes eingetretenen Tod des Vaters, den das Kind in seinem magischen Denken als von ihm verschuldet betrachten mußte. So unterscheidet sich MENDELS Begründung der Kastrationsangst vor dem Vater nicht von der FREUDschen. Die Glättungen, die er an der Urhordenkonstruktion vornimmt, gehen völlig an dem Sinn dieser Konstruktion vorbei.

---

[1] Vgl. RANK: *Das Trauma der Geburt*, a.a.O.

[2] FREUD – *Abraham Briefe*, a.a.O., S. 323

[3] Vgl. MENDEL: *Die Revolte gegen den Vater*, a.a.O.

Freuds *Ödipus-Konstruktion* steht in seiner Individuumkonzeption als Begründung für die Autonomie des einzelnen vor allen kollektiven Bindungen: Autonomie als männliche Autonomie gegenüber väterlicher Konkurrenz und Bedrohung von seiten der Mutter. Das *Ödipus-Drama* nimmt im abendländischen Denken eine vergleichbare Stellung ein. Freuds Konzeption hat als Stoff den mißlingenden Solidarisierungsversuch der Söhne, die erst durch dieses Mißlingen zu dem folglich ebenso mißlingenden Ausbruch aus familialen Verstrickungen getrieben werden, von denen, internalisiert im Überich, sie ihr Leben lang beherrscht werden. Im 19. Jahrhundert gibt es vielfältige soziale und literarische Strömungen, an denen sichtbar wird, daß die psychische Balance von Angst und Protest, die in den autoritären gesellschaftlichen Strukturen Objektivation und Rechtfertigung findet, nicht mehr zu tragen schien. Kollektive, egalitäre Strömungen mit Ansätzen zu einem neuen Individuumverständnis entstanden ebenso, wie in der Literatur ein wenn auch regressiver Durchbruch der unterdrückten Angst vor dem Weiblichen zum Vorschein kam. Beide Strömungen müssen in ihrem Zusammenhang als Protest gegen das herrschende Verhältnis von Individuum und Gesellschaft begriffen werden, in dem das autonom gedachte Individuum sich zunehmend seinen äußeren und inneren Zwängen ausgeliefert fühlt, also gerade das Selbstverständnis individueller Autonomie zu Bruch ging.

Als Freud seine Abhandlung über *Totem und Tabu* schrieb, hätte er in den damals in Deutschland und Österreich neu gegründeten Bünden der Jugendbewegung Material genug für den kollektiven Versuch gefunden, die Vaterherrschaft abzuschaffen. Auch dort hätte er gefunden, was mit der Bruderhordenkonstruktion dargelegt werden sollte – die versuchte und mißlungene Solidarisierung. Die Jugendbewegung hatte begonnen mit der Absage an die väterliche Tyrannei mit dem Ziel vor Augen, selbst nicht eine gleichartige Generation von Vätern zu werden. Die aus der eigenen Mitte gewählten Führer sollten jeder nur *primus inter pares* und jederzeit austauschbar sein. Doch ohne Autoritätsgefälle und Vater-Sohn-Spannung war auf die Dauer kein Gruppenzusammenhalt möglich, lediglich trat jetzt an die Stelle des eigenen Vaters ein Vaterersatz, so daß die Ambivalenz gegenüber dem eigenen Vater, auseinandergelegt auf zwei Figuren, um so sicherer festgehalten werden konnte. Im Faschismus wurde dann denen, die das Vatersein verleugnen wollten, das Vatersein auch erlassen; zumindest konnten sie dank der hierarchisch gegliederten Gesellschaft mit einem Führer an der Spitze immer ein Stück weit den Sohneshaß beibehalten.

Die Gewährleistung des Gruppenzusammenhalts durch die Aufrichtung der Vater-Sohn-Spannung hebt nicht etwa die Konkurrenz der Söhne untereinander, das gruppensprengende Moment, auf, doch wechselt das Objekt, um das konkurriert wird. Der ursprüngliche Konkurrenzkampf um die Frau wird zum Konkurrenzkampf um die Liebe des Führers und damit zu einem die Gruppe stabilisierenden Faktor, denn Aggression gegen den Vater-Führer führt zu Schuldgefühl und dem Versuch der Wiedergutmachung, dessen Gelingen nur in der Anerkennung durch den Führer seine Bestätigung findet. Daß aber der Konkurrenzkampf um die Frauen die Gruppen, die vom Ausschluß der Frauen leben, immer wieder zu sprengen droht, zeigt sich an vielen Einzelheiten. Die Beziehung zu Frauen und die Beziehung zur Gruppe spielt sich für den einzelnen als konfliktreich, weil in Konkurrenz zueinander stehend, ab. GERHARD FUCHS beschreibt einen »Schülerverein«[1], der nur dann stabil war, wenn er aus Mitgliedern ohne Freundinnen bestand; Mitglieder mit Beziehungen zu Mädchen verließen nach kurzer Anwesenheit wieder die Gruppe.

Am deutlichsten wird die Motivierung für die Gruppenbildung als gegen das bedrohliche Geschlechterverhältnis gerichtet an den ideologischen Verherrlichungen der Männerbünde. In seinem Aufsatz *Was ist Antifeminismus?* begründet HANS BLÜHER die Ablehnung der Beteiligung von Frauen an den Bünden mit ihrem »ungeistigen, unschöpferischen« Charakter. »Für die Entschlossenen, die Geistigen, steht heute das echte Weib dem echten Manne ferner gegenüber als je...«[2] BLÜHERS sämtliche Abhandlungen behandeln das Geschlechterproblem; ähnlich wie bei FREUD laufen sie immer darauf hinaus, das Mängelwesen

---

[1] GERHARD FUCHS: »Ein Schülerverein«. In: *Vom Gemeinschaftsleben der Jugend* (Hg. S. BERNFELD). Leipzig/Wien/Zürich 1922, S. 58ff.

[2] HANS BLÜHER: »Was ist Antifeminismus?«. In: *Gesammelte Aufsätze.* Jena 1919, S. 86

der Frau zu beschwören. Die Auseinandersetzung, wenn man davon überhaupt sprechen kann, wird auf eine Ebene verlagert, worin das eigentlich Bedrohliche, also auch das eigentliche Motiv von Blühers Bemühen nicht mehr wiedererscheint. Die permanente Bedrohlichkeit zeigt sich jedoch allein in der Tatsache, daß Blüher sich ständig mit diesem einen Problem beschäftigt und es in der Form der »Verneinung« von sich weist. Daß sich hier etwas ins Bewußtsein gedrängt hat, das nun nicht mehr zu verleugnen ist, wird unübersehbar. Auch könnte man den Mutterkult im Faschismus nicht verstehen, hätte die Zeit davor nicht einen Fortschritt in der Emanzipation des Geschlechterverhältnisses gebracht. Im Mutterkult bleibt der Frau ein Stück Anerkennung bei gleichzeitiger Unterordnung unter die Belange des patriarchalisch organisierten Ganzen.

Das Scheitern der Jugendbewegung in ihren politischen und lebensreformerischen Absichten lag in der Realitätsverleugnung. Anstelle von Klassenkampf und Geschlechterspannung setzte sie ein »O Mensch«-Pathos, wo Prolet und Bürger zu Menschen, Mann und Frau zu Kameraden wurden. Ihr Versuch der Lösung des allseits bedrohlichen Konflikts lag in einer intellektuellen Entmächtigung und Aufhebung der realen gesellschaftlichen Dynamik zu einem stofflich entleerten Menschheitsbegriff.

Weniger politisch als lebensreformerisch orientiert galt ihr primärer Protest der Amoralität und der Dekadenz des *Fin de siècle*. Gerade die Gemeinsamkeit des Protests gegen falsche Moral konnte sie nicht sehen. Statt gegen Opfer und Verzicht zu protestieren, obwohl darin ihr ursprünglicher Impetus zu begreifen ist, forderte sie eine Radikalisierung des Verzichts; erst mit diesem Verrat an den eigenen Intentionen wurde sie für politische Strömungen verfügbar, die letztendlich in den Faschismus einmündeten.

Die Strömung, gegen die die Jugendbewegung protestierte, findet ihren literarischen Ausdruck in der sogenannten Schwarzen Romantik. Als Kehrseite puritanischer Moral zeigt sie das Beherrschtsein durch und Verfallensein an die eigenen Wünsche und Ängste – im Gegensatz zu Selbstbeherrschung und Autonomie. Der ehedem obsiegende Mann ist seinen Ängsten vor dem Weiblichen ausgeliefert, und das mit Lust. Nicht also um Emanzipationsliteratur geht es hier, wohl aber um das Sichtbarwerden einer Seite des Geschlechterverhältnisses, die zuvor verdrängt und verschwiegen wurde. Ich werde nur ein paar Beispiele anführen; was sich darin ausdrückt, kann in einer Vielzahl anderer Kunstwerke wiedergefunden werden. In der bildenden Kunst sind es besonders MOREAU und vor ihm schon FÜSSLI, in der Literatur FLAUBERT, WILDE und andere, die nicht nur – denn darin könnte FREUD noch zustimmen – das Weib als ungezügelte Natur darstellen; bezeichnender für sie ist noch das grausam Tyrannische ihrer Frauengestalten oder, komplementär dazu – wie bei MOREAU –, das Masochistische ihrer Männergestalten. MOREAUS HERAKLES, vor dem Kampf mit der Hydra wie mit den Töchtern des THESPIUS, ist nicht mehr der Bezwinger des Schicksals, sondern ängstlich erstarrt ihm ausgeliefert. In dem Bild *Ödipus und die Sphinx* verkrallt sich die *Sphinx* in die Brust von ÖDIPUS, sie bemächtigt sich seiner und nicht umgekehrt.

Ein beliebtes Sujet in Malerei, Literatur und auch Musik war die Figur der SALOME. Ich gehe hier nur auf die Erzählung *Herodias* von FLAUBERT ein, sie ergänzt unsere Interpretation von ÖDIPUS sehr gut. Kurz gefaßt ist der Gang der Handlung folgender: HERODIAS erbittet von ihrem Mann HERODES ANTIPAS die Tötung von JOCHANAAN, der von ANTIPAS gefangengehalten wird. ANTIPAS verweigert diese Bitte, angeblich aus politischen Gründen, doch diese Gründe scheinen eher eine Rationalisierung zu sein; sein wahres Motiv ist seine Beziehung zu JOCHANAAN. »Seine Macht ist groß... Ich liebe ihn... trotz meiner.«[1] HERODIAS, die von JOCHANAAN verschmäht wurde und ihn deshalb haßt, plant auf anderen Wegen zu ihrem Ziel zu kommen. Ihr Scheitern bei ANTIPAS liegt an ihrer beider mittlerweile erkalteten Liebesbeziehung; ein Versuch, gemeinsame Erinnerungen zurückzurufen, zeigt es ihr. So läßt sie auf einem Fest ihre Tochter SALOME, die bis dahin in Rom erzogen wurde und deshalb für alle Anwesenden unbekannt ist, auftreten: eine zweite HERODIAS. SALOME berauscht durch Schönheit und Tanz den ANTIPAS, bis dieser, um ihre Gunst zu erwerben, ihr die Erfüllung aller Wünsche verspricht – da verlangt sie den Kopf des JOCHANAAN. ANTIPAS muß sein Wort halten, JOCHANAAN wird enthauptet und das Haupt wird den gierigen Festteilnehmern

---

[1] GUSTAVE FLAUBERT: »Herodias«. In: *Trois Contes – Drei Erzählungen*. Frankfurt/M. 1961, S. 149

vorgeführt. Nur ANTIPAS wendet sich ab, doch der Kopf kommt auch zu ihm. »Tränen liefen über die Wangen des Tetrarchen.«[1]

JOKASTE schien nicht unbeteiligt am Vatermord von ÖDIPUS. HERODIAS ist ganz eindeutig die Drahtzieherin. Verkörpert sie die Kälte und Herrschsucht, so SALOME die sexuelle Verfallenheit des Mannes. Unter der Herrschaft der Frau begeht ANTIPAS den Vatermord, denn als Sohnesliebe muß man die Beziehung von ANTIPAS zu JOCHANAAN betrachten. Die Bedrohung durch die Frau und die Faszination des Ausgeliefertseins an sie wird in dieser Erzählung von FLAUBERT sehr sinnlich zur Darstellung gebracht.

Diese Beispiele sollten veranschaulichen, daß FREUD in der Kunst seiner Zeit – und FREUD war ein großer Kunstkenner – hinreichend Material gefunden hätte, das seine *Ödipus-Konstruktion* – die Mutter als Objekt, der Vater als Kastrator – relativiert hätten. In diesem Zusammenhang möchte ich kurz auf die feministische Kritik an der männlichkeitsverherrlichenden Literatur eingehen; denn dieser Kritik zufolge zeigt sich dort ein völlig anderes Männlichkeitsbild als in den zuvor von mir angeführten Beispielen. KATE MILLET setzt sich in ihrem Buch *Sexus und Herrschaft*[2] mit besonders »malechauvinistischen« Schriftstellern wie NORMAN MAILER, HENRY MILLER und D.H. LAWRENCE auseinander. Mit Recht kritisiert sie die Herauskehrung männlichen Machtgefühls, dem die Frau als Manipulationsobjekt erscheint, und damit die Erniedrigung der Frau. Doch sie fragt nicht nach dem Grund. HENRY MILLER ergeht sich ausführlich in der Beschreibung der sexuellen Potenz seines jeweiligen Helden. Er ist es, nach dem sich die Frauen verzehren, der sie in Verzückungen höchster Lust versetzt und der ihnen eine nie zuvor erlebte orgastische Befriedigung verschafft. Doch kein einziges Mal wird von seiner Befriedigung gesprochen, vielleicht wird sie erwähnt, doch seine wirkliche Befriedigung liegt auf anderer Ebene, sie liegt im Nachweis seiner Potenz. Es ist die Angst, impotent zu sein, die solche Potenzprotzerei hervorbringt, und es ist die Angst vor der Hingabe; einzig die Frauen geben sich hin, während er die Situation beherrscht. Wenn der Held in *Sexus* sagt: »Ida verschlang alles wie eine Anaconda. Sie

---

[1] A.a.O., S. 193

[2] Vgl. KATE MILLET: *Sexus und Herrschaft.* München/Wien/Basel 1971

war herzlos und unersättlich«[1], dann begreifen wir, warum er sich nicht hingeben kann: Er hat Angst vor dem Verschlungenwerden, vor der Kastration.

Nach diesem Exkurs in die Literatur, der der Materialisierung von FREUDS Individuationstheorie, in deren Zentrum die Konstruktion des Ödipuskomplexes steht, zuarbeiten sollte, kehre ich zu FREUD zurück. Der Ödipuskomplex dokumentierte das Verhältnis von Vater, Mutter und Sohn als von Geschlechterspannung bestimmt; in der Konstruktion des Überichs war diese Geschlechterspannung nicht mehr präsent. Die Materialanalyse zeigt hinlänglich, so scheint mir, daß das Überich aus der bedrohlichen Geschlechterspannung – bedrohlich für den Knaben nach beiden Seiten – herrührt und daß von daher die Identifikation zwischen Vater und Sohn, die eine wechselseitige ist, den Ersatz eines Bündnisses bildet, das mißlingt, solange die Frau in dieses Bündnis nicht eingeschlossen ist. Wo der Vater derjenige ist, der den Verzicht des Knaben erzwingt, wird Solidarität nur auf der Ebene des Verzichts möglich. Die notwendige Auflehnung gegen den erzwungenen Verzicht, die mit der Aktualisierung des Wunsches auch die Angst mobilisiert, läßt diese Angst als Strafe für den Bündnisbruch, als Strafe für Verrat am Vater erscheinen und führt von daher zu Schuldgefühl.

In FREUDS eigenem Material findet sich die Analyse eines Patienten, dem diese Identifikation mit dem Vater nie voll gelungen war, bei dem deshalb die Realbeziehungen, die in die ödipale Phase eingegangen waren und die mit dem Untergang des Ödipuskonflikts eine wenn auch repressive, so doch realitätsmächtige Synthese gefunden hatten, besser rekonstruierbar waren als beispielsweise in der Geschichte des »Kleinen Hans«. An diesem Fall läßt sich FREUDS selektive Vorgehensweise sehr gut demonstrieren; auf ihn möchte ich deshalb zum Abschluß der Materialdarstellungen eingehen. Er bringt zwar kein prinzipiell neues Material, doch den Beweis, wie sich das, was wir auf der Ebene historischer Manifestationen über die treibende Kraft des Geschlechterverhältnisses im Individuationsprozeß erfahren konnten, in der unmittelbaren Dimension psychischer Beziehungen wiederfinden läßt.

Der Fall, um den es sich handelt, ist eine Kinderneurose,

[1] HENRY MILLER: *Sexus*. Hamburg 1970, S. 214

rekonstruiert aus dem Material eines zur Zeit der Analyse 25jährigen Mannes. Schlüsselereignis für die Analyse war ein Traum, den der Patient als Kind im Alter von vier Jahren hatte. Wegen des Inhalts dieses Traums ist der Patient unter dem Namen »Wolfsmann« bekannt geworden.[1] Das wesentliche Ergebnis aus der Analyse des Traums ist folgendes: Im Traum war der auf den Vater gerichtete homosexuelle Wunsch des Knaben zur Äußerung gekommen; die damit verbundene Kastriertheit durch Identifikation mit der Mutter ruft Kastrationsangst auf den Plan, daher wird die Wendung zur Homosexualität doch wieder abgewehrt; zugleich aber gelingt dem Knaben auch nicht die Identifikation mit dem Vater und die heterosexuelle Objektwahl. Daß es die Kastriertheit der Mutter ist, die den Knaben von einer Identifikation abhält, erschließt Freud aus dem Traummaterial. Ich kann hier keine Rekonstruktion des ganzen Traumes liefern, es muß das Resultat genügen. Wesentlicher Inhalt des Traums war eine reaktivierte Urszene, wo der beobachtende Knabe sich der Geschlechtsteile seiner Eltern vergewissern konnte. »Der Erfolg des Traumes war also nicht so sehr der Sieg einer männlichen Strömung, sondern die Reaktion gegen eine feminine und passive.«[2] Die lebenslange bzw. zumindest bis zum Zeitpunkt der Analyse durch Freud latent verbleibende Homosexualität kann nach Freud deshalb nie zum Zuge kommen, weil sie mit Kastration einhergehe. Auffällig ist nun, daß Freud der Frage nach der Herkunft der Homosexualität des Kindes wenig Aufmerksamkeit schenkt. Er sieht sie durch einen Verführungsversuch der etwas älteren Schwester an dem Knaben, worin er der Verführte, also der Passive war, hinreichend begründet und verständlich.

Der Erwerb der Geschlechtsrolle ist bei der Homosexualität genauso wie bei Heterosexualität aus der Erfahrung des Geschlechterverhältnisses und nicht nur aus der Erfahrung mit Mann oder Frau gewonnen. Homosexualität heißt deshalb immer Identifikation mit dem gegengeschlechtlichen und Mißlingen der Identifikation mit dem gleichgeschlechtlichen Elternteil. In der vor dem Traum liegenden Zeitperiode hatte der Knabe sehr wohl eine auf männlicher Objektwahl beruhende Identifi-

---

[1] Es handelt sich dabei nicht nur um den berühmtesten, sondern wohl auch am gründlichsten recherchierten und analysierten Fall in der Psychoanalyse. Vgl. dazu Muriel Gardiner (Hg.): *Der Wolfsmann vom Wolfsmann*. Frankfurt/M. 1972

[2] Freud: »Aus der Geschichte einer infantilen Neurose«. *GW* XII, S. 147

kation mit dem Vater gezeigt. Sein sogenanntes Schlimmwerden, das einige Monate vor dem Traum begonnen hatte, datierte seit der Zeit eines mißlungenen sexuellen Annäherungsversuchs gegenüber der von ihm sehr geliebten Kinderfrau im Alter von etwa dreieinhalb Jahren. Diese hatte ihn mit einer Kastrationsdrohung abgewiesen. Mittels einer Deckerinnerung war noch eine analoge Situation zu rekonstruieren, die ebenso in einer Kastrationsdrohung endete. Im Alter von zweieinhalb Jahren hatte er einem von ihm heiß verehrten Mädchen beim Aufwischen zugeschaut, dabei auf den Boden uriniert, und sie hatte daraufhin eine scherzhafte Kastrationsdrohung ausgesprochen.

Die Stellung des Mädchens beim Aufwischen – kniend, mit ausgestrecktem Po – konnte der Knabe mit der Stellung der Mutter beim *coitus a tergo* identifizieren, denn diese Stellung wurde als die der Urszene erinnert; sein Urinieren kann deshalb nur mit Sexualerregung und der Identifikation mit dem Vater erklärt werden – in diesem Alter kann sich das Kind unter dem Koitus nur ein Urinieren vorstellen. Die Deckerinnerung, die diese Erinnerung festhielt, bezog sich auf ein später vorgefallenes Ereignis. Der Patient erinnerte sich, einem Falter nachgerannt zu sein, dann aber plötzlich angstvoll schreiend von diesem Vorhaben abgelassen zu haben. Die Erinnerung an den Schmetterling führte zu dem unheimlichen Eindruck, »wie wenn eine Frau die Beine öffnet«.[1]

Aus dem hier dargelegten Material liegt die Schlußfolgerung nahe, daß die Kastrationsdrohung für den »Wolfsmann« von der Mutter ausgeht und deshalb die Identifikation mit dem Vater nicht gelingt, während die zeitweilige Identifikation mit der Mutter der Abwehr der Angst vor ihr dienen soll. Auch FREUD unterschlägt dieses Problem nicht, doch seine Lösung kann nicht befriedigen. »Die Kastrationsdrohungen oder Andeutungen, die er erfahren hatte, waren vielmehr von Frauen ausgegangen, aber das konnte das Endergebnis nicht für lange aufhalten... Der Knabe hat hier ein phylogenetisches Schema zu erfüllen und bringt es zustande, wenngleich seine persönlichen Erfahrungen nicht dazu stimmen mögen.«[2] Gemeint ist die für FREUD im Traum sichtbar werdende Angst vor dem Vater.

---

[1] A.a.O., S. 123
[2] A.a.O., S. 119

Kehren wir jetzt noch einmal zu FREUDS Traumdeutung zurück. Woraus kann FREUD schließen, daß sich im Traum der Wunsch auf den Vater, der in Kastrationsangst geendet ist, geltend gemacht hat? Kann es nicht auch der Wunsch auf die Mutter gewesen sein, der ebenso in Kastrationsangst enden mußte? Warum soll die in der Realerfahrung des Knaben als kastrierend empfundene Mutter im Traum als Kastrierte erscheinen?

Die im Baum sitzenden Wölfe haben riesige Schwänze. In einem späteren Aufsatz von FREUD finden wir: »Eine technische Regel: die Vervielfältigung der Penissymbole bedeutet Kastration, ist hier bestätigt.«[1] Vielleicht wird sie auch in diesem Traum bestätigt. Der Baum ist, wie FREUD sagt, häufig ein Symbol für die Frau. So ist auch hier die Kastration der Wölfe, die der Wolfsmann mit dem Vater identifiziert, eine Kastration durch die Mutter.

FREUD zieht für seine Interpretation Wolf = Kastrator = koitierender Vater die Assoziation des Patienten heran, nach der ihn die Hockstellung der Wölfe an den koitierenden Vater erinnert; hinzu kommt die große Angst, die der Patient in späterer Zeit vor seinem Vater hatte. Auch die Zahl 6, die sich durch Assoziation an das Märchen vom Wolf und den sieben Geißlein anschließt, wertet FREUD für seine Vater-Interpretation, denn in dem Märchen ist es der Wolf, der die Geißlein frißt. Doch dem steht entgegen, daß es sechs Geißlein sind – im Traum waren es sechs oder sieben Wölfe –, die gefressen werden. So erscheint der Vater als von Kastration bedroht und als Kastrator zugleich.

Die Lücken der Traumdeutung sind nachträglich nicht füllbar. Doch in FREUDS Interpretation bleibt in jedem Fall ungeklärt, warum dem Kind die Identifikation mit dem Vater nicht gelingt. Der dafür angeführte Grund, die Homosexualität des Knaben, müßte doch selbst gerade erklärt werden.

Vorhin nannte ich einige Anzeichen aus dem Verhältnis des »Wolfsmannes« zu Frauen, die auf seine angstbesetzte Beziehung zu ihnen schließen läßt. Der analoge Schluß ergibt sich aus seinem Verhältnis zu Männern, das FREUD als eine merkwürdige Gegenströmung bezeichnet. Der Patient erinnerte, Mitleid mit dem kastrierten Vater zu haben, er behauptete, »daß er bei dem Koitus der Urszene das Verschwinden des Penis beobachtet,

---

[1] FREUD: »Das Medusenhaupt«. *GW* Bd. XVII, S. 47

den Vater darum bemitleidet und sich über das Wiedererscheinen des verloren Geglaubten gefreut habe«.[1] Nicht nur mit dem Vater hatte er Mitleid, besonders als dieser wirklich krank war, sondern ebenso mit Krüppeln, Bettlern, kränklichen Menschen und Juden (wegen ihrer Beschneidung), zugleich versuchte er durch tiefes Ausatmen eine Identifikation mit ihnen fernzuhalten.

Ein Detail aus dem Material, die Koitusstellung *a tergo*, scheint mir eine eigene Betrachtung wert zu sein. FREUD berichtet, daß alle Erinnerungen an Urszenen diese Koitusstellung festhalten. Woran das liegt – kaum im Vorherrschen dieser Stellung –, ist im Einzelfall nicht auszumachen. Klar scheint, daß sie die Phantasie des Kindes am meisten beeindruckt. Doch auch dann, wenn das reale Vorbild eine Tierbegattung gewesen sein sollte, bleibt die Frage, warum die Urszene in eine solche umphantasiert wird. Für den »Wolfsmann« bleibt zeitlebens eine Fixierung an diese Stellung bestehen, eine Fixierung, die nicht nur Angst, sondern auch Faszination bedeutet. Die Angst vor dem gelben Schmetterling war die Angst vor den sich schließenden Schenkeln des ersten Mädchens; gleichzeitig ist diese Stellung die einzige, in der der Patient den Sexualverkehr ausübt. Auch verliebt er sich spontan in Frauen, die er in dieser Stellung – am Boden auf den Knien, beim Putzen – antrifft, noch bevor er ihr Gesicht gesehen hat. Diese Fixierung ist Bestandteil seines sich auf vielen anderen Gebieten zeigenden Masochismus, eine Verbindung von Angst und Lust. Größte Angst um die Unversehrtheit seines Penis wechselt mit Lust an seiner Preisgabe. So scheint der *coitus a tergo* dem Sog, der in der Verbindung von Angst und Lust steckt, am meisten entgegenzukommen. Warum es aber dem »Wolfsmann« nicht gelungen ist, in der Identifikation mit dem Vater die Angst vor der Mutter zu verdrängen, muß offenbleiben. Vielleicht kann hier die Annahme von ABRAHAM herangezogen werden, daß der Ödipuskonflikt glimpflicher verlaufe, wenn die Mutter eine dominierendere Rolle spielt. So versteht sich die Angst vor dem Vater einzig aus der Konkurrenz um die Mutter. Dazu stimmt, daß der Konflikt des »Wolfsmannes« nicht als moralischer Konflikt bezeichnet werden kann[2],

---

[1] FREUD: »Aus der Geschichte...«., a.a.O., S. 121
[2] A.a.O., S. 145

denn dies setzt eine gelungene Identifikation mit dem Vater und die Entwicklung von Schuldgefühlen voraus.

Kommen wir nun zum Schluß dieses Kapitels, so sehen wir rückblickend, wie sich durch die Vielfalt des Materials, von dem wir nur einen Ausschnitt gegeben haben, das heroische (ödipale) Verhältnis von Angst und Verdrängung in der Beziehung der Geschlechter als das Gemeinsame hindurchzieht, an das die Theorie anzuknüpfen hat. Die Konsequenzen, die sich daraus für die Individuumkonzeption FREUDS ergeben, werden Thema des folgenden Kapitels sein. Hier bleibt einzig noch die Frage, wo sich das Verdrängte in FREUDS Theorie wieder zur Geltung bringt. Das bedrohliche, weil verdrängte Weibliche muß sich ebenso Ausdruck verschaffen wie die Dimension der Beziehung zum Vater, die zur Abwehr der Angst vor dem Weiblichen aufgebaut wurde.

Die Angst und Faszination gegenüber der kastrierenden Mutter kehrt in zweierlei Gestalt wieder. Einmal ist es das Es, das genauso gekennzeichnet wird, wie wir die psychische Repräsentanz der Mutter in dem Material gefunden haben: verlockend, abgründig, bedrohlich anziehend, »das Es ist ganz amoralisch«.[1] In FREUDS Biographie ist es die Stadt Rom, die in *Das Unbehagen in der Kultur* selbst mit dem Es verglichen wird.[2] FREUD hatte ein Verhältnis zu Rom wie zu keiner anderen Stadt, sie übte einen Sog auf ihn aus, dem er anfangs immer wieder ängstlich widerstand. Mehrmals plante er nach Rom zu fahren, gab den Plan jedoch aus einer inneren Angst wieder auf; einmal war er schon bis Assisi gekommen und kehrte wieder um. Erst nach der Überwindung vieler Widerstände fühlte er sich fähig, römischen Boden zu betreten. Von da an aber waren ihm die Romreisen fast zur Lebensnotwendigkeit geworden. In einem Brief an STEFAN ZWEIG nennt FREUD als eine der Bedingungen für seine psychische Balance, »daß ich bis zum Krieg und einmal nachher wenigstens einmal im Jahr für Tage oder Wochen in Rom sein mußte.«[3]

Um die verdrängte Seite des Verhältnisses zum Vater bei FREUD wiederzufinden, liegt es nahe, das Material heranzuziehen, wo es um Vaterfiguren geht. Auch bei den Mutterfiguren

---

[1] Vgl. FREUD: »Das Ich und das Es«. *GW* XIII, S. 283

[2] Vgl. FREUD: »Das Unbehagen in der Kultur«. *GW* XIV, S. 426ff.

[3] Vgl. *Sigmund Freud-Briefe* 1873–1939. Frankfurt/M. 1960, S. 399

wäre dies das angemessene Verfahren gewesen, doch es gibt in Freuds gesamtem Werk nur sehr wenige und dann sehr lapidare Bemerkungen über die Mutterrolle der Frau und kaum etwas über historische oder literarische Mütter.[1]

Diejenige Vaterfigur, die implizit zum Vergleich für alle anderen herangezogen wird und an der sich zugleich die gesamte psychoanalytische Konstruktion zu beweisen hat, ist der Therapeut in der Arzt-Patient-Beziehung. Auch an der analytischen Situation hätte Freud seine Gesellschaftstheorie entwickeln können, sie hätte ihm zum Vorbild und Vergleich für seine historische Konstruktion dienen können, denn der Prozeß der Analyse, die Gründe, die für sein Gelingen maßgeblich sind, implizieren eine Gesellschaftstheorie.

Der Analytiker als Stellvertreter des historischen Vaters unterscheidet sich nur in einem Punkt von diesem, nämlich darin, daß er sich dem Patienten gegenüber solidarisch verhält, so daß alle die Ängste aufgearbeitet werden, die in der Kindheit aus Angst vor dem Vater verdrängt wurden. Das Ziel der Analyse aber – »wo Es war, soll Ich werden« – ist eine Bestätigung unserer eigenen Konstruktion: nur in einem solidarischen Vater-Sohn-Verhältnis kann die angstbesetzte und verdrängte Geschlechterbeziehung wieder zum Bewußtsein kommen. So erweist sich die quasi künstliche Situation des psychoanalytischen Modells nur deshalb als erforderlich, weil der reale Vater diese Solidarität nicht aufzubringen vermochte. Weil Freud das Geschlechterverhältnis in seiner historischen Konstruktion verdrängt, konnte ihm die analytische Situation nicht zur Grundlage seiner Gesellschaftstheorie werden. So wie er die Rolle der Mutter verleugnet, so auch die daraus sich ergebende Implikation für die Rolle des Vaters. Nur die Dynamik auf seiten des Sohnes wird breit entfaltet, die Bestrebungen des Vaters dabei aber unterschlagen. So finden wir dort, wo Vaterfiguren dargestellt werden, deren Verhältnis zu Autoritäten und Söhnen nicht mitanalysiert. Auch dies wird am deutlichsten bei der Rolle des Analytikers.

Auf Funktion und Rolle des Analytikers bezogen, finden wir nur technische Regeln. Daß es gilt, die Gegenübertragung zu

---

[1] Vgl. dazu die zwei sehr kurzen, in einem fast fragmentarischen Stil verfaßten Abhandlungen von Freud: »Groß ist die Diana der Epheser«. *GW* VIII, S. 360f. und: »Das Medusenhaupt«. *GW* XVII, S. 47f.

unterdrücken, ist das, worauf FREUD am eindringlichsten hinweist.[1] Auch verwirft er alle Handlungsweisen, die in seinen Augen die Autorität des Analytikers untergraben könnten. Daß er sich über die Bedeutung der Gegenübertragung für die Deutungsarbeit im klaren ist, sei nicht bezweifelt. Hinsichtlich der Art der Aufmerksamkeit, die der Arzt in der Analyse dem Patienten schenken soll, empfiehlt er ein der analytischen Grundregel für den Patienten analoges Vorgehen, nicht im Zuhören schon auszuwählen und zu klassifizieren, sondern gleichmäßig alles Gehörte auf das Unbewußte wirken zu lassen.[2] Aber dennoch wird die dem Verhältnis von Agieren und Erinnern bei dem Patienten entsprechende Beziehung von Projektion und Konstruktion in der Deutung des Analytikers nicht inhaltlich gefüllt. In seiner Abhandlung über die Wirkung möglicher Konstruktionsfehler in der Deutung für den Patienten wird auf den Grund dieser Fehler nicht eingegangen.[3]

In der Rolle des Analytikers liegt FREUDS eigene väterliche Identität, und so wie er die Väter als außerhalb des zu analysierenden Zusammenhangs betrachtet, soll auch der Analytiker außerhalb stehen. Nicht die Anweisungen an den Analytiker stehen dabei zur Debatte, sondern das nie begründete Insistieren auf dessen Autoritätsrolle. Hier wird eine väterliche Autorität festgehalten, die doch nicht zuletzt gerade in der Analyse abgebaut werden soll. Daß FREUD sich selbst diese väterliche Autorität jenseits von Lob und Tadel rettet, darauf hat am nachdrücklichsten IMMANUEL VELIKOVSKY[4] aufmerksam gemacht. In seiner Abhandlung über den *Mann Moses* untersucht FREUD die Herkunft des Monotheismus, den er in seinen vielfältigen religionskritischen Hinweisen als Projektion einer Vatersehnsucht, als Versöhnungsversuch mit dem Vater erkannte. MOSES, der Religionsstifter und Urvater des jüdischen Volkes, beschäftigte FREUD deshalb, aus biographischen wie wissenschaftlichen Interessen, ganz besonders. In diesem Aufsatz überführt FREUD

---

[1] Vgl. FREUD: »Die zukünftigen Chancen der psychoanalytischen Therapie«. *GW* VIII, S. 108

[2] Vgl. FREUD: »Ratschläge für den Arzt bei der psychoanalytischen Behandlung«. *GW* VIII, S. 381

[3] Vgl. FREUD: »Konstruktion in der Analyse«. *GW* XVI, S. 41 ff.

[4] Vgl. IMMANUEL VELIKOVSKY: *Oedipus and Akhnaton.* (Doubleday) New York 1960

nun anhand eines Indizienbeweises Moses der Jüngerschaft von Echnaton, der in Ägypten den Monotheismus für die Dauer seiner Lebzeit eingeführt hatte. Statt nun aber in seiner Untersuchung einen Schritt weiter zu gehen, wie Abraham es getan hat, und nach den Gründen für Echnatons Vatersehnsucht zu fragen, läßt Freud als wahren Begründer des Monotheismus, als den eigentlichen Urvater, Echnaton bestehen. Gegen die Religion hatte Freud zeit seines Lebens gekämpft, und damit gegen den Anspruch des jüdischen Urvaters Moses. Doch zu guter Letzt rettet er sich gegen die andrängenden unbewußten Ängste eine Vaterfigur, mit der er sich zur Stärkung seines Überichs für einen hinreichenden Widerstand gegen den mütterlichen Sog identifizieren kann.

3. Kapitel

Angst als Symptom

Im ersten Kapitel zeigten wir, daß Angst als Funktion verstanden das Subjektive der Angsterfahrung unterschlägt, die es gerade zu begreifen gilt. Jede bestimmte Angst symbolisiert etwas, aber dieses Etwas zu bestimmen, versagt die Theorie, so sahen wir am zweiten Kapitel, wenn sie ihrerseits auf Symbolisierungen zurückgreift. In FREUDS Kategorie der Kastrationsangst fanden wir diesen Schritt zur Resymbolisierung, aber der Bezug zum Material, die Explikation des Ödipuskomplexes, lieferte zugleich den Schlüssel zur Eröffnung des vollständigen analytischen Zugangs. Das Symbol selbst, als Ausdruck einer Beziehung auf den kollektiven Grund, wie sie das Opferritual praktiziert, verwies auf den Zwang, den die Natur über die Menschen ausübt – hier in Gestalt der entzweiten Geschlechter –, zugleich hielt es aber den Anspruch auf Versöhnung fest. (Dies ist der Sinn aller phallischen Symbole, die die Kräfte der Vereinigung, Wiederherstellung und Neubelebung beschwören.) Die Verdinglichung der Ambivalenz im Symbol aber hob die Angst, der Natur ausgeliefert zu sein, nicht auf; der heroische Protest endete im Schuldgefühl, und zur Bedrohung durch die unversöhnte Natur kam das Zerbrechen der Gemeinschaft.

Mit der heroischen Verinnerlichung war jedoch auch Individualität des Handelns, Subjektivität der Empfindung gegeben; an diesen Punkt müssen wir die Öffnung des hermetischen Symbolzusammenhangs zur Symptomstruktur ansetzen; das Zwanghafte der kollektiven Verbindlichkeit wird sichtbar, wo diese individuell durchbrochen wird. Dem bis dahin ubiquitären Bereich der Öffentlichkeit entzieht sich eine isolierte Sphäre der Privatheit. In *Zwangshandlungen und Religionsübungen* hat FREUD, ausgehend vom beiden Gemeinsamen, dem Zeremoniell, eben diesen Unterschied herausgearbeitet.[1] Dabei verkehrt sich das Zwangsverhältnis: der Gläubige, der sein inwendiges Leben einer höheren Macht unterwirft, fühlt sich nach außen hin völlig frei; der Neurotiker, dem die Gesellschaft auf der Seele lastet, so

---

[1] Vgl. FREUD: »Zwangshandlungen und Religionsübungen«. *GW* VII, S. 131f.

daß er sich selbst äußerliche Zwänge vorschreibt, glaubt sein Inneres als unantastbares Eigentum gerettet zu haben. In Wirklichkeit erliegen beide einer Illusion, genauer, sie fabrizieren eine Illusion, um bedrohliche Ängste abzuwehren.

An einem alltäglichen Vorgang läßt sich das exemplifizieren. In einem kurzen Aufsatz hat FREUD die Beziehung von Symbol und Symptom am Beispiel des Hutabnehmens illustriert.[1] Die symbolische Repräsentation identifiziert Hut (Kopf) und Penis als feststehende Gleichung mit allen Imponderabilien, während die symptomatische Verknüpfung sich gebannt an der Gleichsetzung von Entblößung des Kopfes und Kastration festmacht, und zwar in dramatischer Zuspitzung auf die eigene Person. Gemeinsam ist Symbol- und Symptomhandlung der Wunsch, in diesem Falle nach Anerkennung, doch die Geste des Hutziehens bedeutet zugleich Unterwerfung. Derjenige nun, der die Geste des Hutziehens symbolisch handhabt, kann sich seiner Anerkennung sicher sein, während der Neurotiker Angst hat, ausgeliefert zu sein und deshalb zwanghaft sich zuvor der Anerkennung versichern will. In der symbolischen Handlung gelingt die kollektiv vermittelte Form von gegenseitiger Anerkennung, in der Symptomhandlung mißlingt sie, das Subjektive an ihr ist ihr Hilfeschrei. Doch gerade dieses Beispiel zeigt, daß der Stoff, an dem sich beide abarbeiten, der gleiche ist.

Zweifellos läßt sich eine Grenze zwischen Symbol und Symptom nicht eindeutig markieren. FREUD selbst schwankt; anfangs nennt er das hysterische Symptom auch »Erinnerungssymbol«[2], später versucht er, sogar typische Symptome – analog den typischen Träumen – in die Symptomatologie einzureihen,[3] der Katalog der »archaischen Erbschaft« der Symbolik wiederum fügt sich keinerlei Einordnung.[4] Wesentlich bleibt vor allem die Verankerung auch des Symptoms im Stoff, sonst hätte FREUD nicht auf dem Titel »Naturkunde« für die Psychoanalyse bestanden,[5] wäre die Therapie wirklich ein bloß hermeneutisches Verfahren

[1] Vgl. FREUD: »Eine Beziehung zwischen einem Symbol und einem Symptom«. *GW* X, S. 394

[2] Vgl. FREUD: »Die Abwehr-Neuropsychosen«. *GW* I, S. 63

[3] Vgl. FREUD: »Vorlesungen zur Einführung in die Psychoanalyse«. *GW* XI, S. 286

[4] Vgl. a.a.O., S. 155 ff. und FREUD: »Die Traumdeutung«. *GW* II/III, S. 353 ff.

[5] Vgl. FREUD: »Neue Folge der Vorlesungen zur Einführung in die Psychoanalyse«. *GW* XV, S. 194

wie bei Lacan: »Er [der Analytiker – S.A.] interpretiert ein Symbol und auf einmal verschwindet ein Symptom, das jenes Symbol mit Buchstaben des Leidens ins Fleisch des Subjekts eingeschrieben hat.«[1] Wir wollen hier nicht auf eine Symboltheorie hinaus; es kommt uns nur darauf an, am Zusammenhang von Form und Inhalt im Begriff der Verkörperung festzuhalten, und zwar nicht einer irgendwie »reinen« Verkörperung – denn das erbringt nur die Abbildung des herrschaftlichen, nämlich patriarchalischen Zwangs in der Entwertung der Materie zu einem Neutrum[2] –, sondern einer Verkörperung, die trotz ihres Kompromißcharakters nicht die ursprüngliche Intention verrät und eingedenk der Herkunft aus einem Konflikt nicht die Kosten des Kompromisses unterschlägt.

Weil Freuds Theorie eine Theorie des Mißlingens von Solidarität und Versöhnung ist, steht im Mittelpunkt seiner Analyse die Angstseite und das Zwanghafte des kollektiven Zusammenhangs. Doch weil er dieses Zwanghafte selbst nicht durchbricht, greift er letztendlich wieder auf eine vereinheitlichende Symbolisierung zurück in seinen verschiedenen Figuren eines Urvaters. Die Rückführung alles gesellschaftlichen Zusammenhalts auf ein väterliches Symbol und auf einen väterlichen Ursprung zeigt, daß die Balance von Unterwerfung und Anerkennung dauerhaft nur gewahrt wird, wenn man sich eines ambivalenzfreien eindeutigen Ursprungs glaubt versichert zu haben. Die Konkurrenz des abstrakten Messens und Vergleichens kann nicht als zweckfrei gedacht werden, auch wenn sie als solche immer propagiert wird. Das Ziel des Vergleichens ist nicht das Gleichsein, sondern das Überlegensein, und wie das Ziel des Äquivalententauschs der Profit ist, so kann es im Konkurrenzkampf nur Sieger und Besiegte geben und nie das, was eigentlich intendiert war, nämlich Solidarisierung. So ist jeder Sieg zugleich eine Niederlage, die nur

---

[1] Lacan: »Funktion und Feld des Sprechens und der Sprache in der Psychoanalyse«, a.a.O., S. 151

[2] Vgl. Lacan: »Die Bedeutung des Phallus«. In: *Schriften II*, a.a.O., S. 132. Noch auffallender ist der gänzliche Mangel eines Begriffs von Verkörperung in der Verkürzung des psychoanalytischen Verfahrens mittels eines linguistischen Operationalismus zu einer »Metatheorie« oder »Metahermeneutik«. Vgl. dazu Alfred Lorenzer: *Sprachzerstörung und Rekonstruktion.* Frankfurt/M. 1970, S. 14f. und Jürgen Habermas: »Der Universalitätsanspruch der Hermeneutik«. In: *Hermeneutik und Ideologiekritik* (Reihe »Theorie Diskussion«). Frankfurt/M. 1971, S. 149

als solche nicht erlebt wird, wenn es einen gesellschaftlich vermittelten Konsens gibt, der jenseits von Sieg und Niederlage die abstrakte Leistung selbst prämiert.

Die Bedeutung des Symbols als einerseits einheitsstiftend, andererseits auf Zwang basierend, bleibt auch in jener Entwicklung ungeschmälert enthalten, mit der die nachhaltige Erschütterung der tradierten kollektiv vermittelten und anerkannten Verkörperungsformen einsetzt, die im Abendland die christliche Kirche bot. Im 19. und 20. Jahrhundert entstehen und vergehen unzählige rein männlich besetzte Gruppierungen, deren Charakteristikum darin besteht, daß sie sich um ein Symbol gruppieren, das Einheit stiften soll.[1] Im Faschismus tritt der Zwangscharakter ganz extrem zutage, insofern die dort absolut dominierende Unterwerfung die Seite der Anerkennung unterschlägt. Wenn aber nicht in jedem auf Symbolisierungen gebauten kollektiven Zusammenhang Zwang und Unterwerfung vorhanden wären, hätte der Faschismus sich der Symbolfunktion nicht bedient; doch auch das Umgekehrte gilt: ohne das Versprechen der Versöhnung hätte die ganze verworrene Symbolik niemanden affiziert.

Wollen wir im Rückblick auf die vorstehenden Kapitel nochmals den bisherigen Gang unserer Untersuchung über das Verhältnis von Angst und Verdrängung auf den Begriff bringen, so können wir sagen, daß das Überich von seiner kategorialen Struktur her als Symptom zu bezeichnen ist, daß jedoch aus dieser Symptomfunktion seine historische Dimension nicht zu begreifen ist; denn statt des individuellen Ausbruchs in der Neurose fixiert das Überich gerade an die Zwänge der Gesellschaft. Doch dieser Widerspruch ist oberflächlich. Einerseits ist auch das neurotische Symptom ein Versöhnungsversuch mit der bedrohlichen Realität, zum anderen zeigt gerade das Konkurrenzverhalten, daß zwanghafte gesellschaftliche Verhältnisse ein zwangfreies Handeln gar nicht möglich machen. Totale Anpassung ist so neurotisch wie totaler Protest, und auch die Balance zwischen beiden trägt immer ein Stück individueller Pathologie;

---

[1] In Literatur und Kunst des ausgehenden 19. Jahrhunderts findet sich diese Bewegung sogar unter dem Schlagwort »Symbolismus« wieder, teilweise in der Bildung quasireligiöser Zirkel. Den Irrationalismus und Spiritualismus des Symbolismus, psychologisch als Narzißmus zu deuten, stellt heraus ARNOLD HAUSER: *Der Manierismus*. München 1964, S. 366ff.

so gesehen bildet das Überich das Mittelglied zwischen Symbol und Symptom.

Als Funktion von Ritual und Symbol hoben wir im Vergleich mit dem Symptom die dort wenn auch nur zwanghaft gelingende Vermittlung und Versöhnung heraus. Mit Recht kann FREUD deshalb sagen, daß die individuelle Neurose die kollektive Neurose Religion abgelöst habe. In der Neurose gelingt nun nicht einmal mehr eine zwanghafte Solidarisierung. Wo Konkurrenz keine Grenzen kennt und selbst das elitäre bürgerliche Solidaritätsmodell zu Bruch geht, verliert auch die abstrakt gemessene Leistung ihre gesellschaftliche Anerkennung ebenso wie ihre subjektive Befriedigung, weil sie selbst gar nicht mehr als gesellschaftlich sinnvolle Arbeit erscheint. Als Ausflucht aus dem sinnlosen Konkurrieren ebenso wie als Möglichkeit, dessen neurotisierenden Konsequenzen, der inneren Zerrissenheit zwischen Überich-Angst und Angst aus dem Es, zu entkommen, erscheint der Narzißmus. Er entzieht sich der Verbindlichkeit des auf Konkurrenz basierenden kollektiven Zusammenhangs ebenso wie dem Wiederholungszwang des Symptoms. In FREUDS Individuationstheorie steht für das Gelingen des Autonomiestrebens daher auch der Narzißmus ein. Ob Narzißmus diese Lösung wirklich ist oder ob er nicht jenseits von Autonomie und Solidarität eine total regressive Abhängigkeit von den Objekten impliziert, soll daher im folgenden untersucht werden.

I. *Narzißmus zwischen Selbstsüchtigkeit und Objektlosigkeit*

Die Theorie der Kastrationsangst, Kern von FREUDS Individuations- und Zivilisationstheorie, erkannten wir in der Rekonstruktion der Zivilisationstheorie im letzten Kapitel als symptomatischen Ausdruck der verdrängten Geschlechterspannung. Ebenso wie in der Zivilisationstheorie muß sich die Verdrängung der Geschlechterspannung in der Individuations- oder Reifungstheorie wiederfinden lassen. Das Überich hatte sich als Antrieb des Reifungsprozesses erwiesen. Wie wird nun das in der Überich-Bildung verdrängte Konfliktpotential bearbeitet, wird der verdrängte Konflikt gelöst? Reife als Gegenbegriff zu Neurose muß ja schließlich bedeuten, daß diese Konflikte nicht hemmend auf den Entwicklungsprozeß einwirken. Für FREUD war der im

Überich festgeschriebene Konkurrenzkampf zwischen Vater und Sohn das treibende Moment. Die Ablösung von den ersten Liebesobjekten und die Überwindung dieses Konkurrierens schien ihm gelungen und besiegelt im Erreichen eines sekundären, und in dieser Formulierung schon auf ein früheres Vorbild verweisenden Narzißmus. Das Interesse jeder Narzißmustheorie muß daher der Frage gelten, wie sich im Narzißmus die Beziehung zu den verinnerlichten und den äußeren Objekten gestaltet.

Die Stelle, die in der Zivilisationstheorie der Urvater einnimmt, wird in der Individuationstheorie die Konstruktion des primären Narzißmus besetzen. Auch der primäre Narzißmus ist Konstruktion eines Anfangs und Ursprungs, der, selbst nicht mehr genetisch analysierbar, zur Begründung psychischer Phänomene herangezogen wird, die sich für FREUD einer psychodynamischen Erklärung entzogen. Das zu lösende Problem war die Dynamik der mit dem Untergang des Ödipuskonflikts einsetzenden Identifikation mit dem Vater, die Verinnerlichung der väterlichen Imago. Hatte FREUD in der Konstruktion des Überichs dessen Herkunft aus der verdrängten Mutterbeziehung noch soweit Rechnung getragen, daß er die Triebquelle des Überichs als im Es gelegen, aus der verdrängten Beziehung oder, triebtheoretisch formuliert, aus den Sexualtrieben fließend, bestimmte, so geht es ihm bei der Frage der Identifikation gerade darum, wie diese im Sinne einer Sublimierung von ihrer aus der Verdrängung rührenden Herkunft befreit werden kann. An dieser Stelle tritt die Theorie vom sekundären Narzißmus in ihr Recht.

Die den verdrängten Regungen anhaftende Energie werde im idealen Ausgang, also dem nicht-neurotischen, von den verdrängten Repräsentanzen abgezogen und dem Ich zugeführt. Als solche sei sie desexualisierte, nämlich narzißtische Libido. Der Sublimationsprozeß sei derjenige, der, mit dieser narzißtischen Libido arbeitend, die Interessen des Ichs nun auf andere, nichtsexuelle Ziele leiten könne.[1] Auch Desexualisierung von Libido wird in der Spannung von Rückkehr und Fortschritt formuliert. An die Stelle der anfänglichen sexuellen Triebkraft tritt jetzt die Annahme einer ursprünglich narzißtischen Energie. Von daher

---

[1] Vgl. FREUD: »Zur Einführung des Narzißmus.« *GW* X, S. 161

steht der Konstruktion eines primären Narzißmus nichts mehr im Wege, aus dem das Kind aufgrund seiner Erfahrung von Mangel und Angst herausgerissen werde und den wiederzugewinnen die Anstrengung der nachödipalen Entwicklung ausmache. Primären und sekundären Narzißmus können wir in dem Sinne auch als primäre und sekundäre Autonomie verstehen.

Die ursprüngliche Intention der Einführung des Narzißmusbegriffs war es, zwischen Ichtrieben und Sexualtrieben, die anfänglich als parallel und unverbunden gedacht waren, zu vermitteln. Doch diese Vermittlung macht schnell einer neuen Trennung Platz. Wo Freud früher von Ichtrieben und Sexualtrieben sprach, ist an deren Stelle später von Ichlibido und Objektlibido die Rede. Die Libido, jetzt als einheitliche gedacht, kann das Ich oder die Objekte besetzen. Die Gemeinsamkeit zwischen Identifikation, aus deren Niederschlägen das Ich erst gebildet wird, und Objektbeziehung wird von der stofflichen Ebene auf die Triebebene verlegt. Hier wird eine Alternative konstruiert, die von der ursprünglichen Frage nach dem Zusammenhang von dem Objektbezug in der Identifikation und dem Objektbezug in der Objektbeziehung abstrahiert. Im Narzißmus ist die »Libido von den Personen und Dingen der Außenwelt wirklich zurückgezogen..., ohne diese durch andere in [der] Phantasie zu ersetzen«.[1]

Ebenso hatte die Grundlegung der Triebtheorie zunächst den Sinn, scheinbar Unverbundenes zu vermitteln: in den kulturellen Leistungen wie in den unmittelbaren Bedürfnissen konnte Freud als Gemeinsamkeit eine Äußerung des Triebes wiedererkennen. Aber immer dann, wenn er dem entgegen eine Polarität konstruiert – an dem Dualismus von Eros und Thanatos konnten wir dies schon zeigen –, wird eigentlich Zusammengehöriges getrennt. Genau diese Funktion hat auch die Narzißmuskonzeption. Sie hebt die stoffliche, psychodynamische Vermittlung zwischen Identifikation und Objektbeziehung auf durch das Dazwischentreten einer objektlosen Libido und macht so die Identifikation zu einem eigenständigen Entwicklungsfaktor. Die Vater-Sohn-Beziehung, die mittels Identifikation zum Antriebsmoment aller Sozialisation wird, erhält in der Narzißmuskonzeption ihr metatheoretisches Fundament.

---

1 A.a.O., S. 139

Die Ausschaltung der psychischen Dynamik in der Konstruktion des Narzißmusbegriffs kann folglich nicht klären, aus welchem psychischen Prozeß der sekundäre Narzißmus resultiert. Es steht nicht zu bezweifeln, daß es bei kleinen Jungen das gibt, was FREUD sekundären Narzißmus oder Wiederbelebung des frühkindlichen Allmachtswahns nennt. Das, was in Frage steht, bezieht sich auf FREUDS Annahme, daß hier etwas Originäres zum Ausdruck kommt und nicht Gebrochenheit und Kompromiß.

Obwohl der Begriff des Narzißmus gerade für Reife steht, kennt FREUD narzißtische Neurosen. Das spezifisch Narzißtische dieser Neurosen muß ihnen gemeinsam sein mit jeder Form des Narzißmus. An FREUDS Analyse der narzißtischen Neurosen muß sich daher der psychodynamische Prozeß, der dem Narzißmus zugrunde liegt, herausarbeiten lassen.

Die Unterscheidung in Übertragungsneurosen und narzißtische Neurosen war ursprünglich am Kriterium der Therapierbarkeit gewonnen. Die Therapie narzißtischer Neurosen schien ausgeschlossen, weil die daran leidenden Patienten zu keiner Übertragung fähig waren. Später zeigte FREUD, daß das Charakteristische der narzißtischen Neurose darin besteht, daß sie jede Beziehung zum äußeren Objekt abgebrochen hat. Auf jeden Fall hält er daran fest, daß auch solche Neurosen ihr Scheitern in einer mißlingenden Objektbeziehung haben.

In den Begriffen FREUDS ist der Normalfall der Verwendung narzißtischer Libido die Ichideal- oder Überich-Bildung, während die Objektlibido selbstredend auf ein äußeres Objekt gerichtet ist. Doch schon für die narzißtische Neurose bringt diese Begrifflichkeit nur Verwirrung. Der Grund aller narzißtischen Neurosen liegt in einer narzißtischen Objektwahl; doch Objektwahl, ob sie nach dem Anlehnungstypus oder nach dem narzißtischen verläuft – sie könnte sich nur einer Objektlibido bedienen. Die Melancholie sieht FREUD schließlich noch in einer narzißtischen Identifikation begründet,[1] doch dieser Terminus ist tautologisch. Was besagt die Formulierung aber dann? Die vorgängige Trennung von Identifikation und Objektbeziehung erweist sich offensichtlich an den narzißtischen Neurosen als nicht durchführbar. Doch um diese Trennung nicht rückgängig machen zu

---

[1] Vgl. FREUD: »Trauer und Melancholie«, *GW* X, S. 437

müssen, versucht FREUD eine Vermittlung auf triebtheoretischer Ebene, während sich die triebtheoretische Auseinanderlegung doch gerade als am realen psychischen Prozeß gewonnen ausgibt.

Die Überlegung, um hinter das Dilemma zu kommen, muß an dem, was FREUD eine narzißtische Objektwahl nennt, ansetzen. Bildlich gefaßt ist der Sinn klar: das Objekt soll ein Ebenbild meiner selbst sein, wie es der Fall ist in der Homosexualität. In einen Gegensatz dazu stellt FREUD die Objektwahl nach dem Anlehnungstypus, wo das Liebesobjekt in Anlehnung an die ersten Liebesobjekte, die Pflegepersonen, vorgenommen werde. Nur letztere zeige eine hinreichende Stabilität in der Objektbeziehung, während die narzißtische Objektwahl leicht aufgegeben werden könne auf dem Weg der Regression, wo das Individuum zum ursprünglichen Narzißmus und Autoerotismus zurückkehre. Sie führe also auf die präödipalen Phasen zurück, wo das libidinöse Interesse autoerotisch gerichtet sei und seine Befriedigung nicht vom Objekt erwartet werde.[1] Als Grund der Krankheit führt ABRAHAM an: »Die Dementia praecox führt also zur Aufhebung der Objektliebe und der Sublimierung ... Die auf das Ich zurückgewandte reflexive oder autoerotische Sexualüberschätzung ist die Quelle des Größenwahns.«[2] Als letzten Grund für eine Regression auf die autoerotische Libidofixierung betrachten ABRAHAM und FREUD die Dominanz eines Partialtriebes.

Die Annahme einer autoerotischen Lebensphase ist allerdings nicht nur Konstruktion, sondern auch Projektion. Das Autonomiestreben der Kinder nach dem Untergang des Ödipuskonflikts begründet sich für FREUD aus einer ursprünglichen Autonomie, die in einer langen Reihe narzißtischer Kränkungen verloren gegangen sei und die das Kind im sekundären Narzißmus wiederzuerlangen trachte. Denn die einzige Phase, in der von Autoerotismus wirklich die Rede sein kann, ist die phallische, wo das Kind aufgrund von Kastrationsangst und Kastrationsdrohung sich von den Objekten zurückzieht und seine sexuellen Wünsche in Phantasie und Onanie allein befriedigt. Die prägenitalen Phasen sind nicht heterosexuell – die orale Phase ist rein weiblich, die

---

2 Vgl. SIGMUND FREUD – KARL ABRAHAM: *Briefe*, a.a.O., S. 21

2 KARL ABRAHAM: »Die psychosexuellen Differenzen der Hysterie und der Dementia praecox«. In: *Schriften*, a.a.O., Bd. II. S. 140, 141

analale geschlechtsneutral –, jedoch sind sie, wie es in den Kinderanalysen sichtbar wird, ganz und gar und viel ungebrochener als die phallische Sexualität auf das Objekt gerichtet.

Nur so läßt sich verstehen, daß der Verzicht auf das reale Objekt in den narzißtischen Neurosen das Festhalten an einem phantasierten Objekt zum Vorschein bringt. In der Melancholie, die FREUD ausführlich behandelt, zeigt sich die Brechung im Verhältnis zum Objekt als identifikatorische Beziehung; einerseits ist das Aufgeben des Objekts offenkundig, andrerseits zwingt die merkwürdige Rolle des melancholischen Ich zu dem Schluß, »durch einen Vorgang, den man ›narzißtische Identifizierung‹ heißen muß, sei das Objekt im Ich selbst errichtet, gleichsam auf das Ich projiziert worden«.[1] In der Einschätzung dieses Vorgangs gegenüber dem Objekt gibt FREUD zweierlei Versionen. In der einen betont er die Objektlosigkeit des Narzißmus: »Die narzißtisch gewordene Libido kann ... den Rückweg zu den Objekten nicht finden, und diese Behinderung in der Beweglichkeit der Libido wird allerdings pathogen. Es scheint, ... daß jener Prozeß, der die Libido von den Objekten ablöst und ihr den Rückweg zu ihnen absperrt, dem Verdrängungsprozeß nahesteht, als ein Seitenstück zu ihm aufzufassen ist.«[2] Und doch bleibt eine Objektbeziehung bestehen. »Die narzißtische Identifizierung mit dem Objekt wird dann zum Ersatz der Liebesbeziehung, was den Erfolg hat, daß die Liebesbeziehung trotz des Konfliktes mit der geliebten Person nicht aufgegeben werden muß.«[3] Die Regression von der Objektbeziehung ist also offensichtlich kein Aufgeben des Objekts, vielmehr wird die Beziehung auf ein eigenständiges, äußeres Objekt zugunsten einer identifikatorischen Beziehung aufgegeben. Was es mithin zu klären gilt, das ist die unterschiedliche Beziehung auf das Objekt in Objektbeziehung und Identifikation.

FREUD geht dieser Beziehung nicht nach; in der Unterscheidung von narzißtischer und Objektlibido – die eine als Triebkraft der Identifikation, die andere als Triebkraft der Objektbeziehung – besteht selbst die ganze Begründung für den Unterschied. Das, was FREUD damit unterschlägt, ist die intrapsychische Ver-

---

1 Vgl. FREUD: »Vorlesungen zur Einführung ...«, *GW* XI, S. 443
2 A.a.O., S. 436
3 FREUD: »Trauer und Melancholie« *GW* X, S. 436

arbeitung des indentifikatorischen Objektbezugs. Was für die regressive Identifikation im Falle der Neurosen gilt, muß die ödipale Identifikation mit dem Vater ebenso betreffen. Sie selbst wird ja sogar von FREUD als Regression bezeichnet. Wenn aber der Grund der Regression nicht in einer unbewußt festgehaltenen Libidoposition liegt, diese Libidoposition immer einen bestimmten Modus einer Objektbeziehung darstellt, dann muß das Motiv der regressiven Identifikation in einer unbewußt festgehaltenen Objektbeziehung liegen. »Bei verdrängter Libido wird die Liebesbesetzung als arge Verringerung des Ichs empfunden, Liebesbefriedigung ist unmöglich, die Wiederbereicherung des Ichs wird nur durch Zurückziehung der Libido von den Objekten möglich.«[1] Verdrängte Libido, nämlich die verdrängte Mutterbeziehung, ist aber das Kennzeichen der postödipalen Phase. So erscheint die ödipale Identifikation, der sekundäre Narzißmus, als eine Kompensation der Verdrängung, nicht als ihr Ersatz, sondern als ihr Komplement.

Den Narzißmus bezeichneten wir als individuelle Ausflucht aus den Bedrohungen des Konkurrenzkampfs. Beide Alternativen können wir nun als unbewußt determiniert aus der verdrängten Mutterbeziehung und der identifikatorischen Vaterbeziehung begreifen. Sozusagen als Mittelglied zwischen Konkurrenz und Narzißmus finden wir die Identifikation. Zeigt die Konkurrenz, daß gegen den erzwungenen Verzicht immer wieder aufbegehrt wird, dann ist der Narzißmus das Einverständnis mit dem Verzicht und dadurch eine scheinbar größere Autonomie. Wie aber die Identifikation Voraussetzung des Verzichts ist, dazu möchte ich auf die Theorie von RENÉ SPITZ zurückgreifen, der die ersten Anfänge von Objektbeziehung und Identifikation rekonstruiert.

II. *Identifikation zwischen Anspruch und Entsagung*

Den Unterschied zwischen Identifikation und Objektbeziehung formuliert FREUD folgendermaßen: »Im ersten Fall ist der Vater das, was man *sein*, im zweiten das, was man *haben* möchte. Es ist also der Unterschied, ob die Bindung am Subjekt oder am Objekt

---

[1] FREUD: »Zur Einführung des Narzißmus« *GW* X, S. 167

des Ichs angreift. Die erste ist darum bereits vor jeder sexuellen Objektwahl möglich.«[1] An anderer Stelle glaubt FREUD dagegen über die Priorität zwischen beiden keine Entscheidung treffen zu können, und in der Tat sind Haben- und Seinwollen anfangs nicht zu trennen, sie gehen auf den gleichen Ursprung zurück, auf die oralen Bedürfnisse des Einverleibens. Aufgrund des Einverleibens, das hinter jeder späteren Identifikation wiederzufinden ist, scheint es uns für die Frage des Anfangs am angemessensten, von unmittelbarer Identifikation zu sprechen. Unmittelbare Identifikation hieße dann, daß das Einverleiben noch die reale und einzige Beziehung zum Objekt ist. Mit Beendigung der oralen Phase ist die Identifikation immer ein ambivalenter Vorgang. Regressiv ist sie der Versuch, die verlorene unmittelbare Einheit mit dem Objekt wieder herzustellen, die es nur in der oralen Phase gab; progressiv ist sie, weil sie durch eine Verinnerlichung des Objekts eine Lösung von dem realen, äußeren Objekt möglich macht. Objektbeziehung könnte man dann erst die Beziehung nennen, die die rudimentärsten Formen der Subjekt-Objekt-Trennung kennt und anerkennt. Diese Unterscheidung zielt nicht auf ein zeitliches Nacheinander, sondern auf eine begrifflich bestimmte Beziehung. Objektbeziehung bedeutet dann nämlich Subjekt-Objekt-Spannung, Identifikation die Verleugnung des Bruchs zwischen Subjekt und Objekt.

RENÉ SPITZ entwickelt aus dem zentralen Geschehen der oralen Phase, aus dem Vorgang des Brustsaugens, der zerfällt in eine Suchbewegung und das eigentliche Saugen, die Grundformen von Identifikation und Objektbeziehung. Das Saugen selbst geht in andere Formen der Befriedigung über, doch es erfährt keine qualitative Veränderung, bleibt unmittelbare Befriedigungsform. Die Suchbewegung an der Brust, die er mit einem verhaltenstheoretischen Terminus Umwegverhalten nennt, wird zum Vorläufer der ersten gelungenen Identifikation des Kindes. Beides zusammen zielt auf Befriedigung und Vereinigung ab. Somit ist die gemeinsame Wurzel von Identifikation und Objektbeziehung das Bedürfnis nach Vereinigung, dem die Erfahrung der Trennung, des Bruchs in der Beziehung zwischen Mutter und Kind vorausgegangen sein muß. »Der Beginn der eigentlichen Objektbeziehung erhebt die Mutter zum Liebesobjekt und son-

[1] FREUD: »Massenpsychologie und Ich-Analyse« *GW* XIII, S. 116

dert sie dadurch vom Subjekt ab. Paradoxerweise könnte man diese Beziehung auch als Abwehr gegen die wachsende Gewahrung des Losgelöstseins bezeichnen.«[1]

Als einen ersten Schritt in der Entwicklung des Kindes, als ein erstes Stück von Autonomie gegenüber den bislang nur übermächtigen Eltern bezeichnet Spitz den Erwerb der Nein-Geste. Die Erfahrung des Nein macht das Kind von Geburt an; indem es selbst lernt nein zu sagen, macht es sich unabhängiger von den neinsagenden Eltern. Das Nein ist die identifikatorische Vereinnahmung der verneinenden Realität, es ist ein bestimmtes, Kommunikation herstellendes Nein. Die Geste des Nein, das Kopfschütteln, findet sich nun besonders auffällig im gleichen Alter von etwa 1 ½ Jahren, bei hospitalisierten, in ihrer Entwicklung stark retardierten Kindern, jedoch mit einem eindeutigen Unterschied in der Intention: das hospitalisierte Kind verweigert mit seinem Nein jede Kommunikation.

Das Kopfschütteln der Nein-Geste ist die cephalogyrische Bewegung, die Suchbewegung des Säuglings nach der Brustwarze der Mutter. Wie kommt es nun, daß diese Suchbewegung zum Informationsträger wird, versehen mit einer semantischen Bedeutung im Nein-sagen-Können? Im Falle der hospitalisierten Kinder ist die Antwort leicht, sie regredieren auf den Zustand der oralen Phase und suchen nach einer Befriedigung, die jenseits der versagenden Realität in einer unmittelbaren Mutter-Kind-Einheit lag. In Spitz' Interpretation ist ihr Kopfschütteln deshalb kein Nein, sondern Halluzination einer einmal erlebten Befriedigung.

Doch wie steht es mit dem identifikatorisch erworbenen Nein? Es ist eine Schwierigkeit für Spitz zu erklären, warum nur die Kinder, die eine hinreichende Zuwendung ihrer Bezugspersonen erfahren haben, die Nein-Geste erwerben, die anderen nicht; nur jene, so folgert er, können sich mit den Bezugspersonen identifizieren. Die Identifikation sei selbst durch das Lustprinzip motiviert, das Kind eigne sich nur von den geliebten Personen qua Identifikation deren Eigenschaften an. Wie die ursprüngliche Suchbewegung dem Zwecke der Befriedigung diene, so auch auf entwickelter Stufenleiter die Nein-Geste. »Diesmal ist es [das Kopfschütteln – S. A.] mit semantischer

---

[1] René A. Spitz: *Nein und Ja.* Stuttgart ²1970, S. 106

Bedeutung versehen und bezieht seinen Platz als eines der Mittel der Objektbeziehung, die inzwischen entwickelt und gefestigt worden sind.«[1] Doch das Nein bedeutet Ablehnung und nicht Zuwendung. Warum wird auch diese Geste erworben? »Vielleicht erklärt die Unterschiedslosigkeit in der Aneignung von allem, was dem Liebesobjekt eignet... auch den Ursprung der Identifikation mit dem Angreifer.«[2]

Das schon immer erfahrene Nein von seiten der Liebesobjekte macht dem Kind Angst, denn jedes Nein ist Liebesentzug. Im Neinsagen sagt das Kind zu den Liebesobjekten, doch auch zu sich selber nein. Es verzichtet damit auf einen bisher gehegten Wunsch, Identifikation mit dem Aggressor bedeutet also Internalisierung von Verzicht. Doch das gegen das Objekt gerichtete Nein ist nicht Verzicht, sondern die Demonstration des Verzichts – »so tun kleine Kinder kopfwackelnd das Verbotene«.[3] Somit ist es Protest gegen das Verzichtenmüssen und, festhaltend an der Intention der cephalogyrischen Bewegung, dennoch ein Suchen nach neuen Formen von Befriedigung. Es wäre unzutreffend, in der Verwendung des Nein als Kommunikationsmittel eine bloße Bereicherung der Beziehung von Subjekt und Objekt zu sehen, wie Spitz es tut; vielmehr drückt sich darin eine Veränderung der Objektbeziehung selber aus. In der Anerkennung der eigenständigen Subjektivität des Objekts hat das Kind einen ersten Schritt getan – der an späteren Konflikten wohl wieder zunichte werden kann –, auf die unmittelbare Einheit mit dem Objekt zu verzichten, ohne jedoch den Wunsch auf Vereinigung preiszugeben, während das regressive Nein der hospitalisierten Kinder unterschiedslosen Verzicht bedeutet.

So ist die Grundlage der Nein-Geste in beiden Fällen eine Identifikation. Den hospitalisierten Kindern spricht Spitz jede Identifikation und damit auch das Nein ab, während er an dem realitätsbezogenen Nein die Regression nicht erkennt. Statt nach der Gemeinsamkeit zu fragen, spricht Spitz von Funktionswandel, d. h., der Funktionsbegriff ersetzt die Frage nach der Bedeutung. Gerade erst im Rückgriff auf eine einmal erlebte Befriedigung wird das Kind stark zum Protest gegen den Verzicht. Das

---

[1] A.a.O., S. 58

[2] A.a.O., S. 45

[3] Heinrich: *Versuch über die Schwierigkeit nein zu sagen,* a.a.O., S. 69

Nein ist Ausdruck der Identifikation, doch die bloße Identifikation ist auch Verinnerlichung von Angst. Das protestierende Nein ist selbst schon ein Hinausgehen über die Identifikation, die verinnerlichte Angst kann aggressiv gegen die angstmachende Realität gewendet werden. Die hospitalisierten Kinder wenden die aus der Angst resultierende Aggression nach innen. Nur so ist der zunehmende Regressionsprozeß dieser Kinder überhaupt zu erklären.[1]

Der Unterschied im Gebrauch der Nein-Geste ist darin zu suchen, ob das Nein als bestimmtes Nein ein Mittel zur Realitätsbemächtigung wird oder aber ob es als abstraktes Nein dazu dient, die Realität zu verleugnen. Die Identifikation als Versuch, den Bruch zwischen Subjekt und Objekt rückgängig zu machen, der immer nur als Verleugnung des realen Bruchs ein Stück Realitätsverleugnung bedeutet und daher an der Erfahrung der Realität zerbricht, kann progressiv zu einer Anerkennung dieses Bruchs, gegen den zu protestieren immer schon seine Anerkennung voraussetzt, und damit zu neuen Wegen der Suche nach Vereinigung führen, aber auch zu dauerhafter Verleugnung, die in permanenter Erfahrung des Bruchs schließlich in völliger Regression endet. Sagten wir zuvor, das Nein gelte immer den äußeren Objekten wie dem eigenen Selbst, so ist das totale Nein der cephalogyrischen Kinder am Ende nur noch selbstzerstörerisch. Die mit den ersten Identifikationen vorgenommene Verinnerlichung des Objekts führt dann zu übermäßiger Verinnerlichung von Angst, wenn das Objekt immer nur als bedrohlich empfunden wird. Die nach außen gewendete Nein-Geste stellt auch nach innen, wie Spitz meint, nicht einfach nur eine Suchgeste, sondern die Verneinung der inneren bedrohlichen Objekte dar.

Die Beziehung von Objektbeziehung und Identifikation ist nur dialektisch zu fassen. Erst die Identifikation macht eine Lösung vom Objekt möglich, dabei wird die Beziehung zum Objekt selbst verändert. Doch nur das Festhalten an der Objektbeziehung führt zu einer Überwindung der identifikatorisch verleugneten und damit unbewußt verbleibenden Ängste. Der

[1] Vgl. dazu die einschlägigen Untersuchungen von Spitz: »Hospitalismus I und II«. In: *Erziehung in früher Kindheit* (Hg. Bittner/Schmid-Cords). München 1970, S. 77ff.

Reifungsprozeß ist also eine Reifung der Objektbeziehung, nur im Verzicht auf ungebrochene Vereinigung kann der Wunsch nach Vereinigung aufrechterhalten werden, nur die Anerkennung der Gebrochenheit macht die daraus resultierende Angst überwindbar. Gerade aus dem von SPITZ dargelegten Material über die regressive und progressive Seite der Identifikation ergibt sich die Evidenz dieses Vermittlungszusammenhangs. Und doch entflicht SPITZ diesen Zusammenhang, wo es ihm um die Funktion der Identifikation im Entwicklungsprozeß geht. Am Erwerb der Nein-Geste abstrahiert er von dem realen Stoff, auf den das Nein gerichtet ist, so daß einzig die Abstraktionsleistung des Nein für ihn der Fortschritt zu sein scheint.

Mit dem Nein hat das Kind laut SPITZ den ersten Schritt im abstrahierenden Denken erworben. Wesentlich für das Empfinden des Kindes sei nicht, was im einzelnen verboten würde, sondern die Tatsache, daß ihm etwas verboten wird. In der Dimension, in der SPITZ seine Beispiele ansiedelt – das Kind verlangt einmal nach einer Süßigkeit, das andere Mal nach einem Topf kochenden Wassers[1] (wer sagt uns, ob das Kind in dem Topf nicht dieselben Genüsse vermutet wie Süßigkeiten) –, kann man ihm zustimmen. Doch die Erfahrung des Nein geht vom Liebesobjekt aus, und gegen das Liebesobjekt richtet sich auch das verinnerlichte Nein. Abstrahieren von den konkreten Wünschen, die sich selbstredend im Laufe der Entwicklung ändern, heißt daher nicht Abstraktion von jeder Wunschqualität. Die Vielfalt der konkreten äußerlichen Qualitäten wird einem Vergleich subsumiert, dessen Motiv in den libidinösen Interessen des Kindes liegt. Aufgrund seiner Phantasien, in denen das Interesse an einem Gegenstand schon immer ein stellvertretendes sein kann, wertet das Kind das Nein als Eingriff in seine fundamentalen Interessen. Das Stigma des Nein, das so bestimmten Intentionen des Kindes anhaftet, bedeutet daher in der Weise einen Abstraktionsprozeß, daß das Kind die einfachsten Formen des Klassifizierens lernt: es lernt zu unterteilen in Erlaubtes und Verbotenes, beides bezogen auf psychische Qualitäten.

Ausgangspunkt für SPITZ war der Bruch in der Beziehung von Subjekt und Objekt; Identifikation und Objektbeziehung waren verschiedenartige Versuche, diesen Bruch zu bewältigen. Doch

---

[1] Vgl. SPITZ: *Nein und Ja.* a.a.O., S. 52[4]

im Fortgang seiner Entwicklungstheorie erscheint die Beziehung zum Objekt statisch und gleichbleibend, während die Identifikation zum Modus der sozialen Anpassung wird. Statt des Begriffspaares Konflikt und Versöhnung, worin Entwicklung und Fortschritt begriffen werden könnte, steht ein funktionalistisches Konzept von Kommunikation und ein biologistisches Modell von Entwicklung,[1] wenngleich die den Begriffen »Dyade« und »Dialog« zugrundeliegende Tendenz dem immer zuwiderläuft.[2] Dabei gerät aber die Konstruktion der Mutter-Kind-Beziehung zu harmonistisch, als daß sie erklären könnte, wodurch dieses Verhältnis immer wieder gesprengt wird. Reifung wird daher zu einem Begriff, der wie in der Entwicklungspsychologie das Ausführen eines festgelegten Programms meint. So aber bedeutet sie nicht mehr Identitätsfindung, denn diese wäre an der Beziehung von Subjekt und Objekt zu entwickeln.

Vergleichen wir FREUDS und SPITZ' Autonomiebegriff, so zeigt sich gerade aufgrund der von SPITZ dargestellten Zusammenhänge von Angst, Verzicht und der Verleugnung des Bruchs zwischen Subjekt und Objekt in der Identifikation, daß FREUDS Autonomiebegriff, der auf eine Befreiung aus den Verstrickungen des identifikatorischen Festhaltens am Objekt, damit aber auf eine Befreiung von aller Objektbeziehung selbst zielt, realitätsgerechter ansetzt als SPITZ' harmonisches Modell von Entwicklung und Dialog. FREUD verlegt den Bruch zwischen Subjekt und Objekt in die menschliche Psyche, wie es besonders deutlich wird in der ersten Dualismus-Konzeption von Ichtrieben und Sexualtrieben, wo die Sexualtriebe als diejenigen gelten, die Vereinigung wollen und die stoffliche Kontinuität in der Generationenfolge beinhalten, während die Ichtriebe, den Forderungen der äußeren Realität folgend, die Sexualtriebe am Erreichen ihres Zieles hindern. Diese innere Unversöhnbarkeit trifft eine tatsächliche innere Zerrissenheit, denn solange Ich und Es durch das Festhalten der bedrohlichen Realität im Über-Ich unversöhnbar sind, kann Autonomie als Unabhängigkeit von den Objekten nur als Narzißmus erreicht werden, können nur im Identifizieren mit dem Selbst die aus der Objektbeziehung

[1] Unter Rückgriff auf Systemtheorie einerseits, Embryologie andererseits – vgl. SPITZ: *Eine genetische Feldtheorie der Ichbildung.* Frankfurt/M. 1972

[2] Vgl. SPITZ: *Vom Säugling zum Kleinkind.* Stuttgart [3]1972 und ders.: *Vom Dialog.* Stuttgart 1976

resultierenden Ängste dauerhaft verdrängt werden. FREUD und SPITZ leugnen gleichermaßen die Beziehung von Identifikation und Verdrängung, doch FREUD hält an der Internalisierung von Angst fest, während SPITZ in seiner Konzeption für die Beziehung von innerer und äußerer Realität keinen Platz hat. Beide entflechten den dialektischen Zusammenhang von Identifikation und Objektbeziehung, doch in FREUDS Überich-Konzeption bleibt er symbolisch erhalten, nicht in SPITZ' Begriff der Identifikation.

So läßt SPITZ' Autonomiebegriff den Doppelaspekt jeden Autonomiestrebens, des Strebens nach Unabhängigkeit, das sich, um zu gelingen, die Kraft aus der Objektbeziehung borgen muß, gegen die es sich gerade wendet, außer acht. Die Balance, als die wirkliche Identität nur denkbar ist, zwischen der eigenen Unterwerfung und der Bemächtigung des Objekts, kann daher begriffen werden als Balance zwischen der progressiven und der regressiven Seite der Identifikation. SPITZ kennt nur die progressive Seite und unterschlägt damit das Motiv des Autonomiestrebens selber; FREUD kennt nur die regressive Seite und verkehrt diese zum eigentlichen Motiv. Daß Identifikation ein mißlingender Versuch ist, den bedrohlichen Bruch zwischen Subjekt und Objekt rückgängig zu machen, daß darin eine verlorengegangene Einheit wieder erlangt werden soll, diese Seite unterschlägt FREUD. Für ihn heißt Autonomie und sekundärer Narzißmus Wiedererlangen der ursprünglichen Allmacht, doch schon in dem Begriff des Allmachtswahns steckt die kompensatorische Seite, das Wahnhafte. Rückblickend wird der Allmachtswahn nicht als ursprüngliches Gefühl von allumfassender Einheit verständlich, sondern als kompensatorische Reaktion auf die vorgängige Erfahrung der eigenen Ohnmacht.

Neben vielen, dem entgegenstehenden Bemerkungen unterstützt FREUD diese unsere Interpretation, wenn er dem von ROMAIN ROLLAND genannten »ozeanischen« Gefühl bestreitet, daß es *»fons et origo«* aller religiösen Gefühle sei, wie ROLLAND behauptet, denn gerade das umgekehrte sei richtig.[1] Könnte der Mensch in seiner eigenen Entwicklung auf ein solches allumfassendes Gefühlsstadium zurückgreifen, dann wäre alle Religion überflüssig. Das ozeanische Gefühl ist narzißtische Fassade, und

---

[1] Vgl. FREUD: »Das Unbehagen in der Kultur« *GW* XIV, S. 422f.

daß FREUD dieses Gefühl bei sich nicht wiederfinden konnte, bestätigt nur, daß sein Begriff von Narzißmus eine zwanghafte Einheit unterstellt, nichts Ursprüngliches, sondern etwas Sekundäres. Auch wenn er die innere Zerrissenheit nicht auf die äußere im Verhältnis zum Objekt zurückführen will, obwohl sich dieser Vermittlungszusammenhang aus der Überich-Funktion, damit aus seiner eigenen Konzeption mit Notwendigkeit ergibt, weiß er, daß nur die Versöhnung mit dem Objekt auch die innere Unversöhntheit lösen kann. Dieses Wissen finden wir an unzähligen Stellen, wo FREUD die Verliebtheit als die einzige Lebenssituation bezeichnet, in der »die Grenze zwischen Ich und Objekt zu verschwimmen (droht)«[1], ebenso wie die zwischen Ich und Es, denn für diesen Fall erscheinen die Strebungen aus dem Es ich-gerecht. Daß Identifikation und die daraus folgende Idealisierung, sei es die eines internalisierten Objekts, sei es auch die Selbstidealisierung, dazu dienen, den Selbstverlust, der mit dem Objektverlust einhergeht, zu kompensieren, dies wird deutlich, wenn FREUD die Befriedigung aus der Objektbeziehung und Befriedigung aus der Idealerfüllung als gleichwertig setzt. Damit wird der innere Zusammenhang zwischen beiden angesprochen. Wir halten nur FREUD entgegen, daß die Idealerfüllung, gerade weil sie nur die Angstseite des verdrängten Wunsches, nicht aber die Wunschseite in sich aufnehmen kann, nie eine wirkliche, in sich beschlossene Erfüllung sein kann, sondern immer auf ein äußeres, verschobenes Objekt bezogen bleibt, wie bei der ödipalen Idealisierung in der Konkurrenz mit dem Vater.

In der Diskussion um Triebentmischung und -vermischung von libidinösen und aggressiven Trieben, die wir als Wunsch und Angst lesen können, diskutiert FREUD, wie die im Überich gebannte Angst – Aggression aus Triebentmischung – durch die Idealerfüllung gerade nicht abgebaut, sondern im Gegenteil verstärkt wird. »Ich meine, nur so kann man verstehen, daß aus der Triebunterdrückung – häufig oder ganz allgemein – ein Schuldgefühl resultiert, und daß das Gewissen um so strenger und empfindlicher wird, je mehr sich die Person der Aggression gegen andere enthält.«[2] Aus der Sprache der Triebtheorie gelöst und in die Sprache der Psychodynamik zurückübersetzt, heißt

[1] Ebd.

[2] FREUD: »Das ökonomische Problem des Masochismus«. *GW* XIII, S. 383

das, daß die rigorose Triebunterdrückung die Angst nicht beseitigen kann, weil die Trennung von Angst und Wunsch und die Lokalisierung der Angst an einem weniger bedrohlichen Objekt als dem Wunschobjekt die Bodenlosigkeit und Zwecklosigkeit jeder Triebunterdrückung um der Angstvermeidung willen sichtbar macht. Mit der Verdrängung des Wunsches, um der Angst zu entgehen, ist das Ich der Angst um so mehr ausgeliefert, weil es sich so aller Möglichkeiten begeben hat, die Angst in der realen Auseinandersetzung mit dem Objekt zu bewältigen. Das steckt in FREUDS Formulierung, daß das Ich sich durch die Über-ich-Bildung dem Es unterworfen habe.[1]

An den dargelegten Beispielen wollten wir zeigen, daß FREUD den gemeinsamen Ursprung von Identifikation und Objektbeziehung – wenn er ihn auch nicht begrifflich fassen kann, ihn vielmehr auf allen Ebenen immer wieder begrifflich entflicht – beständig thematisiert und daß seine Theorie immer da auf begriffliche Schranken stößt, wo einzig eine stoffliche Vermittlung weiterführen könnte. In der Strukturtheorie ist es die formale Beziehung von Ich und Es; in der Triebtheorie ist es anfänglich der Dualismus von Sexualtrieben und Ichtrieben, die vereint werden im Begriff des Narzißmus, später der von Eros und Thanatos, die als Trennung von Wunsch und Angst in der unauflösbaren Ambivalenz von Protest und Schuldgefühl wiederkehren und die im innerpsychischen Instanzenbau in Es und Über-ich gebunden sind (auch Eros und Thanatos werden in der Annahme von Triebmischung und Entmischung wieder aneinander gebunden). Wenn auch in der Fassung eines Dualismus statt eines Antagonismus, so ist die innere Zerrissenheit als Abbild der äußeren in FREUDS Theorie im Gegensatz zu SPITZ' doch vorhanden. Am deutlichsten wird dies noch in FREUDS Analyse der Verneinung. Das Nein als »Ursprungszertifikat«[2] der Verdrängung zeigt mehr als SPITZ' Analyse des Neinsagens, daß das Nein nicht nur einer äußeren, sondern auch einer inneren Realität gilt.

Die neuere psychoanalytische Theorie, der es vornehmlich um Fragen der Strukturbildung und in diesem Rahmen besonders der Ich-Struktur und der Ich-Funktionen geht, hat sich schwer-

---

1 Vgl. FREUD: »Das Ich und das Es«. *GW* XIII, S. 264
2 Vgl. FREUD: »Die Verneinung«. *GW* XIV, S. 12

gewichtig den Problemen der Identifikation zugewandt, weil das Ich selbst als Niederschlag vergangener Identifikationen betrachtet wird. Als besonderer Fortschritt in der Theorienbildung gilt HARTMANNS Unterteilung in ein Ich und ein Selbst [1], weil das Ich als Strukturelement Es und Überich gegenübertrete, während das Selbst, wie es im Begriff des Selbstbewußtseins wiedererscheint, sich aus dem Zusammenwirken aller drei Instanzen ergebe. Nun deckt sich in der Tat die Selbstwahrnehmung nicht mit dem, was FREUD als die Aufgaben und Inhalte des Ich begreift, gerade weil durch die Strukturbildung ein großer Teil des Selbst unbewußt ist. Doch diese Beziehung von Bewußtsein und Sein im Medium der Selbstreflexion vermittelt sich über das Verhältnis von psychischer Innenwelt und realer Außenwelt. »Selbst-Repräsentanz« und »Objekt-Repräsentanz« sind Resultate der Dialektik von Subjekt und Objekt. Statt dieses Vermittlungsprozesses tritt in der Ich-Psychologie neben die psychische Struktur eine eigenständige Selbststruktur. Die Ich-Entwicklung wird verselbständigt zur Funktion der Selbstentwicklung. Die Entwicklung der psychischen Struktur gilt wie bei FREUD als Niederschlag der verdrängten Objektbeziehung, die Entwicklung des Selbstgefühls, der narzißtischen Besetzung des Selbst, als Niederschlag der Identifikationen. Statt in der Beziehung von Ich und Selbst nach der psychischen Verarbeitung des in sich gespaltenen Selbst zu fragen, wird das Selbst abgespalten.

Exemplarisch für die neuere psychoanalytische Theorie steht HEINZ KOHUT. Er gibt in seinem Buch *Narzißmus* anhand der Darstellung narzißtischer Persönlichkeitsstörungen implizit eine Konstruktion der psychischen Entwicklung des Selbst. KOHUT wurde gewählt, weil er die dem Narzißmus zugrunde liegenden Objektbeziehungen und deren Verarbeitung zum Gegenstand hat, ein Problem, das, wie wir sahen, FREUD in seiner theoretischen Konstruktion nicht lösen konnte, weil er Objektbesetzung und Identifikation in zweierlei Strebungen auseinandergelegt hatte. Der Narzißmus gilt der Bewältigung der ödipalen Phase, deshalb stellt sich die Frage, wie das verdrängte Geschlechterverhältnis narzißtisch bearbeitet wird.

Der Narzißmus nimmt für KOHUT seinen Ausgang vom verlo-

---

[1] Vgl. HEINZ HARTMANN: »Bemerkungen zur psychoanalytischen Theorie des Ichs«. In *Psyche* Jg. 18 (1964/65), S. 330ff.

renen Erleben »der umfassenden narzißtischen Vollkommenheit«[1]. Bei FREUD konnten wir die narzißtische Allmacht als Reaktionsbildung gegen die verlorene Einheit zwischen Mutter und Kind verstehen, bei KOHUT – ebenso wie auch bei den französischen Theoretikern aus der Schule LACANS – wird die Mutter-Kind-Einheit zum Ort der narzißtischen Allmacht. Objektbeziehung und Vereinigung sind nicht mehr der Gegenpol zum Narzißmus, sondern selbst eines seiner Mittel.

Das Motiv des Narzißmus, die Abwehr der bedrohlichen Objekte, wird deshalb weder bei KOHUT noch z. B. bei GRUNBERGER je erwähnt, es ist selbstverständlich, denn die ursprüngliche Mutter-Kind-Einheit ist für immer verloren gegangen. So folgert GRUNBERGER: »Der Neurotiker (ist) keineswegs ein Mensch, der sich nicht mit der dem menschlichen Dasein immanenten Kastration abgefunden hat, sondern vielmehr ein Mensch, dem es nicht gelungen ist, die verschiedenen Möglichkeiten der narzißtischen Wiederherstellung seiner verlorenen Integrität auszunützen.«[2] Wo bei FREUD Versöhnung steht, gibt es hier nur eine narzißtisch verstandene individuelle Integrität. Doch während GRUNBERGER somit die kompensatorische Seite jeder narzißtischen Strebung noch festhält, wird sie bei KOHUT zum ungebrochenen Medium des Selbstbewußtseins. In GRUNBERGERS Begriff des »Phallischen«, das als Symbol dieser Integrität steht, bleibt die Doppeldeutigkeit – die Phantasie kennt den verstümmelten und den integren Phallus – noch als innere Zerrissenheit vorhanden, doch als vorgängig und der Existenz immanent gefaßt.[3] Diese Zerrissenheit wird bei KOHUT gänzlich verleugnet.

Aus der Schwierigkeit, daß alle narzißtischen Störungen solche mit dem Objekt sind, windet sich KOHUT heraus, indem er quasi mit einem nominalistischen Trick aus der Identifikation eine Objektbeziehung eigener Art macht. Deshalb betont er gleich zu Anfang, daß Narzißmus und Objektbeziehung einan-

---

[1] Vgl. HEINZ KOHUT: *Narzißmus*. Frankfurt/M. 1974, S. 57

[2] BELA GRUNBERGER: »Über das Phallische«. In: *Psyche* Jg. 17 (1964), S. 605

[3] Darauf, daß in SARTRES existentieller Psychoanalyse die Fundamentalkategorien selbst noch einmal symptomatisch zu nehmen und als narzißtische Widerstandsmetaphern interpretierbar sind, hat RUDOLF HEINZ aufmerksam gemacht; s. seinen Aufsatz: »Jean Paul Sartres existentielle Psychoanalyse.« In: *Archiv für Rechts- und Sozialphilosophie*. Bd. LXII/1 (1976)

der keineswegs ausschlössen.[1] Die Konflikte der sexuellen Objektbesetzungen tangieren nicht die Entwicklung des Narzißmus; Störungen können daher auch nur mehr als quantitative Störungen verstanden werden, nicht aber aus einem realen verinnerlichten Konflikt. In Ermanglung einer an der widersprüchlichen Bewegung von Objektbeziehung und Identifizierung gewonnenen sozialwissenschaftlichen Begrifflichkeit greift KOHUT zu einer mechanistischen Sprache, in der weder die psychische Dynamik der kindlichen Entwicklung noch die regressiven Vorgänge in der Therapie, auf die er soviel Gewicht legt, darstellbar sind. Da geht es um Selbstkerne, die fragmentiert oder kohärent sein können, um internalisierte Elternimagines, die ein Zuviel oder auch ein adäquates Maß von Libido auf sich fixieren, und dergleichen mehr. Auch wenn man solche Bilder noch als Hilfsmittel anerkennen will, letztlich müssen sie wieder rückübersetzbar sein, müßten die Unterschiede von Entwicklungsprozessen, die im Resultat als mehr oder weniger gelungen zu betrachten sind, auch in ihrer Geschichte selbst Thema sein, dort, wo gemeinsame Intentionen und die vielfältigen Möglichkeiten ihres Scheiterns noch sichtbar werden.

Der Prozeß der psychischen Strukturbildung wird durch die Enttäuschung an den Eltern eingeleitet. Das Kind ist enttäuscht, daß die Eltern nicht die Allmacht besitzen, die es ihnen zugeschrieben hatte. Die verinnerlichten Objekte werden im Prozeß der »umwandelnden Verinnerlichung« umfunktioniert, sie ergeben die ersten Strukturen des psychischen Apparats. »Die innere Struktur übernimmt mit anderen Worten jetzt die Funktionen, die das Objekt für das Kind erfüllt hatte.«[2] Daß dieser Enttäuschungsprozeß für das Kind konfliktreich ist und daß Verinnerlichung eine realitätsverleugnende Form der Konfliktvermeidung ist, der Konflikt sich deshalb als intrapsychischer Konflikt wiederfindet, dies alles wird in dem Begriff der »umwandelnden Verinnerlichung« unterschlagen. So wird der Enttäuschungsprozeß selbst funktional, in der Spannung von optimaler Versagung und optimaler Frustration – also nicht Versagung und Frustration selbst stellen das Problem dar, sondern nur ihre richtige Dosierung –, trennen sich innere und äußere Realität voneinan-

---

[1] Vgl. KOHUT: *Narzißmus*, a.a.O., S. 14
[2] A.a.O., S. 71

der. Doch auch im Falle der neurotischen Fixierung geht der natürliche Entwicklungsprozeß weiter, einzig die verinnerlichten Objekte bleiben quantitativ stärker besetzt. Das Symptom ist daher nicht Zeuge und Kompromiß eines Konflikts, das Verhältnis von innerer und äußerer Realität nicht durch Bewußtsein und Ich vermittelt. Die Phantasie hat nicht ihre relative Eigenständigkeit, sondern sie ist nur mehr oder weniger realistisch. Das Ichfremde des neurotischen Symptoms ist dem Ich nicht im dynamischen Sinne fremd, sondern nur im historischen, es ist eine verlassene Gestalt oder Vorstufe des Ich, aber immer schon identisch mit den Intentionen und Funktionen des Ichs. Die Abspaltung von Imagines ist deshalb auch ein Vorgang, der nur dann stattfindet, wenn die richtigen Sozialisationsbedingungen fehlen; im günstigen Fall entwickelt sich eine Ich- und Überich-Stufe aus der vorigen.

Bei Freud war es ein ungelöstes Problem, wie Verdrängung und Sublimierung sich zueinander verhalten; die Narzißmuskonzeption sollte die Vermittlung herstellen. Bei Kohut wird der Interessenkonflikt zwischen Ich und Es auf den unmittelbar sexuellen Bereich beschränkt, Sublimierung und Aufbau der Ich-Funktionen werden nur im Falle der Fehlentwicklung von einer der Verdrängung analogen Abwehr beeinträchtigt. Seelische Gesundheit bedeutet, daß es keine Verdrängung gegeben hat, die Verdrängung selbst ist schon das Neurotische. Freuds grundsätzlicher Ausgangspunkt: das Seelische an sich sei unbewußt[1], könnte von Kohut umgekehrt werden: nur das Neurotische sei unbewußt. So eskamotiert er die Bedingung für Angst und Konflikt und erklärt sie *per se* schon zur Neurose. Konkurrenz und Solidarität sind somit nicht mehr Alternativen, sondern gleichzeitig möglich. Bei Freud konnte das Autonomiestreben noch als gegen das Objekt gewendet verstanden werden, Kohuts purifizierter Autonomiebegriff scheidet alles das als nicht zum Thema gehörig ab, was auf einen verdrängten Konflikt mit dem Objekt verweist. Weil das im Narzißmus unterschlagene Scheitern von Kohut in seiner Narzißmus-Analyse selbst unterschlagen wird, kann er auch nicht mehr angeben, woran denn derjenige, der in seinem Verständnis der Neurotiker ist, wirklich leidet.

---

[1] Vgl. Freud: »Das Unbewußte«. *GW* X, S. 270

Narzißmus als Versuch, in der Identifikation mit sich selbst die eigene innere Zerrissenheit, die Zerrissenheit des Selbst zu bewältigen und Autonomie als Abwehr der Angst vor den bedrohlichen Objekten: dies ist der Gehalt beider Begriffe in Freuds Theorie. Das Mißlingen des Narzißmus liegt in seiner Regression, das Mißlingen der Autonomie in der Verinnerlichung der Angst. Eine entwickelte Narzißmustheorie hätte die Identitätslosigkeit des Narzißmus und die Herrschaftlichkeit solcher Autonomie darzustellen. Kohut trennt die Begriffe von ihrem Inhalt und gibt ihnen eine Struktur, in der keinerlei Realprozeß mehr faßbar ist; sie sind bloße Verdopplung des äußeren Scheins, nicht analytisch, sondern nur apologetisch zu verwenden für den Kampf des Bewußtseins gegen die verdrängte Angst. So läßt sich an Freuds Autonomie- und Narzißmusbegriff die regressive Wendung des Narzißmus und das Objektlose der Autonomie noch am sichtbarsten erkennen.

III. *Sublimation zwischen Triebferne und Vereinigung*

Im vorigen Kapitel haben wir gezeigt, daß im Begriff des Überichs ein patriarchalischer Individuumbegriff zum Ausdruck kommt, insofern die Vater-Sohn-Beziehung, die als Realbeziehung mit dem Untergang des Ödipuskonflikts verbleibt, sich gegen die verdrängte und unterdrückte Mutterbeziehung richtet. Der Symptomcharakter des Überichs verwies auf das Herrschaftliche der Geschlechterbeziehung. In diesem Kapitel haben wir bisher an der Narzißmuskonzeption dargelegt, wie Freud das Doppeldeutige des Überichbegriffs eskamotiert, indem er der Vater-Sohn-Beziehung eine Motivation unterlegt, die jenseits aller Geschlechterbeziehung das Streben nach Autonomie zur ursprünglichen und allumfassenden Triebkraft macht. Autonomie, die auf Verdrängung basiert, kann in der Realitätsbewältigung nur durch Triebferne erkauft werden. Gerade die Idee der Triebferne liefert nun die Grundlage für den Begriff, der in der psychoanalytischen Theorie der emphatischste ist und der in Freuds narzißmustheoretisch begründetem Individuummodell für das Gelingen des Narzißmus als Autonomie einstehen soll, der Sublimationsbegriff nämlich. Sublimation als Triebferne läßt aber die Frage nach der Herkunft offen, der Objektbezug und damit Kompensation und Regression bleiben im dunkeln. Wir müssen daher bis auf die ersten Ansätze von Sublimation zurückgehen.

Der erste und ursprüngliche Wunsch des Kindes ist auf die Mutter gerichtet, und auf ihn muß das Kind verzichten. Solange dieser Wunsch als verdrängter die Kastrationsdrohung festhält, kann jede spätere Objektbeziehung nicht frei davon sein. »Als Rest der erotischen Fixierung an die Mutter stellt sich oft eine übergroße Abhängigkeit von ihr her, die sich später als Hörigkeit gegen das Weib fortsetzen wird.«[1] Als Kehrseite dieser Abhängigkeit steht ein Typus der Objektwahl, wie FREUD ihn in seiner Abhandlung über die Psychologie des Liebeslebens beschreibt, die »Dirnenliebe«, die den Wunsch nach alleinigem Besitz des Objekts um den Preis seiner Erniedrigung aufgegeben hat[2], und noch auffälliger der sogenannte Don-Juanismus[3]. Der Don Juan wechselt ständig das Liebesobjekt, weil er das eigentlich intendierte, die in der Kindheit aufgegebene Beziehung zur Mutter, nie erreicht. Auf jeden Fall unterliegt die Beziehung zum Objekt dem Wiederholungszwang: dort, wo die sexuellen Wünsche der Erwachsenen nur Ersatz sind, müssen sie denselben Zwängen gehorchen, die zur Fixierung in der Kindheit geführt haben.

Sublimation, aus der gleichen Quelle gespeist wie die Objektbeziehung, soll doch ihr Widerpart sein. Kulturentwicklung geht bei FREUD auf Kosten der Triebbefriedigung. Aus diesem Widerspruch sollte die Annahme einer desexualisierten Libido verhelfen. Das Verhältnis von Sublimation und Verdrängung wird nicht wie in der Neurosentheorie, wo die Versöhnung mit dem Verdrängten allein Sublimation bedeutet, gelöst, sondern Sublimation heißt hier gelungene Verdrängung. Doch in diesem Sinne als Triebferne wird die sublimierende Tätigkeit, weil sie die der inneren, verdrängten Realität korrespondierende äußere Realbeziehung flieht, ohnmächtig gegenüber der Realität.

FREUDS Sublimationsbegriff steht wie sein Autonomiebegriff in der Alternative von Objektlosigkeit und Triebferne auf der einen Seite und regressiver Bindung an den eigenen Ursprung andererseits. In seinem Aufsatz über LEONARDO, dem einzigen,

---

[1] Vgl. FREUD: »Abriß der Psychoanalyse«. *GW* XVII, S. 118

[2] Vgl. FREUD: »Beiträge zur Psychologie des Liebeslebens«. *GW* VIII, S. 68

[3] Vgl. SANDOR FERENCZI: »Zur Nosologie der männlichen Homosexualität«. In: *Bausteine zur Psychoanalyse.* Bd. I. Bern/Stuttgart [2]1964, S. 168

wo der Sublimationsbegriff ein Stück weit entfaltet wird, schwankt FREUD, worin er die Sublimationsleistung von LEONARDO erkennen soll. LEONARDOS Tätigkeit als Maler wurde verschiedentlich von Perioden unterbrochen, in denen er sich ausschließlich der Naturforschung widmete. In seiner letzten großen Schaffensperiode als Maler entstanden alle die Bilder, die gleich der MONA LISA, und ihr immer ähnlich, Frauengestalten darstellten. LEONARDOS Forschung erscheint FREUD als gelungenste Form der Sublimation der frühkindlichen Sexualität. »Die Sexualverdrängung tritt zwar auch hier ein, aber es gelingt ihr nicht, einen Partialtrieb der Sexuallust ins Unbewußte zu weisen, sondern die Libido entzieht sich dem Schicksal der Verdrängung, indem sie sich von Anfang an in Wißbegierde sublimiert...«[1] Und doch zeigt LEONARDOS Forscherdrang alle Züge des Zwangs, ist er Ersatz, Grübelzwang, die Unabschließbarkeit der Werke und die Verselbständigung des Forschens sind FREUD hierfür Indizien. Dennoch urteilt er, daß »die Gebundenheit an die ursprünglichen Komplexe der Sexualforschung entfällt, und der Trieb sich frei im Dienste des intellektuellen Interesses betätigen (kann)«.[2] Sublimation als Triebferne, so können wir schlußfolgern, unterliegt dem Zwang der Herkunft aus dem Trieb. In dem Zwang LEONARDOS, dessen Naturforschung ursprünglich seiner Malerei dienen sollte, über dieses Ziel hinaus nie endend nach dem verborgenen Hintergrund der Dinge zu fragen und schließlich zu abstrakten Naturgesetzen zu gelangen, wird zugleich der Kampf gegen diesen Zwang sehr deutlich.

So unterliegt schon der Forscherdrang LEONARDOS der Regression. »Das Forschen aber, das ihm nun das künstlerische Schaffen ersetzt, scheint einige der Züge an sich zu tragen, welche die Betätigung unbewußter Triebe kennzeichnen, die Unersättlichkeit, die rücksichtslose Starrheit, den Mangel an Fähigkeit, sich realen Verhältnissen anzupassen.«[3] Doch als weiterer Schritt in der Regression erscheint FREUD LEONARDOS letzte Mal-Periode. »Mit Hilfe seiner urältesten erotischen Regungen feiert er den Triumph, die Hemmung in seiner Kunst noch einmal zu überwinden.«[4]

---

[1] FREUD: »Eine Kindheitserinnerung des Leonardo da Vinci«. *GW* VIII, S. 147
[2] A.a.O., S. 148
[3] A.a.O., S. 206
[4] A.a.O., S. 207

In der Schrift über LEONARDO finden wir FREUDS These von der Sublimation als Ersatz für unmittelbare Triebbefriedigung bestätigt. Doch wir sehen auch, daß der Zwangscharakter einer solchen Sublimation gerade aus dieser Ersatzfunktion herrührt. Die Annahme der Ersatzfunktion läßt sich im Falle von LEONARDO so deutlich herausstellen, weil LEONARDO nach Aussagen aller Zeitgenossen keinerlei sexuelle Beziehungen hatte, sich ausschließlich mit schönen Jünglingen umgab, daher als, wie FREUD formuliert, im ideellen Sinne homosexuell zu bezeichnen ist. In ihrer Ersatzfunktion erbt die Sublimation hier Bedingungen, die auch der ursprünglichen sexuellen Beziehung anhafteten. Von daher läßt sich die Frage formulieren, ob Sublimation nicht davon abhängt, daß auch die realen sexuellen Beziehungen zwangfrei sind, diese also selbst einen Sublimationsprozeß durchgemacht haben.

Die Alternative Triebbefriedigung oder Sublimation scheint auf den ersten Blick auf eine ökonomische Argumentation zu verweisen, und sie ist häufig genug so verstanden worden. Doch gemeint ist eine andere Alternative, nämlich die zwischen unmittelbarer und vermittelter Triebbefriedigung. FREUDS implizite These ist die, daß die Möglichkeit unmittelbarer Triebbefriedigung den Antrieb zur Sublimation vermissen lasse. Doch in dieser Form ist sie eine Scheinalternative, denn die unmittelbaren Beziehungen zwischen Subjekt und Objekt sind angstbesetzt und zwanghaft und produzieren aus sich heraus den Antrieb zur Flucht aus dieser Unmittelbarkeit. So ist Sublimation die Alternative zu unmittelbarer Befriedigung, weil einzig sie den Zwang der Unmittelbarkeit durchbricht. Gelingen kann sie nur, wo die Subjekt-Objekt-Beziehung selbst sublimiert auf einer vermittelteren Ebene sich realisiert, und wo dies nicht gelingt, kann auch Sublimation im Sinne von Kulturleistung nur zwanghaft sein. Einander entgegengesetzt sind daher nicht Sublimation und Objektbeziehung, sondern nur die reine Form der einen der unmittelbaren Form der anderen. Weil FREUD aber die Intention der Objektbeziehung nur als unmittelbar denken kann, ist Sublimation für ihn nur unter der Bedingung des Verzichts möglich.

In der frühesten unmittelbarsten Beziehung zwischen Subjekt und Objekt, der oralen Beziehung des Kindes zur Mutter, tritt die Subjektivität des Objekts noch nicht in Erscheinung. Es ist gerade diese Subjektivität, die als bedrohlich erscheint, dann nämlich, wenn sie erstmals wahrgenommen wird. Das Festhalten an der Unmittelbarkeit bedeutet daher ein Verleugnen der Eigenständigkeit des Objekts. In FREUDS Individuationstheorie wird die erste Objektbeziehung aufgrund ihrer Bedrohlichkeit theoretisch verleugnet, in der ödipalen Konstellation praktisch verdrängt. Die theoretische Verleugnung erkannten wir als Folge dieser praktischen Verdrängung, deren Motiv von FREUD selbst unterschlagen wurde. Objektbeziehung kann daher in FREUDS Individuum-Begriff selbst nur als unmittelbar gedacht werden; die Konsequenz dieser Konzeption einer Subjekt-Objekt-Beziehung liegt darin, daß Sublimation, um sich dem Zwang der realen Beziehung zum Objekt zu entziehen, nur als Triebferne gedacht werden kann.

Bemerkenswert am Sublimationsbegriff des Aufsatzes über LEONARDO ist nun, daß hier Sublimation, Regression und Autonomie auf einen anderen Stoff bezogen sind als in FREUDS späteren kulturtheoretischen Darlegungen, insbesondere im *Mann Moses*. Gilt im *Mann Moses* analog zur Konstruktion des Überichs die Regression der Wiedererlangung eines primären Narzißmus, der frühkindlichen Allmacht – aus dieser war die Narzißmuskonstruktion begründet –, so heißt Regression im *Leonardo* Rückkehr zu der frühesten Beziehung von Mutter und Kind, also der vorambivalenten Mutter-Kind-Einheit. Gerade die Bedingungen einer patriarchalischen Individuum-Entwicklung, die Identifikation mit dem Vater, fehlt in der Kindheitsgeschichte des LEONARDO, und dieses Fehlen erscheint FREUD als Bedingung dafür, das LEONARDO sich keiner väterlichen Kastrationsdrohung, keinem Autoritätsprinzip und keinem abstrakten Konkurrieren unterwerfen mußte, also als Bedingung der Entfaltung seiner Fähigkeiten, seiner Sublimationsmöglichkeit. Während im *Mann Moses* das konservative, unproduktive, an und in die Zwänge der alttestamentarischen Gesetze gebundene Denken und Handeln an die Bedingung eines strengen Überichs und damit einen ambivalenten väterlichen Ursprung geknüpft ist, wird im *Leonardo* gerade die Freiheit von einem väterlichen Überich zur Voraussetzung von LEONARDOS Produktivität.

So erweist sich der Narzißmus sehr viel mehr als Regression auf einen mütterlichen als auf einen väterlichen Ursprung, wie uns schon der Allmachtswahn des Kindes als Reaktion auf den Bruch mit der Mutter verständlicher war als in FREUDS Interpretation eines ursprünglichen Narzißmus. Im identifikatorischen Festhalten der Mutterbeziehung entfällt das Konkurrieren mit dem Vater um die Mutter. Doch die Tatsache, daß an die Stelle der Objektbeziehung die Identifikation tritt, beweist die Bedrohlichkeit auch der Mutterbeziehung, denn Identifikation, so konnten wir bei SPITZ sehen, heißt Verleugnung des Bruchs zwischen Subjekt und Objekt. Während aber in der Identifikation mit dem Vater die verdrängte Mutterbeziehung verleugnet wird, kann die Identifikation mit der Mutter auf Verdrängung verzichten, weil in der Identifikation die sexuelle Spannung selbst erlischt.

Die innere Widersprüchlichkeit in FREUDS Sublimationsbegriff, einerseits triebfern, zum anderen doch Triebbefriedigung zu sein, ist Ausdruck eines realen Widerspruchs. Der Triebferne, wie sie am Fall des LEONARDO deutlich wird, steht entgegen, daß der Stoff der Sublimation die frühkindlichen Konflikte sind, die, statt praktisch bewältigt zu werden, in der Sublimation eine symbolische Bewältigung erfahren. Sublimation bedeutet also unter den Bedingungen, wo Angst zu Verdrängung und Identifikation führt, Symbolisierung des sonst bewußtseinsunfähigen Konflikts.

Der Narzißmus der Sublimation, den FREUD hervorhob, wird so verständlich; in der Bedrohung der inneren Zerrissenheit wird ein Stück Realitätsbeziehung aufgegeben, um der inneren Bedrohung Herr zu werden. Doch die nur symbolische Verarbeitung der psychischen Probleme – entschlüsselt würden sie immer wieder auf ihre Herkunft aus der gerade verleugneten Realität verweisen – liefert weiterhin den unbewußten Ängsten aus – daher rührt das Zwanghafte dieser Sublimation. Insofern kann gelingende Sublimation, die realitätsmächtig ist, statt den Zwängen der Realität sich zu fügen, nur gedacht werden im Sinne einer Sublimation der zwanghaften und angstbesetzten unmittelbaren Objektbeziehungen der Kinderzeit, die als verdrängte oder identifikatorisch verleugnete keine psychische Bearbeitung erfahren konnten und diesen Zwang daher auf alle ihre Abkömmlinge selbst in sublimster Form übertragen.

Autonomie und Sublimation sind bei FREUD nur als Narzißmus denkbar, weil jedes Einlassen auf die Realität Konkurrenz- und Kastrationsangst mobilisiert. Doch als solche verzichten sie nicht nur auf eine heterosexuelle Objektbeziehung, also auf das Streben nach Vereinigung, sondern auch auf den Wunsch nach Solidarisierung, weil dieser ebenso wie der Wunsch auf die Mutter an der Kastrationsdrohung des Vaters gescheitert und statt dessen im Konkurrieren um so mehr der Angst preisgegeben war.

Sublimation, die nicht auf einer Verleugnung der inneren und äußeren Realität basiert, muß, so konnten wir aus den vorangegangenen Darlegungen folgern, als psychische Arbeit an den bedrohlichen Konflikten ansetzen; die Beziehung zum Objekt ist also selbst Indiz für gelungene oder mißlungene Sublimation. Grund für ein solches Mißlingen war die Internalisierung einer Angstbeziehung, Bedingung für das Gelingen kann daher nur die Aufhebung der Angst sein, deren Voraussetzung in der Realbeziehung aber statt der Kastrationsdrohung Solidarität von seiten der Objekte ist, dem die Angst des Kindes gilt, und mit dem es, soweit es den gleichgeschlechtlichen Elternteil betrifft, konkurriert.

Unter den psychoanalytischen Theoretikern nach FREUD ist MELANIE KLEIN die einzige, die das Wechselverhältnis von innerer und äußerer Realität als Gegenstand einer Sublimationstheorie betrachtet. Anders als FREUD, der letztlich die Frage danach, wie sich der Einfluß der Bezugspersonen auf die Entwicklung des Kindes auswirkt, nicht eigens thematisiert, steht im Zentrum von MELANIE KLEINS Abhandlungen die Entwicklung der Objektbeziehungen und von daher das Verhältnis von Subjekt und Objekt in seiner Wechselseitigkeit. Ihr Begriff der Bundesgenossenschaft, der als Gegenbegriff zu dem der Identifikation betrachtet werden kann – weil darin ein Gelingen von dem ausgesprochen wird, was die Identifikation intendiert, doch gerade nicht erreicht, nämlich Bewältigung von Angst – kann leitmotivisch genommen werden als Ausdruck für die Beziehung zur äußeren Realität, als Pakt des Kindes mit der Realität zur Bewältigung seiner eigenen inneren Zerrissenheit, die aus der frühesten Internalisierung der Angst resultiert. Statt der synthetisierenden Funktion des Ichs bei FREUD, das die innere Widersprüchlichkeit herrschaftlich, nämlich durch Verdrängung, zu bewältigen sucht und dessen Herrschaft an den Symptombildungen zunichte wird, sehen wir bei KLEIN, daß eine Sublimation der Konflikte nur in einer Balance zwischen der inneren und der äußeren

Realität gelingt. Synthese heißt immer schon mißlungene und daher herrschaftliche Konfliktbewältigung; der Herrschaft nach innen entspricht eine Realitätsbeziehung, die statt auf Bundesgenossenschaft auf Unterwerfung und Konkurrenz basiert.

Klein entnimmt ihren Stoff ihren Kinderanalysen, ihre theoretische Konstruktion erfaßt in erster Linie die frühesten Objektbeziehungen. Doch auch ihre Theorie enthält einen Individuumbegriff, will also keineswegs als begrenzte Theorie über die ersten Lebensjahre verstanden werden. Gerade in diesem ihrem Anspruch ist die Theorie Kleins von Interesse für diese Arbeit. Nun war Freuds Individuumbegriff aus der Konstruktion der ödipalen Phase gewonnen, seine Analyse ist Realanaylse, insofern er die bestimmte psychische Realität der patriarchalischen Familie begrifflich faßt; die psychische Struktur ist Ausdruck einer patriarchalisch strukturierten Beziehung von Subjekt und Objekt. Wenn Klein ihren Individuumbegriff an den präödipalen Phasen gewinnt, muß unsere Frage sein, ob darin das Spezifische der ödipalen Phase faßbar ist oder nicht. Realanalyse ist sie nur dann, wenn sie die historisch-gesellschaftliche Dimension des konkreten Individuationsprozesses, der auch ihr Material ist, also die Determinanten des Generationen- und Geschlechterverhältnisses aufzuweisen versteht.

Die zentrale Kategorie für die psychische Strukturierung und Verarbeitung der Beziehung von innerer und äußerer Realität bei Freud ist die Kategorie der Verdrängung. Die präödipalen Phasen sind gerade dadurch gekennzeichnet, daß sie keine Verdrängung, wohl aber andere Abwehrmechanismen kennen. Die Strukturbildung der ödipalen Phase beruht dagegen auf der Verdrängung, ohne die es keine Scheidung in Ich und Es gibt. Aufgrund der Besonderheit der Verdrängung fragt Freud nicht nach Kontinuität von präödipaler und nachödipaler Entwicklung. Kleins Festhalten an der Identität des psychischen Materials, auf das sich die verschiedenen Abwehrmechanismen beziehen, macht es nicht nur möglich, nach der unterschiedlichen Funktionsweise der verschiedenen Abwehrmechanismen zu fragen, sondern läßt darüber hinaus hoffen, daß sie eine Rematerialisierung von Freuds Strukturtheorie impliziert, also die Beziehung von innerer und äußerer Realität als materiellen Prozeß begreifbar macht, der in der Strukturtheorie verdinglicht wird. Welche Modifikation die Objektbeziehungen mit der Verdrängung der ersten angstbesetzten Repräsentanzen erfahren haben, dies wird, so hatten wir ja gezeigt, bei FREUD unterschlagen.

Zusammengefaßt heißt die Quintessenz von KLEINS Theorie: Objektbeziehungen sind in ihrer Unmittelbarkeit zwanghaft, weil sie der Ambivalenz von Angst und Wunsch voll ausgeliefert sind. Es ist gerade das Resultat des gelingenden Sozialisationsprozesses als balancierenden Vermittlungsprozesses zwischen Individuum und Gesellschaft, wenn die Beziehung zwischen Subjekt und Objekt zwangfrei realisiert werden kann. Ist es der Wunsch nach Vereinigung, der als Motiv allen Objektbeziehungen gemeinsam ist, dann ist das, was den Vermittlungsprozeß in Gang bringt, die konkrete Gestalt, in der der Vereinigungswunsch seine Realisierung anstrebt. Am Anfang steht der Wunsch nach Einheit, weil die Trennung von Subjekt und Objekt ängstigt; nur wenn das Kind lernt, auf Einheit zu verzichten – die Identifikation ist der immer wiederkehrende Versuch, regressiv diese Einheit herzustellen –, kann der Wunsch nach Vereinigung festgehalten werden. Nach Ablauf der entwicklungsgeschichtlichen Phasen im individuellen Reifungsprozeß treten nicht Objektbeziehung und Sublimation sich als Alternativen gegenüber, sondern Sublimation ist für KLEIN der Prozeß des Durcharbeitens der angstbesetzten Beziehungen selber. Sublimation heißt nicht Freiheit von Trieb, nicht Triebferne, sondern bearbeiteter Trieb.

Für FREUD basierte Sublimation auf Verzicht, daraus ergab sich für ihn die Alternative zwischen Triebbefriedigung und Sublimation. In KLEINS Theorie wird das Verzichten in einer dialektischen Beziehung von Form und Inhalt nicht zum totalen Verzicht, sondern zum Verzicht auf all die Verkörperungsformen des Vereinigungswunsches, in denen das Objekt, wie in der oralen Phase, als eigenständiges verleugnet, in der analen Phase beherrscht und in der phallischen verdrängt wird. Die Leistung der Sublimation besteht in dem Festhalten des Wunsches trotz der Angst, die den Verzicht erzwingt, und in dem Erarbeiten einer angstfreieren Realisierungsmöglichkeit, die letztendlich in der Anerkennung des Objekts als eigenständigem Subjekt und in einer gemeinsamen solidarischen Angstbewältigung besteht. In dieser Allgemeinheit umfaßt KLEINS Individuumbegriff eine dialektische Beziehung von Subjekt und Objekt im Gegensatz zu dem FREUDschen, der Autonomie gegen Objektbeziehung setzt.

Diese begrifflich abstrakte und noch nicht am Stoff entwikkelte Zusammenfassung von KLEINS Theorie hat den Zweck, den Unterschied zwischen der KLEINschen und der Theorie FREUDS sowie aller anderen nachfreudschen psychoanalytischen Schulen herauszustellen. Auch SPITZ, der KLEINS Theorie über die Bedeutung des Bruchs zwischen Subjekt und Objekt für die Kindheitsentwicklung im Grunde teilt, folgt FREUDS Reifungs- und Sublimationsbegriff. Die Mutter-Kind-Beziehung erscheint als umfassend und als Urbild der gelungenen Objektbeziehung. Der Entwicklungsprozeß nimmt aus dieser allumfassenden Beziehung immer mehr Bereiche heraus – durch Verbote von seiten des Objekts und Abwehr durch das Kind –, bis dann mit Untergang des Ödipuskonflikts der eigentliche Sublimationsprozeß als vom Objekt unabhängige Realitätsbemächtigung einsetzt. Die Verleugnung der Ambivalenz von Angst und Wunsch, die in den allerersten Objektbeziehungen am unversöhnbarsten ist – Angst als treibendes Motiv für alle Sublimation soll nur dem Vater gelten –, entläßt die Objektbeziehung als letztendlichen Antrieb aller Sublimationen, die dann für sich identisch bleiben.

Daß in FREUDS Begriff der Objektbeziehung Unmittelbarkeit Bemächtigung einschließt, wie sie charakteristisch ist für die frühen, angstbesetzten Objektbeziehungen, wurde weiter oben schon dargelegt. Diesem Ausschluß der Subjekt-Objekt-Beziehung aus FREUDS Reifungsbegriff widerspricht nicht, daß FREUD besonders in seinen Abhandlungen über die anale Phase und ihre Phantasien die andersgeartete Beziehung zum Objekt gegenüber der oralen Phase behandelt. ABRAHAM beschreibt diese Entwicklung ausführlich und faßt sie systematisch, und doch heißt seine Abhandlung: *Entwicklungsgeschichte der Libido...*[1] statt: Entwicklungsgeschichte der Objektbeziehungen. Entwicklung im Sinne von Reifung – und diese Bedeutung hat der Entwicklungsbegriff notwendig – gibt es in der Beziehung zum Objekt nicht. Deswegen werden die präödipalen Objektbeziehungen, für die FREUD eine Bildersprache hat, die für die postödipalen Objektbeziehungen völlig fehlt, nicht unter dem Gesichtspunkt der Entwicklung begrifflich gefaßt.

---

[1] Vgl. KARL ABRAHAM: »Versuch einer Entwicklungsgeschichte der Libido auf Grund der Psychoanalyse seelischer Störungen«. In: *Psychoanalytische Studien zur Charakterbildung*.a.a.O., S. 113ff.

Weil in der Objektbeziehung das zwanghafte Festhalten am Ursprung geleugnet wird, muß an der Sublimation das Zwanghafte des Versuchs vom Ursprung loszukommen, unterschlagen werden. Die beidesmalige Herkunft aus dem Bruch zwischen Mutter und Kind wird in der Narzißmus-Konzeption in zweierlei Ursprünge auseinandergelegt. In der Objektbeziehung wird somit die Angst und der Drang, vom Ursprung loszukommen, in der Sublimation die Bindung an den Ursprung geleugnet.

Es ist auch heute ein noch unabgeschlossener Streit innerhalb der Psychoanalyse, ob von einer Subjekt-Objekt-Beziehung im psychologischen Verständnis für eine Frühzeit in der kindlichen Entwicklung gesprochen werden kann, wo das »diakritische« Wahrnehmungssystem[1] noch nicht entwickelt ist. SPITZ kritisiert den für die zeitliche Dimension unbegrenzten Gebrauch psychologischer Kategorien bei MELANIE KLEIN[2], doch zugleich liefert er das beste Anschauungsmaterial für die Berechtigung einer solchen Vorgehensweise – abgesehen davon, daß er selbst wie KLEIN, aber ohne darauf hinzuweisen, vom frühesten Vorläufer der Identifikation als der Teilung in »gutes« und »schlechtes« Objekt spricht.[3] Die Regression der hospitalisierten Kinder könnte als solche gar nicht analysiert werden, wenn die cephalogyrische Kopfbewegung nicht als Suchen nach Befriedigung gelten und verstanden werden könnte. Auch die Konstruktion eines Ursprungs dient wie jede theoretische Konzeption der Erklärung sonst unverständlicher Phänomene. FREUDS Narzißmus-Konzept hat nichts von der Polemik erfahren wie KLEINS Annahme über die frühesten Objektbeziehungen; es ist offensichtlich der Inhalt, der Anstoß erregt, und die methodologische Kritik ein Stück weit Rationalisierung dessen, wogegen die Kritik sich eigentlich richtet.

Die ersten Erfahrungen des Kindes sind die von Mangel und Befriedigung. Sie sind das, was SPITZ »koinästhetische« Wahrnehmungen nennt; doch diese gespaltene innere Realität, die das Kind nicht als innere gegenüber einer äußeren, sondern als ganze

---

[1] Laut SPITZ: *Vom Säugling zum Kleinkind*, a.a.O., S. 62ff.

[2] Bezeichnenderweise mit der gleichen Denkfigur wie die funktionalistische Kritik an FREUDS Konstruktion des Ödipuskomplexes: KLEIN sehe »die Depression als fons et origo aller psychischen Entwicklung an«. Vgl. SPITZ: »Die anaklitische Depression«. In: *Erziehung in früher Kindheit*, a.a.O., S. 114

[3] Vgl. SPITZ: *Vom Säugling zum Kleinkind*, a.a.O., S. 270ff.

Realität wahrnimmt, ist der Grund für das Auseinanderklaffen von innerer und äußerer Realität von allem Anfang an. An der Erfahrung des Mangels realisiert das Kind die Trennung vom Objekt. Die Angst, die der Mangel hervorruft, ist Angst vor dem Objekt. Die Selbständigkeit der inneren Realität, die doch nur über die Vermittlung durch die äußere Realität konkrete Gestalt annimmt, hat KLEIN zu einem dialektischen Erfahrungsbegriff geführt. Weil es die Angsterfahrung ist, die das Kind zur Realitätsbemächtigung antreibt, steht der Angstbegriff im Zentrum von KLEINS Erfahrungsbegriff, und ihre Deutung der infantilen Sexualforschung – Angst mobilisiert den Wißtrieb, der wiederum die Angst mindert – weist auf das Ziel der Kinderanalyse voraus: »Das Wissen steht nun im Dienste der Angstbewältigung.«[1] Das Medium aber dieser praktischen Dialektik in der Kindertherapie stellt die Spielanalyse dar, weil zum einen latent wirksame Angst »sich als steter Spielantrieb äußert«, zugleich aber das Spiel, »das die Brücke zwischen Phantasie und Realität herstellt, dem Bestreben dient, Angst vor äußeren und inneren Gefahren zu bewältigen«.[2] Gegenüber FREUDS Angstbegriff, der die Angst an die Erfahrung einer äußeren Gefahr gebunden wissen wollte, entwickelt KLEIN einen Angstbegriff, der dialektisch zwischen innerer und äußerer Realität vermittelt. Angst existiert für sie nicht vor aller Erfahrung – dieser Vorwurf wurde ihr oft gemacht –, sondern sie ist die Reaktion auf die erste Erfahrung von Mangel, der intrapsychisch erfahren projektiv auf das Objekt, das Angst macht, gewendet wird. FREUD hätte selbst Konsequenzen für seine Konzeption von Realangst ziehen müssen, als er anhand der kindlichen Ängste zwischen wirklicher und vermeintlicher Gefahr nicht mehr unterscheiden konnte. Die vermeintliche Gefahr muß einer inneren Gefahr entsprechen, und damit stellt sich die Frage nach der inneren Realität, die beim Ich Angst hervorruft. KLEIN, die immer bemüht ist, ihre Konzeption in Einklang mit der von FREUD zu bringen, rekurriert darauf, daß FREUD in *Hemmung, Symptom und Angst* auf die Geburtsangst zurückgreift.[3] Doch sie mißversteht die Intention des Begründungszusammenhangs, in den FREUD die An-

---

[1] MELANIE KLEIN: *Die Psychoanalyse des Kindes.* Wien 1932, S. 184, und in: *Geist und Psyche* (tb Nr. 2109), S. 217

[2] A.a.O., S. 191f. und 193

[3] A.a.O., S. 135ff.

nahme eines Geburtstraumas stellt. RANK, von dem diese Konzeption stammt, leitet nicht wie FREUD aus dem Geburtstrauma eine nur ökonomisch faßbare Erfahrung von Schmerz und Atemnot ab, auf deren drohende Wiederkehr das Kind mit Angst reagiere, sondern RANK kommt es auf die Trennung gegenüber dem intrauterinen Zustand an.[1] Dieses Moment der Trennung und des Bruchs, das in anderer Weise bei KLEIN wiederkehrt, hat in FREUDS Konzeption keinen Platz. KLEIN übersieht, daß FREUD die Annahme des Geburtstraumas dazu dient, den Begriff der Realangst auch für die frühkindliche Periode zu retten, wo von einer vom Kind wahrgenommenen äußeren Gefahr noch nicht die Rede sein kann.

Gemäß den ersten Erfahrungen des Kindes von Mangel und Befriedigung sind die frühesten Objektbeziehungen ambivalent, dem Objekt gelten alle Wünsche und alle Ängste. Die Anfänge der psychischen Arbeit zielen deshalb auf Angstbewältigung um der Erhaltung des wunscherfüllenden Objekts willen. Weil die Eigenständigkeit des Objekts bedrohlich ist, beherrschen Abwehrmechanismen anfangs die Beziehung zum Objekt. Durch Introjektion verleibt sich das Kind das äußere Objekt ein, um sich die Erfahrung des Verlusts zu ersparen; durch Projektion verlagert es die Unlustgefühle außerhalb seiner selbst auf das Objekt. Die in der Phantasie gebildete Vorstellung vom Objekt, das anfangs in ein gutes und böses Objekt gespalten ist – das eine repräsentiert die Wunsch-, das andere die Angstseite –, setzt sich beständig mit dem realen Objekt auseinander. Im Bündnis mit dem guten Objekt gelingt es schrittweise, der als Vergeltungsängste wahrgenommenen phantasierten Bedrohungen des bösen Objekts Herr zu werden. So wirkt die sich aufbauende Objektbeziehung den Abwehrmechanismen entgegen. Das Fehlen eines guten Objekts, durch Versagung und Abwesenheit, führt im schlimmsten Fall zu völliger Realitätsabsperrung. »Ist die Angst übermäßig, oder ist das Ich unfähig, sie zu ertragen, so versucht es, sich der Angst vor äußeren Feinden durch Einstellung der Projektionsmechanismen zu entziehen.«[2] Das Festhalten an einem inneren Objekt, dessen Bedrohlichkeit zur Realitätsabsper-

---

[1] Die in der Vorstellung des Kindes identisch ist mit dem Tod. Vgl. RANK: *Das Trauma der Geburt*, a.a.O., S. 26

[2] Vgl. KLEIN: *Die Psychoanalyse des Kindes*, a.a.O., S. 154, und in: *Geist und Psyche* (tb Nr. 2109), S. 181

rung geführt hatte, bringt es mit sich, daß alle künftigen Objektbeziehungen mit einem Rest archaischer, am Objekt nicht lokalisierbarer Angst behaftet sind.

Die Kritiker von KLEIN, besonders GLOVER und JACOBSON, werfen ihr vor, Realobjekt und psychische Repräsentanz nicht begrifflich klar zu trennen[1] und den realen Erziehungseinfluß nicht hinreichend zu beachten. *»She* [KLEIN] *goes to affirm that the ›real‹ object contributes a little but as a rule only a little to this anxiety situation.«*[2] Für das Kind ist das reale Objekt das Phantasieobjekt, hier werden innere und äußere Realität vermittelt. Es ist gerade das Verdienst von KLEIN, die Bedeutung der äußeren Realität für das Empfinden des Kindes aus seinen Phantasien rekonstruiert zu haben. Die Phantasie ist selbst der Ort, wo das Kind sich mit der Realität auseinandersetzt. Innere Realität und äußere Realität sind für das Kind immer identisch und nichtidentisch zugleich, und das Bedürfnis der Angleichung ist ein treibendes Moment.

Die Schwierigkeit mit den Schriften KLEINS ergibt sich aus ihrer Darstellungsweise. Sie erfaßt die Dialektik in der Beziehung von Subjekt und Objekt, ohne eine adäquate Sprache zu haben. So ist an ihrem Wortgebrauch immer der Widerspruch zu finden, der der Sache angehört und als solcher auch sprachlich formuliert werden müßte. Einmal spricht sie von der äußeren Realität als der dem Kind äußerlichen Realität, ein anderes Mal von der kindlichen Phantasie als der äußeren Realität; ihre Berechtigung liegt darin, daß eine objektivistische Betrachtung der äußeren Realität nichts einbringt, weil auch für den Forscher die Frage nach der äußeren Realität immer die Frage danach sein muß, wie diese im Bewußtsein des Kindes wiedererscheint.

Identifikation und Projektion bedingen einander unmittelbar, die Identifikation vertritt die Wunschseite, die Projektion die Angstseite des Objekts. In dialektischer Beziehung dazu steht die Objektbeziehung. Im Streben nach Vereinigung verleugnet die Identifikation die Subjekt-Objekt-Spannung, während die Objektbeziehung darauf baut. Die Identifikation untersteht deshalb dem Wiederholungszwang, die Wiederkehr der Angst führt

---

[1] Vgl. EDITH JACOBSON: *Das Selbst und die Welt der Objekte.* Frankfurt/M. 1973, S. 57

[2] Vgl. EDWARD GLOVER: »Examination of the Klein System of Child Psychology«. In: *Psychoanalytic Study of the Child* Bd. 1 (1945), S. 87

zur Projektion und zu erneuter Identifikation. Die Anerkennung des Objekts ist die erste Sublimationsleistung; hier wird das Objekt als gutes und böses in seiner Identität anerkannt und damit zugleich die Trennung von Subjektivem und Objektivem und die Eigenständigkeit der inneren Realität. Die Identifikation der bisher gespaltenen Imagines bewirkt ein Zusammentreten von Angst und Wunsch gegenüber derselben Person. Wenn es dem Kind dann gelingt, das Bündnis mit dem Objekt aufrechtzuerhalten – die Trotzphase zeigt am besten die Krise in der Objektbeziehung, wo das Kind immer Ja und Nein in jeder Geste kundtut –, hat es den ersten wesentlichen Entwicklungsschritt seiner frühen Kindheit gemeistert. Angstbewältigung, so wird daran deutlich, setzt immer Lokalisierung und Anerkennung der Angst voraus.

Ein imposantes Beispiel für das Aufgeben der Abwehr aufgrund der Anerkennung der Angst findet sich in der Geschichte des »Kleinen Hans«. Die Analyse führte das Angstobjekt, das Pferd, langsam auf seine Herkunft, die Angst vor dem Vater, zurück. Aufgelöst war die Phobie jedoch erst dann, als Hans mit dem Vater Pferd und Reiter spielen konnte, dabei den Vater schlug und zuletzt zugab, daß er Aggressionen auf den Vater habe, weil dieser ihn bei der Mutter verdränge.[1] Diese Aggression wurde in der Phobie verleugnet, verschoben und gegen die eigene Person gewendet; das Objekt kann also erst dann festgehalten werden, wenn das Ich stark genug ist, ein bestimmtes Maß an Angst zu ertragen und zu akzeptieren.[2]

In der Dialektik von Sublimation und Wiederholungszwang gewinnt das Kind eine angstfreie Beziehung zum Objekt, je mehr es seine Unabhängigkeit und Autonomie gegen das Objekt behaupten kann. Die identifikatorische Vereinnahmung der äußeren Realität, die im ersten Schritt immer Unterwerfung bedeutet, macht dann einer wirklichen Realitätsbewältigung Platz, wenn

---

[1] Vgl. Freud: »Analyse der Phobie eines fünfjährigen Knaben«. *GW* VII, S. 287

[2] Wir finden nicht bei Freud, wie Hans mit seiner Aggression fertig wurde. Ein Stück Angstabbau wurde durch die väterliche Solidarität gewonnen. Doch dies ist nicht die ganze Lösung. Freud hat den mittlerweile groß gewordenen Hans wiedergetroffen, und es zeigte sich, daß sich Hans an nichts von all dem erinnerte, was in der Analyse vorgefallen war; somit kann der Konflikt mit dem Vater nicht der ganze Konflikt gewesen sein, seine spätere Verdrängung verweist auf einen Konflikt, der in der Analyse nicht zur Sprache gekommen ist.

die identifikatorisch verleugnete Angst in einer vermittelteren Beziehung zur Realität aufgehoben werden kann.

Doch diese Lösung bleibt unbefriedigend, denn die Angst wird durch die Erfahrung der unbedrohlichen Realität an sich nicht aufgehoben, weil ihre je konkrete Gestalt einen tieferen Grund hat; auf jeder Stufe der Entwicklung kann die Objektbeziehung wieder regressiv in eine Identifikation münden und damit Angst fixieren. Die Geschichte der Angst kann demnach nur an der Geschichte der Objektbeziehung, an der Entwicklung des Wunsches begriffen werden.

Formelhaft zusammengefaßt kann man das, worin KLEIN über FREUD und die nachfreudsche Psychoanalyse hinausweist, als dialektische Fassung des Verhältnisses von Sublimation und Wiederholungszwang bezeichnen. Kritik hat nun da anzusetzen, wo sie diese Dialektik nicht konkret entfaltet und statt dessen gleich FREUD bei der Frage nach der sublimierenden Angstverarbeitung auf die Triebtheorie zurückgreift. Durch die Bindung des Wunsches, als Repräsentanten der Libido, und der Angst, als Repräsentanten des Aggressionstriebes, an das identische Objekt entstünde Triebmischung und damit die Aufhebung der Angst.[1] Bei FREUD, daran möchte ich erinnern, wurde Sublimation als umgekehrter Prozeß verstanden, sie basierte auf der Triebentmischung, und während die Aggression dem Überich zufloß, wurde die Libido desexualisiert zur Triebkraft der Sublimierung. Der Triebdualismus von Eros und Thanatos bei FREUD erwies sich als mystifizierter Ausdruck der Ambivalenz von Angst und Wunsch in der verdrängten Objektbeziehung, der FREUD seine theoretische Anerkennung versagt, während sie ihm überall stofflich entgegentritt. Die Annahme einer Triebentmischung in der Sublimation entspricht dem realen intrapsychischen Geschehen in der Überich-Bildung, wo Angst und Wunsch getrennt werden. Die Angst wird im Überich gebannt, während der Wunsch in vielfältig entstellter Form zutage tritt.

Warum greift KLEIN auf den Triebdualismus zurück, während sie gleichzeitig die im Triebdualismus verschleierte Angst-Wunsch-Ambivalenz an ihrem analytischen Material, den frühesten Objektbeziehungen, zum Gegenstand hat? Der Grund liegt

---

[1] Vgl. KLEIN: *Die Psychoanalyse des Kindes,* a.a.O., S. 160f., und in: *Geist und Psyche* (tb Nr. 2109), S. 188f.

darin, daß sie keine entwickelte Wunschkategorie hat. Der Wunsch des Kindes ist abstrakt ausgedrückt immer ein Wunsch nach Vereinigung, doch konkret ist er in der Abfolge der prägenitalen und schließlich der phallischen Phase ein je verschiedener Wunsch. Alle diese Wünsche werden unter dem Gesichtspunkt ihrer identifikatorischen Verleugnung oder ihrer sublimierenden Anerkennung analysiert. Was KLEIN dabei unterschlägt, ist die Tatsache, wie die Objektbeziehung sich in diesem Entwicklungsprozeß selbst verändert. Sie spricht abstrakt vom Objekt, weil der Vielfalt der Objekte ein einziges zum Vorbild dient, und sie spricht von dem Wunsch, weil er auch konkret immer als derselbe verhandelt wird. Daher greift sie dann, wenn inhaltlich das zu thematisieren wäre, was in der Sublimation geschieht, auf die Triebtheorie zurück. Sublimation als Triebmischung sagt nicht, was mit dem konkreten Wunsch geschieht, der sich an der Angst abarbeitet. Als Wunsch kann er von KLEIN immer nur als identischer betrachtet werden, weil das Objekt, um das alle Wünsche und Abwehrformen kreisen, bei ihr das identische bleibt, nämlich die Mutter.

Betreibt KLEIN auch implizit Realanalyse in der Deutung der kindlichen Phantasien, so erfaßt ihre Rekonstruktion nicht die reale kindliche Entwicklung, insofern diese in der ödipalen Phase eine Determinierung und Strukturierung erfährt, die unterschieden ist von den präödipalen Phasen. Das Besondere der ödipalen Phase besteht gerade darin, daß Identifikation und Objektbeziehung, Angst und Wunsch auseinandergerissen und, nach FREUDS Konstruktion, an Vater und Mutter, also zweierlei Objekte, fixiert werden. Wo FREUD von Objektbeziehung spricht, meint er selbstredend nur die sexuelle Beziehung auf die Mutter. Wo KLEIN von Objekten spricht, meint sie wechselweise Mutter oder Vater. Doch der Vater spielt nur die Rolle eines Ersatzes für die ursprünglichere Beziehung zur Mutter.

Die ödipale Konstellation und Verteilung der Rollen zwischen Mutter und Vater, die nicht austauschbar sind, geht bei KLEIN unter. Dies wird verschleiert, weil sie die Begriffe Überich und ödipale Beziehung schon für die ersten Identifikationen verwendet. Die psychische Struktur ist aber erst Folge der Verdrängung, so daß die Kritik an ihrer Verlegung in einen Entwicklungsabschnitt, wo noch keine Verdrängung stattfindet, berechtigt ist. Doch diese Kritik wird mit einer strukturalistischen Argumentation vorgetragen, die selbst nicht mehr nach der Dynamik der strukturell gefaßten innerpsychischen Beziehungen fragt. So kritisiert SPITZ, in dem von KLEIN anvisierten Alter der Kinder gäbe es noch kein abgegrenztes Ich, folglich auch kein Überich. GLOVER und KOHUT kennen für die präödipalen Phasen Ich- und Überich-Kerne, oder auch Überich und Objektvorläufer. Derlei Argumentation soll die strukturbildende Wirkung der ödipalen Phase retten, und doch verwischt sie gerade wieder den Unterschied, der nur aus der unterschiedlichen Funktionsweise der Abwehrmechanismen entwickelt werden kann. Aber, wie gesagt, die Kritik ist berechtigt. Das Überich steht aufgrund seiner Herkunft in einer spezifischen Spannung zum Es, beider Verhältnis repräsentiert die verdrängte Seite der Geschlechterspannung; erst die antagonistische Beziehung von Ich und Es bringt das Überich als Resultat eines Kompromisses zwischen beiden hervor. Auch KLEIN spricht von der Spannung zwischen Überich und Es, doch dabei wird das Es unversehens identisch mit den Trieben. Das Ich mobilisiere »einen Teil der Triebregungen zur Abwehr gegen den anderen Teil... Man kann annehmen, daß diese Spaltung dadurch ermöglicht wird, daß gleichzeitig das einverleibte Objekt... zum Träger der Abwehr gegen die destruktiven Triebregungen wird.«[1] Wo der Begriff Es in seinem eigentlichen Sinne, als unbewußte Repräsentanz, gebraucht wird, verschwimmt der Unterschied zum Begriff Überich.

KLEIN thematisiert in ihrer gesamten Analyse nicht eigens die Geschlechterbeziehung, folglich entgeht ihr die besondere Realitätsbeziehung der ödipalen Phase und deren Verinnerlichung in der psychischen Struktur. Die Verdrängung wird ihr zum Abwehrmechanismus neben allen anderen; daß gerade durch die Verdrängung die Geschlechterbeziehung ihre für die patriarchalische Gesellschaft charakteristische Gestalt gewinnt und damit die Beziehung von Subjekt und Objekt unversöhnbar wird, hat in ihrer Konzeption keinen Platz. FREUD hatte sich auf patriarchalische Weise der Geschlechterspannung entledigt, KLEIN dagegen entwirft einen matriarchalischen Individuumbegriff, der vor aller Geschlechterspannung in der Einheit von Mutter und Kind siedelt. Hatte in FREUDS Ödipuskonstruktion die Mutter nur eine passive Rolle zu spielen, so ist es bei KLEIN der Vater; er

[1] A.a.O., S. 137

fungiert einzig als Ersatz für die Mutter, und die ursprünglichen Wünsche auf die mütterliche Brust wenden sich nach der Enttäuschung an der Mutter dem väterlichen Penis zu. Bei FREUD gibt es hierzu ein Pendant. Der Kindwunsch des Mädchens wird ihm zum Ersatz für den ursprünglichen, aber uneinlösbaren Wunsch nach einem Penis. Das Glücksmodell beider liegt nicht in, sondern jenseits der Geschlechterbeziehung. Bei FREUD ist es die Entfernung vom Triebgrund und das Einssein mit dem Vater, bei KLEIN ist es das Zurück zum Einssein mit der Mutter. Auch FREUD hat, wo er in Metaphern spricht, ein Glücksmodell, das die verlorene Mutterbeziehung meint.[1] Selbst hier bleibt jedoch der Unterschied zu KLEIN als der zwischen Matriarchat und Patriarchat erhalten. KLEIN nimmt die Position der Mutter ein, der sich die Kinder entfremden; FREUDS Sehnsucht ist die des Kindes, das zurück zur Mutter will.

FREUD erwehrte sich der bedrohlichen Ängste durch einen verdrängenden Autonomiebegriff, KLEIN dagegen erwehrt sich der patriarchalischen Unterdrückung der Frau durch einen Solidaritätsbegriff, der die Ursprungsbindung zwischen Mutter und Kind zum Bollwerk gegen eine herrschaftliche Geschlechterbeziehung machen will. War für FREUD Solidarität nur eine utopische Möglichkeit, materialiter nicht füllbar, so ist KLEINS Solidaritätsbegriff nicht aus einer Realanalyse hervorgegangen, sondern als resignativer Rückzug aus der Gesellschaft zu verstehen.

IV. *Heroismus zwischen Dämonisierung und Desillusionierung*

FREUDS auf Autonomie zielende Individuum-Konzeption sollte mit der Annahme eines primären Narzißmus schlüssig gemacht werden. In dieser Narzißmus-Konzeption wird das widersprüchliche Element der ödipalen Phase, die in der unbewußten Motivierung des Überichs ihren Niederschlag findet, eskamotiert. Die Identifikation mit dem Vater und die daraus resultierende Konkurrenz sollen nicht mehr um der Mutter willen sein, sondern um der Wiedergewinnung einer einmal erlebten, dann aber verloren gegangenen ursprünglichen Autonomie und All-

---

[1] Auf das Bild der Stadt, insbesondere die Bedeutung der Stadt Rom, haben wir bereits hingewiesen.

macht willen. Doch in einer Konzeption, die eine so weitreichende Regression impliziert, hat die Annahme der strukturbildenden und Individuation vorantreibenden verdrängten Kastrationsangst keinen Platz mehr. So leistet die Theorie gerade nicht, wozu sie angetreten war, nämlich den patriarchalischen Individuumbegriff theoretisch zu untermauern. Narzißmus ist selbst gerade Ausflucht aus dem zerstörerischen Konkurrenzkampf bzw. eine Möglichkeit, sich nicht darauf einlassen zu müssen. Die ihm zugrunde liegende Identifikation gilt der Mutter, nicht dem Vater; daher begründet sich die viel weiter zurückreichende Regression der narzißtischen Neurosen. Der identifikatorischen Unterwerfung unter das Objekt entzieht sich der Narziß, indem er das Objekt selbst preisgibt. Auf die geschlechtliche Liebe gänzlich verzichtend versagt er dem Objekt jegliche Anerkennung, damit verkennt er aber auch das Geschlechtliche an sich selbst: sein Verzicht ist symbolische Kastration. Die von der Mutter drohende Kastration wird selbst vollzogen, damit ist jeder weiteren Bedrohung der Boden entzogen.

In einer seiner Vorlesungen zur Heroologie stellt KLAUS HEINRICH an der Figur des *Herakles* dar, wie dieser einmal als Heros und Ahnherr fungiert, also, wie alle Heroen, sich durch die Abschaffung des Mutterrechts hervorgetan hat: »... andererseits in Frauenkleidern der Königin Omphale zu Füßen liegt und am Rocken (spinnt) und Frauenarbeit aller Art (tut) und auch eine andere Stimme annimmt und insgesamt unmännlich gescholten wird, was darauf aufmerksam macht, daß er möglicherweise entmannt gewesen sei.«[1] In seiner Abhandlung *De dea syriaca* erzählt LUKIAN von den Kastrationsmythen und -kulten, die mit der syrischen Göttin verbunden sind. Die Priester dieser Göttin – sie heißen »Galli« – sind kastriert und laufen in Frauenkleidern herum. Die Kastration geschieht im Rahmen eines Kultes in »Momenten der Ekstase,... die offensichtlich einen bestimmten Vorgang nachahmen«.[2] Wird an den einfacheren der dazu tradierten Erzählungen klar, daß die Göttin selbst als die Kastrierende auftritt, so sieht man in den komplizierteren den Versuch, »die Ursprungsfrage und die Schuldfrage immer wieder

---

[1] HEINRICH: *Zum Problem und zur Figur des Heros.* Formen seiner antiken und modernen Interpretation und Instrumentalisierung. Unveröff. Manuskript einer Vorlesung aus dem WS 1975/76, S. 2

[2] A.a.O., S. 7

von der Göttin wegzuschieben und in die Eigenmacht der Jünglinge oder eben der Gallen zu setzen«.[1]

Die historische Realität, in der diese Mythen erzählt werden, ist eine patriarchalische, das als so bedrohlich dargestellte Weibliche ist also realiter unterdrückt. Die Angst vor der Kastration durch die Frau ist demnach eine Angst vor ihrer Rache, die Mythen eine patriarchalische Rechtfertigung der Unterdrükkung. Die Gallen fungieren als die lebenden Exempel für die Berechtigung dieser Angst. Was die Geschichten demonstrieren, ist die Tatsache, daß Bemächtigung und Unterwerfung eine gemeinsame Wurzel haben und daß sie einander gegenseitig bedingen. KLEIN zeigt in ihren Kinderanalysen, wie die Angstphantasien der Kinder Rachephantasien sind; die Kinder befürchten all das angetan zu bekommen, was sie in ihren Phantasien den Eltern angetan haben. Die Selbstkastration der Gallen und die demonstrierte Eigenmächtigkeit ihres Tuns ist sozusagen ein Vorläufer des Narzißmus; in ihm entzieht sich das Individuum der Ambivalenz, die jeder männlichen Sozialisation unter patriarchalischen Verhältnissen anhaftet und die bei FREUD im unterdrükkenden Ich und dem unterdrückten, daher angstmachenden Es wiederkehrt, durch totalen Verzicht.

Auch ÖDIPUS haftet diese Ambivalenz an, wie wir zeigen konnten. Als Heros stürzt er die Sphinx, als Sohn ist er der Rache der Muttergottheiten ausgeliefert, nur durch die symbolische Kastration, die Selbstblendung, kann er die Stadt endgültig von der Pest befreien. Von hier gilt es nun die Verbindung zu ziehen zu FREUDS kleinem Ödipus, der Kastrationsangst vor dem Vater hat und diese zeit seines Lebens mit sich herumträgt.

FREUD vernachlässigt nicht nur die aktive Rolle der Mutter in der ödipalen Beziehung, sondern ebenso die des Vaters. Der Vater droht mit Kastration, doch warum? Es muß die eigene Angst sein, die er an die Kinder weitergibt; die Angst vor der Frau ebenso wie die, von dem Sohn bei der Mutter verdrängt zu werden. Bei vielen Naturvölkern, wo noch matriarchalische Züge zu finden sind, wird die Angst der Väter vor den Söhnen deutlich sichtbar. »In Navajoes wagt der Vater nicht, seinen Sohn zu bestrafen, denn dieser könnte dann eine Gelegenheit erspähen

---

[1] Ebd.

und ihn mit einem Pfeil erschießen.«[1] Bei anderen Völkern nehmen die Väter bei der Geburt des Sohnes dessen Namen an (Teknonymie) und übertragen ihnen alle ihre Titel. »Im Matriarchat weicht der Vater jedem Konflikt mit dem Sohne aus. Nur bei zwei Anlässen, bei seiner Geburt und seiner Mannbarwerdung, kommen die aggressiven Regungen zum Vorschein.«[2] Bei den Pubertätsriten der patriarchalischen Naturvölker, die meistens viel blutiger verlaufen, als gemeinhin angenommen wird, werden die Söhne von den Müttern getrennt, müssen furchtbare Martern durch die Väter ertragen und werden dann in einem rituellen Akt symbolischer väterlicher Geburt wiedergeboren. Die Brutalität der patriarchalischen Erziehung in den letzten Jahrhunderten der abendländischen Geschichte ist ohnehin bekannt.

Kastrationsdrohung durch den Vater und Unterdrückung der Frauen gehen in der gattungsgeschichtlichen Entwicklung parallel. Es ist dieser kastrierende und die Mutter unterdrückende Vater, mit dem sich der Knabe identifiziert. Wo Mutter und Sohn dem Vater unterworfen sind, heißt Identifikation mit dem Vater immer auch Nichtseinwollen wie die Mutter. Das solcherart Parteiergreifen drängt den Sohn notwendig auf die Seite der patriarchalischen Unterdrückung des Weiblichen. So hat das Patriarchat im vollen Sinne sich erst dort durchgesetzt, wo es nicht allein die Frauen unterdrückt, sondern wo der Vater sich der Söhne bemächtigt hat.

Die ursprünglich an der Mutter begangene Schuld – in der Selbstkastration des Isis-Priesters wird sie eingestanden und damit zugleich wieder auf die Mütter abgeschoben – kann erst dann dem Vater gegenüber sich als Schuldgefühl niederschlagen, wo durch die Inthronisation eines männlichen Gottes der Geschlechterkampf sistiert wird und das Weibliche keine Verkörperungsmöglichkeiten mehr hat. Der Fortschritt der monotheistischen Religionen liegt in dem Bündnis zwischen Vater und Sohn, dem Versprechen von Solidarität; denn war der Vater matriarchalisch dem Sohn im Bündnis mit der Mutter ausgeliefert, so umgekehrt patriarchalisch der Sohn dem Vater. Doch diese Solidarität ist jenseits der Geschlechterspannung angesiedelt.

---

[1] Melitta Schmideberg: »Erziehung und Gesellschaftsordnung«. In: *Imago* Bd. XVIII (1932), S. 246

[2] A.a.O., S. 249

Schuldgefühl gegenüber dem Vater resultiert aus diesem Bündnis, gegen das der Sohn notwendig protestiert und an dem er doch immer festhält, um nicht der größeren Angst vor dem verdrängten Weiblichen ausgeliefert zu sein.

In Freuds Überich-Konstruktion wird eine Angst identisch gemacht, die es realiter nicht ist; deshalb ist in den Begriffen der Strukturtheorie die psychische Dynamik nach dem Untergang des Ödipuskonflikts nicht mehr begreifbar. Die im Überich fixierte Angst ist nach dem Muster des neurotischen Symptoms gebildet, die Verschiebung der Angst vor der Mutter auf den Vater bewirkt das Neurotische der Überich-Angst. Ermöglicht wird diese Verschiebung aus einer Trennung von Wunsch und Angst. Klein zeigte uns an den nicht-verdrängenden Abwehrmechanismen, daß die Entmischung von Wunsch und Angst dem Zweck der Angstabwehr dient und die Angst doch nur bewältigt werden kann, wenn sie an dem Objekt lokalisiert ist, von dem sie ihren Ausgang nimmt. Durch die Verdrängung wird die Trennung von Angst und Wunsch fixiert; antagonistisch im Unbewußten festgehalten, hält die Angst den Wunsch danieder.

Das Auseinanderbrechen der auf den Vater fixierten Ängste und damit ihr doppelter Ursprung zeigt sich in der Geschichte des Christentums vielfältig. Schon sehr früh gab es die Bewegungen der Bilderstürmer und das Bilderverbot, angefangen bei den Monophysiten und den Ikonoklasten bis hin zur Reformation, die gegen die römisch-katholische Kirche und ihren kultisch einbezogenen Bilderreichtum zu Felde zogen, weil mit dem sinnlichen Element die verdrängten Wünsche sich in Dämonisierungen Raum schafften. Der Kampf gegen den Dämonenglauben durchzieht das ganze Christentum. Im Gegensatz zu bösen Männern, die ganz eindeutig sind, sind die Dämonen immer weiblich und ambivalent. Ihre Bindung an Orte, an Zeiten, an einen materiellen Grund zerstört das abstrakt Einheitsstiftende des patriarchalischen Gottes und wirft den einzelnen auf seine Ängste zurück, die er mit Opfern und Beschwörungen zu bewältigen sucht. Die Unterdrückung des Dämonenglaubens spiegelt sich im Fall der monotheistischen Religion in der Askese der Gläubigen. So will das Alte Testament Dämonen nicht gelten lassen und auch nicht deren Abkömmling, die Zauberei; das strenge, durch die alttestamentlichen Gesetze ritualisierte Leben der Juden läßt alle Ängste in den Gesetzesbruch, also den Bündnisbruch mit dem Vatergott einfließen. Die Befreiung des Christentums vom Zwang der Gesetze – seine Symbiose mit einer Vielzahl heidnischer, lokal gebundener Gottheiten kommt hinzu – lockert die Vater-Sohn-Bindung und läßt der Wiederkehr des Verdrängten in der Dämonisierung des Weiblichen Raum, das selbst innerhalb des Neuen Testaments seinen festen Ort hat. Dies trifft nicht nur auf die Visionen der Apokalypse zu, sondern ebensosehr auf die Paulinische Formel des »In Christo Jesu«; die Verdrängung des dämonischen weiblichen Fleisches zugunsten des klaren männlichen Geistes läßt sich nur aufrechterhalten, wenn dieser Geist im Bilde des lebendigen Wassers über die Gabe der »neuen Geburt« verfügt.[1]

In der Konkurrenz zweierlei bedrohlicher Mächte, die das Auseinanderbrechen der mann-männlichen Angst zum Vorschein bringt, ist die väterliche Angst als gemeinschaftsstiftende zugleich eine, die in der mann-männlichen Beziehung gebannt werden kann, während der Dämonenglaube dem neurotischen Symptom gleicht; und insofern ist neurotische Angst eine solche vor den inneren Dämonen – so bezeichnet FREUD selbst das Es. Die wiederkehrende Angst vor dem Weiblichen sprengt alle Symbolisierungen und damit die Beziehung des Individuums zur Gesellschaft. Gerade aber an diesem Symptom werden Ursprung und Geschichte des Patriarchats sichtbar. FREUD nannte die Religion eine kollektive Neurose und die Neurose eine Privatreligion; das, was aber der Neurose in einer religiösen Welt unmittelbar gleichkommt, ist die Dämonenangst.

Die psychodynamische Voraussetzung einer Wiederkehr des verdrängten Weiblichen als Dämonisches ist die Entmischung von Angst und Wunsch; sie erst macht eine Fixierung der Angst möglich. Angstverarbeitung kann demnach nur dort gelingen, wo die Angst an ihrem ursprünglichen Objekt, dem Wunschobjekt lokalisiert ist und als solche zum Bewußtsein kommt. In ihrem Begriff der Bundesgenossenschaft sah KLEIN die Beziehung von Subjekt und Objekt formuliert, die eine solche Lokalisierung und Bewußtmachung der Angst möglich macht. Eine Sozialisation, in der Angst nicht solidarisch und gemeinschaftlich bewältigt wird, muß zu Realitätsverlust und zu Verstümmelungen führen.

---

[1] Vgl. Joh. 3,5

Die Solidarität zwischen Vater und Sohn, die in den monotheistischen Religionen gemeint ist, mißlingt, weil die Solidarität mit der Frau ausgeschlossen wird. So ist sie letztlich nur Angstabwehr, und gemeinschaftsstiftend ist die Gemeinsamkeit der Ängste, die immer dann zum Bruch dieses Bündnisses und zum allgemeinen Konkurrieren führen, wenn die verdrängte Geschlechterspannung wieder ihr Recht verlangt.

Eine Angsttheorie ist deshalb immer daran zu messen, ob sie das eigene Anderssein, die Dialektik der Identitätsfindung, zu dem Ort macht, worin Angst lokalisiert ist und worin sie bewältigt werden muß. Wo das eigene Anderssein im Eigensein aufgeht, heißt Objektbeziehung Objektbemächtigung, dessen Bedrohlichkeit auf diese Weise bewältigt werden soll. Die Bemächtigung des Objekts schließt notwendig Ambivalenz und Unterwerfung mit ein, und dies heißt dann Verstümmelung, symbolisch ein Stück Selbstkastration.

Freuds Lösung, dieser Ambivalenz zu entgehen, heißt Askese. Seine »wissenschaftliche Weltanschauung«[1], die er an die Stelle der Religion setzt, meint Desillusionierung; die in der Religion sich Geltung verschaffenden Wünsche gälte es zu entlarven. Was aber dann mit dem Wunsch geschieht, worin das konkrete Ziel möglicher Wünsche besteht, ob überhaupt noch etwas Wünschenswertes bleibt – diese Fragen läßt er offen. Daß die Wünsche nach einer väterlichen Versöhnung, nach Lösung des Generationenkonflikts, scheitern, sollte ihm eigentlich Anlaß zur Frage nach einem Modell gelungener Solidarisierung sein. Doch sein verdrängender Individuumbegriff, der nicht auf der Dialektik von Subjekt und Objekt beruht, läßt die Frage der Subjektivität des Objekts gar nicht mehr aufkommen. Der Ausweg des Narzißmus ist demgegenüber gelungener und mißlungener gleichermaßen: Gelungener, weil er die Befreiung von Angst bewerkstelligt; mißlungener, weil er sich mit einer noch weitergehenden Ohnmacht gegenüber der Realität abfindet.

---

[1] Vgl. Freud: »Neue Folge der Vorlesungen...«. – *GW* XV, S. 170ff.

Schluß

Angst und Kollektivität

Angst und Rationalität scheinen einander auszuschließen, und doch erweisen sie sich als zwei Seiten derselben Medaille: Der Rationalitätsbegriff der europäischen Geistesgeschichte basiert auf verdrängter Angst. Eine solche Basis trägt jedoch nicht; was ihr letztlich Halt gibt, ist Solidarität. Aber Solidarität läßt sich nicht rationalisieren – das macht den unlösbaren Widerspruch von Herrschaft und Knechtschaft aus –, sie läßt sich auch nicht synthetisieren – darin liegt die tiefgehende Spannung zwischen Individualität und Kollektivität. Beide Problemkreise, so sahen wir, haben einen gemeinsamen Ursprung, wie die heroische Überhebung und die narzißtische Ausflucht in der Negation verdeutlichen. Aber ebenso wie immer wieder gesellschaftliche Bewegungen gegen den Zwangszusammenhang dieses Ursprungs aufbegehren, um doch wieder an ihn sich auszuliefern – sei es, daß sie Gesellschaftliches zum Intimen stilisieren (Bünde, Sekten), sei es, daß sie Privates öffentlich zur Schau stellen (Eliten, Geniekult) –, so zerschneidet auch die Wissenschaft das Ganze ihres Gegenstandes, um seiner besser habhaft zu werden, indem sie jeden besonderen Aspekt einer einzelnen Disziplin zuordnet; um so mehr verfehlt sie dann das Problematische ihres Gegenstandes, von dem sie doch ausgegangen war.

Freuds Psychoanalyse fügt sich keiner derartigen Einordnung; seine Theorie steht im Umbruch zwischen individualistischem und kollektivistischem Denken, und unsere eingangs gestellte Frage lautete, ob Freud zwischen diesen beiden vermittelt. Sie ist nicht eindeutig zu beantworten, denn Freud hält am bürgerlichen Individuumbegriff fest, zeigt aber dennoch die darin enthaltene, gesellschaftliche Vermittlung auf und damit dessen gebrochenen angstbesetzten Bezug zur Gesellschaft. Unsere abschließende Untersuchung gilt deshalb den Nachfolgern von Freud, die das Verhältnis Individuum – Gesellschaft selbst mit dem Anspruch thematisieren, auf Freud basierend und über ihn hinausgehend einen die Subjekt-Objekt-Dialektik umfassenden Individuumbegriff zu entwickeln. Es war Freuds Erfahrungsbegriff, der ihn den traditionellen Denkzusammenhang durchbrechen ließ, und es war die Verleugnung bestimmter Angsterfahrungen, die dazu führte, daß er dennoch wieder daran festhielt. Auf die therapeutische Situation bezogen, aus der FREUD seinen Stoff bezog, zeigte sich diese Begrenzung in der nicht zureichenden Analyse des Therapeuten, also im Unterschlagen eines eigenen Stücks von Erfahrung; der Therapeut blieb letztendlich unantastbar.

Doch an FREUDS allgemeinem Umgang mit seinem Material, an der psychoanalytischen Methode, konnten wir lernen, daß Prüfstein und Kriterium im Umgang mit dem gewählten Stoff nicht die immanente Schlüssigkeit und die methodische Sauberkeit sein können, sondern die diesen übergeordnete, nicht etwa diese Kriterien ausschließende Frage nach dem Verhältnis von Stoff und Methode, von Material und theoretischer Konstruktion.

Das Interesse der vorliegenden Arbeit gilt einem adäquaten Angstbegriff. Adäquat kann nur heißen, daß in der Frage nach der Ursache von Angst zugleich die nach den Bedingungen ihrer Verarbeitung eingeschlossen ist. Die Vielzahl der Angsttheorien war uns Indiz dafür, daß die bisherigen Lebensformen ihre Fähigkeit eingebüßt haben bzw. daß sie sich selbst zu sehr verändert haben, um menschliche Selbstverwirklichung noch zu fördern. Die bestimmte Angst, die nun zutage tritt, macht deshalb nicht nur den Bruch sichtbar in der Beziehung des Subjekts zu der es umgebenden Realität, sondern symptomatisch genommen zeigt sie auch, was an allen bisherigen Formen der Angstverarbeitung mißlungen war. Die Zunahme des Sprechens und Schreibens über Angst ist nämlich keineswegs schon Beweis dafür, daß Angst sich im Verhältnis zu früher mehr ausbreitet, vielmehr steckt dahinter zugleich ein anderes Selbstverständnis über den Umgang mit der eigenen Angst. Das Sprechen über Angst anerkennt sie zugleich, gibt ihr Raum und rechtfertigt sie, tut sie nicht ab als etwas Zufälliges und subjektiv Vermeidbares. Es ist Protest und Forderung an die Öffentlichkeit, sich der Angstprobleme anzunehmen. Doch trotz dieser Forderung an die Öffentlichkeit, Angst als allgemeines Problem und Angstbewältigung als nur auf kollektiver Ebene lösbar zu sehen, bleibt jedes Schreiben und Sprechen über Angst auch ein individueller Versuch, Angst zu bewältigen. Daher muß selbst dieses verbreitete Sprechen über Angst noch Gegenstand einer Untersuchung über Angst sein.

Angst ist immer Ausdruck von Mißlingen; wo kein Wunsch

ist, gibt es auch keine Angst. Nur so lassen sich die vielen fernöstlichen Heilslehren verstehen: der Verzicht auf den Wunsch verspricht Angstfreiheit. Eine Angsttheorie, die nicht Verzicht predigen will, der es vielmehr um eine angstfreie Wunscherfüllung geht, also um Realitätsbemächtigung, bedarf eines Begriffs von Kollektivität, denn nur innerhalb der Gesellschaft gibt es Gelingen und Mißlingen menschlicher Individuation und Selbstverwirklichung. Die Arbeit hat sich die Angsttheorie von FREUD zum Gegenstand genommen, weil sie diejenige unter allen Theorien ist, die Angst in der Dimension einer sozialen Beziehung lokalisiert und damit Angstbewältigung zu einem kollektiven Problem macht. Eine Angstbeziehung ist das Gegenteil einer versöhnten, solidarischen Beziehung, und so ist die mißlungene Beziehung, der Angst folgt, das Mißlingen von Solidarität. FREUD macht dieses Mißlingen wiederum zur allgemeinen Notwendigkeit und hält damit an dem Individuumbegriff seiner Zeit fest, der sich gerade als Gegenbegriff zu Kollektivität versteht. Doch indem dieser Autonomie meinende Individuumbegriff als verdrängender durchsichtig gemacht wird, kommt die bestimmte Angst seiner Epoche zum Vorschein.

FREUDS Individuumkonstruktion schließt letztendlich eine solidarische Subjekt-Objekt-Beziehung aus und überläßt das Fertigwerden mit der Angst dem einzelnen Individuum. Doch gerade weil FREUD zeigt, daß das Individuum in seiner Vereinzelung mit der Angst nicht fertig wird und sie im besten Falle verdrängen kann, verweist er auf die einzig adäquate Möglichkeit, die in der Subjekt-Objekt-Beziehung lokalisierte Angst zu bewältigen, nämlich auf der Basis von Solidarität in dieser Beziehung.

Gerade der Widerspruch in FREUDS Theorie zwischen seinem Autonomie- und seinem Solidaritätsbegriff, die einander nicht, was für FREUD subjektiv festzustehen scheint, mit Notwendigkeit ausschließen, zeigt, daß das Mißlingen eines Bündnisses zwischen Vater und Sohn eine über diese Beziehung hinausgehende Begründung haben muß. Und unsere Frage mußte sein: Wofür ist Konkurrenzangst selbst Symptom? FREUD ging dieser Frage nicht nach, er lieferte vielmehr eine quasi-ontologische Begründung für die Notwendigkeit von Konkurrenzangst. Auf die psychoanalytische Theorie bezogen wurde uns deshalb der Begriff der Kastrationsangst zum Symptom und darüber hinaus zum Leitfaden der Untersuchung des Verhältnisses von Autonomie und Konkurrenz. So erweist sich die als unmittelbar erscheinende Kastrationsangst selbst wiederum als Vermittlungsprodukt, als Resultat eines Verdrängungsprozesses, den FREUD in seiner Konstruktion ausgeklammert hat, und das Pochen auf Autonomie gegenüber Solidarität als in der theoretischen Konstruktion durchgeführter Verdrängungsprozeß. FREUD kann daher nicht Solidarität fordern, wenn ihm die dieser entgegenstehende Kastrationsangst zum symbolischen Unterpfand gelingender Sozialisation, entmystifiziert aber zum abstrakten Verdrängungswiderstand wird. Solidarität als Bedingung für die Verarbeitung von Angst kann nur die Theorie fordern, die einen Begriff von dem hat, was in der solidarischen Beziehung gelingen soll.

In der Einleitung versuchten wir zu zeigen, daß FREUDS Autonomiebegriff auf den der europäischen Aufklärung zurückgeht. Deren Leistung war es, die vielfältigen Angstverstrickungen, die das Individuum dem Schicksal auslieferten, aufzuheben. Doch an ihre Stelle trat nicht Angstfreiheit gegenüber den zuvor bedrohlichen Mächten, sondern Verinnerlichung dieser Angst. An die Stelle von Unterwerfung trat Herrschaft. Es ist FREUDS Verdienst, diesen Zusammenhang von Herrschaft nach außen und Selbstbeherrschung erkannt zu haben.

Autonomie baut demnach nicht auf einem versöhnten Verhältnis zu dem ehemals Bedrohlichen, sondern auf Verzicht auf, weil die Bedrohung fortbesteht. Die Verschiebung der verdrängten Angst wurde von FREUD zwar außer acht gelassen, doch die Analyse der Unterwerfung unter den bedrohlichen Vater durch die Verinnerlichung der Angst zeigt die ständig brüchige und bedrohte Autonomie, die immer neue Unterwerfungsrituale fordert. FREUD griff zur Demonstration der Ubiquität des ödipalen Konflikts auf das Drama von SOPHOKLES zurück. Gerade daran hätte ihm der Unterschied zwischen dem spätbürgerlichen und dem antiken Ödipuskomplex deutlich werden können, nämlich die Macht der Mutter in der ödipalen Triade. Im Ödipusdrama hat die Mutter noch reale Macht, in FREUDS Konzeption hat einzig der Vater Macht und ist folglich der einzig Ängstigende. Doch an dieser Gegenüberstellung wurde sichtbar, daß Autonomie ihr Gegenüber in der bedrohlichen Weiblichkeit hat und daß die Autonomie gegenüber dem Konkurrenten nur so weit gemeint ist, als das Unterliegen ein Ausgeliefertsein bedeutet, ausgeliefert dem mit geborgter Macht kastrierenden Vater, daß also letztendlich, vermittelt über den konkurrierenden Vater, die Macht der verdrängten Mutter die eigentliche Bedrohung darstellt.

Die Wahrung der Autonomie im Konkurrenzkampf ist folglich ein permanentes Entrinnen, das Siegen ein Besiegen der Angst. Reife, so haben wir bei FREUD gezeigt, heißt Triebferne. Das Erreichen von Autonomie und Reife ist psychologisch an ein Überich, soziologisch gesehen an das Vorhandensein gesellschaftlicher Autorität oder Macht gebunden. FREUDS Festhalten an der Vaterfigur des ECHNATON mußten wir uns so erklären. Die Idealisierung von Autorität und die Partizipation an Herrschaft mindern Konkurrenzangst und sind das notwendige Pendant zu einem auf Konkurrenz und nicht auf Solidarität bauenden Autonomiebegriff. Die gängige Rede von der Externalisierung des Überichs ist deshalb irreführend, weil sie den Anschein erweckt, sie bezeichne gegenüber dem verinnerlichten Überich einen neuen Sachverhalt. Diese Externalisierung ist immer vorhanden, fällt jedoch erst dann ins Auge, wenn die äußere Autorität ihre kollektiv verbindliche Macht eingebüßt hat. So wurde auch die hinter der Autonomie versteckte Angst erst sichtbar, als die darin vorgegebene Struktur der Angstbewältigung ihre Möglichkeit zur Objektivierung in der gesellschaftlichen Realität zu verlieren begann.

FREUDS Analyse fällt in eine historische Epoche, in der der bürgerliche Individuumbegriff schon keine unmittelbare Selbstverständlichkeit mehr besaß. Im Geniekult des 19. Jahrhunderts wird zwar scheinbar Autonomie in ihrer reinsten Gestalt verherrlicht, doch das Genie sprengt alle Fesseln, entzieht sich jeglicher kollektiven Verbindlichkeit. Genie verknüpft sich nicht mehr, wie Autonomie, mit Reife, sondern mit Natur und wird deshalb zugleich zum Gegenbild der Autonomie durch Naturbeherrschung. In Ästhetisierung wird der Protest des Genies, derer, die als Genies betrachtet wurden, abgewehrt. In der Literatur der sogenannten Schwarzen Romantik, die wir schon an anderer Stelle erwähnt haben, stehen nicht Willensfreiheit und Gewissenskämpfe zur Verhandlung an, wie besonders in den klassizistischen Dramen, sondern Ausgeliefertsein, Verstrickung und

Angst. Diesem Brüchigwerden des Individuumbegriffs treten mit Beginn des 19. Jahrhunderts kollektive Bewegungen gegenüber, wie etwa die Burschenschaften oder verstärkt die Freimaurer. Diese Gruppierungen begreifen sich zwar selbst nicht als Modelle einer Gegengesellschaft, doch sie geben sich Rituale und Regeln, die die gesellschaftlich herrschenden Konkurrenzbeziehungen sprengen sollen. Anders ist es mit den Genossenschaftsbewegungen, die von SAINT-SIMON, FOURIER und OWEN ausgehen und besonders in den USA in die Tat umgesetzt wurden. Diese Genossenschaften verstanden sich explizit als Gegenmodelle zur herrschenden Gesellschaftsform. Ausgangspunkt waren neue ökonomische Strukturen, doch das eigentliche Ziel die darauf aufbauenden neuen Lebensformen. Es war besonders FOURIER, dem es um die Emanzipation der Geschlechter ging, und so gab es in den USA eine Reihe von genossenschaftlichen Kommunen, die, sich auf ihn berufend, Polygamie betrieben.[1]

Die zu FREUDS Lebzeiten größte kollektive Bewegung war die deutsche Jugendbewegung, die außerhalb Deutschlands gerade in Wien Fuß gefaßt und sich dort schon vor dem Ersten Weltkrieg der Psychoanalyse zugewandt hatte. SIEGFRIED BERNFELD war Mitherausgeber der Zeitschrift *Der Anfang*. FREUD hat sich mit der Jugendbewegung selbst nie befaßt, sein Aufsatz *Massenpsychologie und Ich-Analyse*, den er selbst als seine Gesellschaftstheorie versteht, setzt sich mit den Erfahrungen des Faschismus auseinander, der jedoch gerade als Herrschaftsinstrument die kollektiven Bestrebungen der Jugendbewegung umfunktionierte und ihre emanzipatorischen Impulse untergrub. FREUD sieht nicht mehr das Scheitern der jugendlichen Solidarisierungsbewegungen; erst darauf bauend konnte der Protest in Schuldgefühl umschlagen, das dann in den faschistischen Gruppierungen ausgebeutet wurde. Der Faschismus-Aufsatz entwirft sozusagen ein Gegenmodell zu dem Gesellschaftsbegriff aus *Totem und Tabu*; die fehlende Analyse der Beziehung der Väter zu den Söhnen läßt die Konkurrenz verleugnende Identifikation der Masse, vermittelt über die Identifikation mit dem Führer, zu einer ursprünglichen und der eigentlichen gesellschaftsbildenden

---

[1] Vgl. EDMUND WILSON: *Auf dem Wege zum Finnischen Bahnhof*. Frankfurt/M. 1974, S. 99

Kraft werden, während in *Totem und Tabu* Konkurrenz ein Scheitern der Solidarisierung indizierte.

Im Zentrum der nachfreudschen Psychoanalyse stehen sozialpsychologische Fragen und daher eine Neuformulierung der psychoanalytischen Problemstellung selbst. Individuation soll im Rahmen der das Individuum umgebenden Gesellschaft oder Gruppe analysiert werden. Die Erfahrungen kollektiver Bewegungen wie auch die Erfahrungen, die aufgrund der Ausbreitung der Psychoanalyse in andere Kulturkreise gemacht wurden, führten zu einer neuen Gewichtung: das Kulturspezifische besonders der verschiedenen Erziehungsformen soll die soziale Dimension des Individuationsprozesses beleuchten. Das Gemeinsame in der Verschiedenheit von Erziehung und kollektiven Strukturen soll die gelingende Beziehung des Individuums zur Gruppe sein. Als exemplarisch für alle die Gruppentheorien, die aus der Beziehung Individuum-Gruppe einen gegenüber FREUD umfassenderen Individuumbegriff entwickeln wollen, soll hier auf die Theorie von ERIKSON eingegangen werden.

Zur Debatte stehen hier einzig die Schriften von ERIKSON, in denen eine Weiterentwicklung von FREUDS Individuationstheorie vorgetragen wird. ERIKSON setzt anstelle von FREUDS Autonomiebegriff den Begriff der Identität. Der Identitätsbegriff weist auf Gebrochenheit und Angst, aber auch auf Versöhnung hin. »Der Begriff ›Identität‹ drückt also insofern eine wechselseitige Beziehung aus, als er sowohl ein dauerndes inneres Sichselbst-Gleichsein wie ein dauerndes Teilhaben an bestimmten gruppenspezifischen Charakterzügen umfaßt.«[1]

FREUDS Autonomiebegriff beruht auf einer Realanalyse; im bürgerlichen Selbstverständnis meint Autonomie des Individuums als Idealtypus den Heros, der nur aus eigener Selbstmächtigkeit handelt. Doch dieser Autonomiebegriff hätte selbst symptomatisch genommen werden müssen, weil FREUD die verdrängte Subjekt-Objekt-Spannung darin unterschlägt. Eine Theorie, die sich *expressis verbis* zum Ziel gesetzt hat, den Individuationsprozeß als Sozialisationsprozeß zu rekonstruieren und die deshalb die Beziehung von Subjekt und Objekt als ihren eigentlichen Gegenstand betrachten muß, wie die Theorie von ERIKSON, läßt

---

[1] ERIK H. ERIKSON: *Identität und Lebenszyklus.* Frankfurt/M. [2]1971, S. 124

erwarten, daß sie da kritisch bei Freud ansetzt, wo dieser Begriffe wählt, die die Beziehung von Subjekt und Objekt eskamotieren. Doch in keiner der Abhandlungen von Erikson finden wir eine wirkliche Analyse des Interaktionsprozesses zwischen dem heranwachsenden Kind und seinen Bezugspersonen; dieser Prozeß wird immer nur postuliert. »Wenn das Kind sich zu einer gesunden Persönlichkeit entwickeln soll, müssen auch die Eltern genuine Persönlichkeiten in einem genuinen Milieu sein.«[1] Worin erblickt Erikson nun das Kriterium für eine gesunde und genuine Persönlichkeit? Für Freud hieß Gesundheit Balance zwischen den vom Ich anerkannten Forderungen der Außenwelt und den Forderungen der psychischen Innenwelt. Bei Erikson gibt es einzig die Übereinstimmung mit der Gruppe. Die spezifischen Verhaltensweisen der Gruppe (der Eltern, der Lehrer, der *peer-group*) analysiert Erikson nicht, weil sie kulturspezifisch seien und Eriksons Ziel eine allgemeine Sozialisationstheorie ist.

Doch gerade das Transzendieren aller historischen Bestimmungen bringt zwangsläufig eine kritiklose, zur Kritik unfähige Affirmation der eigenen gesellschaftlichen Verhältnisse hervor. Das Gefühl der Identität bestehe in einer inneren Gewißheit, »der Anerkennung derer, auf die es ankommt, sicher sein zu dürfen«.[2] Die Leistung der Psychoanalyse liegt nun gerade darin, den Anpassungsprozeß als Verdrängungsprozeß sichtbar gemacht zu haben und die Neurose als Kehrseite dieses Anpassungsprozesses; für Erikson dagegen wird die Anpassung zur Voraussetzung für gelungene Sozialisation. »Aus der Wahrnehmung, daß seine individuelle Weise, Erfahrungen zu verarbeiten (seine Ich-Synthese), eine erfolgreiche Variante einer Gruppenidentität ist und im Einklang mit der Raum-Zeit und dem Lebensplan der Gruppe steht, muß das heranwachsende Kind ein belebendes Realitätsgefühl ableiten können.«[3] Weil aber die Gruppe in ihrer je spezifischen Gestalt nicht zum Untersuchungsgegenstand selbst gemacht wird, bleibt im Zentrum der Betrachtung trotz allem das isolierte Individuum, dessen Entwicklungsprozeß einzig unter dem Gesichtspunkt seiner Einpassung in die Gruppe analysiert wird. Damit wird die gesellschaft-

---

1 A.a.O., S. 120
2 Vgl. a.a.O., S. 147
3 A.a.O., S. 17

liche Norm zur leitenden Urteilsinstanz über Mißlingen oder Gelingen des Reifungsprozesses.

Obwohl es ERIKSON um die Beziehung von Individuum und Gesellschaft geht, dessen primärer Ausdruck die individuelle Subjekt-Objekt-Beziehung ist, fehlen die Begriffe Herrschaft, Konkurrenz und Solidarität als analytische Kategorien völlig. Der fehlenden Analyse der Beziehung zwischen Ich und Außenwelt korrespondiert der Verlust einer Bestimmung der psychischen Innenwelt. So hat ERIKSON weder einen Begriff von Kollektivität noch von Individualität; heraus kommt eine funktionalistische Gleichung: Kollektivität und Individualität korrespondieren einander. Die einzige formale Bedingung für gelingende Sozialisation wird in der Widerspruchsfreiheit der Angebote und Forderungen der Gesellschaft an das Individuum gesehen, sie ist auch das einzige Kriterium für Reife, eine »Konsolidierung der wichtigsten ›konfliktfreien‹ Leistungen«.[1]

Gerade an der Forderung nach Konfliktfreiheit und Widerspruchslosigkeit wird ERIKSONS implizites Individuummodell sichtbar. Der Ort der Konsolidierungsleistung ist das Ich, ihr Resultat die Ich-Synthese. Der Begriff Synthese steht für Vereinheitlichung des Heteronomen und Widersprüchlichen; wo es nicht unversöhnbare, rivalisierende Kräfte gibt, bedarf es keiner Synthese. Synthese schließt Verdrängung ein, Subsumtion des Heteronomen unter eine abstrakte Einheit; ihr Gegenbegriff wäre Versöhnung des Heteronomen. In seinem Diagramm[2], das die psychosozialen Phasen der Entwicklung des Individuums strukturell erfassen soll, entwirft ERIKSON ein Modell von Alternativen, deren eine Seite Gesundheit, deren andere Seite Krankheit darstellt. Die beiden Seiten zeigen den gelungenen und mißlungenen Ausgang des Sozialisationsprozesses. Doch allein die Tatsache, daß zwei zueinander im Widerspruch stehende Resultate möglich sind, verweist darauf, daß der gemeinsame Ursprung einen Widerspruch selbst enthalten muß, bei FREUD als der von Lustprinzip und Realitätsprinzip formuliert. Die Versöhnung von Lust- und Realitätsprinzip im Prozeß der Sublimierung war zwar in der Formel »Wo Es war, soll Ich werden« antizipiert, doch FREUDS Individuumbegriff, so hatten wir ge-

---

[1] Vgl. a.a.O., S. 138
[2] Vgl. a.a.O., S. 150f.

zeigt, faßt Sublimation als Triebferne, auf Verdrängung basierend. ERIKSONS Begriff der Ich-Synthese kommt dem Begriff der Ich-Autonomie gleich, doch wo bei FREUD die Verdrängung eine Realbeziehung meint, den Verzicht auf eine entfaltete Objektbeziehung, steht bei ERIKSON Triebverdrängung. FREUDS Autonomiebegriff enthält deshalb einen Gesellschaftsbegriff, während ERIKSONS Begriff der Ich-Synthese leer bleibt, weil er die Vergesellschaftung des Indivduums nur formal als Anpassungsprozeß, nicht aber material als Reifungsprozeß begreift; denn dann wäre die bestimmte gereifte Beziehung zur äußeren Realität an der innerpsychischen Dynamik materialiter zu entwickeln.

Verweist der Begriff der Ich-Synthese auf Herrschaft und Verdrängung, so zeigt der Identitätsbegriff das Zwanghafte der Identifizierung. Nicht in der Spannung zu dem Nicht-Identischen, sondern in der Abgrenzung gegenüber der »negativen Identität«[1] wird Identität gewonnen. Die Ambivalenz in jeder Identifizierung führt zu einer positiven und einer negativen Identität, deren Verhältnis zueinander ERIKSON im Bild des Freund-Feind-Schemas faßt.[2] Was hier als Identität beschrieben wird, ist letztendlich ein selbstzerstörerisches Festhalten an Identifizierungen, deren verdrängte Angst im Feind-Schema ihre Fixierung erfährt.

Kein Begriff aus der Sozialisationstheorie hat so reüssiert wie ihr Identitätsbegriff. Scheinbar Gebrochenheit und Widerstrebendes versöhnend, das seine Ursache in der gesellschaftlich vermittelten Beziehung von Subjekt und Objekt hat, wird er gerade zum Indiz für Individualität in den Sozialisationstheorien, die keine Gesellschaftstheorie haben und Reifung zu einem natürlichen, auf sich selbst begründeten Prozeß deklarieren. Der Widerspruch, einen balancierenden Identitätsbegriff zu meinen und doch einen starren Subjektbegriff zu haben, durchzieht die ganze Theorie von ERIKSON.

FREUDS Gesellschaftskritik setzt an der Angst, nämlich der Konkurrenzangst, an. ERIKSON wird zum Apologeten seiner Gesellschaft, folglich hat er keinen inhaltlich gefaßten Angstbegriff. Eine Realität ausgrenzende und die Lebensmöglichkeiten einengende – das hieße dann: positive – Identität ist ihm lieber als

---

1 Vgl. a.a.O., S. 28

2 Vgl. a.a.O., S. 155

Angst. Bestes Indiz für die Ausgrenzung der Angst aus der stofflichen Analyse ist die Tatsache, daß alles das, was der Identitätsbildung zum Opfer gefallen ist, in seiner scheinbaren Sprachlosigkeit belassen wird. Die Reduktion des verdrängten Inzests auf den Begriff »Triebregung« hat schon ein Stück Verdrängung erleiden müssen. Das Bedrohliche der Subjekt-Objekt-Spannung erscheint in dieser Formulierung nicht wieder. Subjekt und Objekt, Individuum und Gruppe sind einerseits immer schon versöhnt, andererseits doch nicht versöhnt, sondern eine zwanghafte Einheit. ERIKSON hat gar keine Sprache für das, was versöhnt werden, welche divergierenden Strebungen in einem Kompromiß zusammenkommen sollen. So ist es das Faszinierende an ERIKSONS Theorie, daß er die Möglichkeit einer einmal endgültig erreichbaren, unbedrohten Identität verspricht. Doch diese Unbedrohlichkeit scheint immer noch so bedroht zu sein, daß er die Unbedrohlichkeit schon in die allerersten Anfänge der Identitätsbildung zurückverlegen muß. Noch der gemeinsame Ursprung für Gesundheit und Neurose wird in zwei auseinandergelegt: während der gesunde Normalentwickler »normativen« Krisen ausgesetzt ist, hat der Neurotiker »neurotische« Krisen[1] durchzustehen. So wird noch der Krise ihr sprengendes Element genommen, da der Ausgang schon gewiß ist. Die so als harmonisch und solidarisch postulierte Beziehung zwischen Individuum und Gruppe ist offensichtlich kein Garant für subjektive Sicherheit. Einerseits wird die Rolle der Außenwelt für den Sozialisationsprozeß betont, andererseits stellt sich der Reifungsprozeß letztendlich doch automatisch ein. Im Falle der Ausnahme nämlich, der Krankheit, gelten andere Gesetze, da sie nicht unter die Prämissen der Sozialisationstheorie fällt.

Es gibt keine Sozialisationstheorie, die so realitätsbezogen an den Problemen der bürgerlichen Gesellschaft angesetzt hat und der es so vollständig gelungen ist, alle Probleme zu entqualifizieren, von ihnen zu abstrahieren und sie zum Schluß gänzlich durch eine funktionalistische Betrachtungsweise zu eskamotieren, wie die von ERIKSON. Ausgehend von der Bedrohung durch Identitätsverlust in einer antagonistischen Gesellschaft, entwirft er ein Identitätsmodell, das unbedroht und unbedrohbar ist. Gerade das Festhalten an einem abstrakten Identitätsbegriff, der

---

[1] Vgl. a.a.O., S. 144

doch Identität gar nicht mehr faßt, macht ERIKSONS Theorie brauchbar. Nicht Versöhnung, sondern Einheit, d. h. totale Regression und Rückzug aus der Gesellschaft – das sind die Sehnsüchte einer auf Konkurrenz basierenden Gesellschaft. Unter dem Deckmantel von Versöhnung und Realitätsbemächtigung – denn dies heißt Identität – liefert ERIKSON eine zeitgemäße Rechtfertigung für die überall sich ausbreitende resignative Anpassung und psychische Regression.

ERIKSONS Theorie hat großen Einfluß auf die gesamte psychoanalytische Theorienbildung seit dem Zweiten Weltkrieg, ja sie trägt zum Selbstverständnis ganzer Wissenschaftszweige bei. Die Sozialisationstheorie ist ohne ERIKSON nicht zu denken, die moderne soziologisch orientierte Pädagogik greift auf ihn oder – unwissend um die Quelle – auf sein Vokabular zurück. Es ist besonders dieses Vokabular, das zur Selbstverständigung in Wissenschaft und Umgangssprache eingedrungen ist. Nun war unsere Kritik an ERIKSONS Theorie, daß sie eine Rechtfertigung für Mimikry gegenüber der Gesellschaft und für Regression gegenüber dem eigenen Selbst liefert, sie also wesentlich als Ideologie dient. Wir müssen uns deshalb fragen, welche reale Bewegung eine solche Theorie hervorbringt und zur Verschleierung welcher Probleme sie benötigt wird.

Seit Anfang der siebziger Jahre gibt es in den hochkapitalistischen Ländern eine Bewegung, die etwa den Stellenwert der Jugendbewegung zu FREUDS Zeiten einnimmt und die, wenn es nicht paradox klänge, als Gruppenbewegung bezeichnet werden müßte – vergleichbar der Jugendbewegung, weil innerhalb eines gesellschaftlichen Partialbereichs, der selbst nicht auf seinen gesellschaftlichen Ort reflektiert, Emanzipation erhofft wird. Unvergleichbar dennoch, weil Jugend ihren natürlich vermittelten gesellschaftlichen Ort hat, während der Gruppenbegriff an sich ein Strukturbegriff ist ohne inhaltliche Bestimmung. BLOCH kritisiert an der Jugendbewegung gegenüber den großen Utopien, daß sie nur eine Teilemanzipation angestrebt habe, deshalb mehr Protest und weniger konkreter Entwurf gewesen sei.[1] Doch das Wahre an ihrem Protest bestand in der Stoßrichtung, er traf sehr wohl das Wesen der Gesellschaft. Auf die Gruppe wird heute eine

---

[1] Vgl. BLOCH: *Das Prinzip Hoffnung*. Frankfurt/M. ²1967, Bd. II. S. 687

ganz ähnliche Hoffnung gesetzt wie ehedem auf die Jugend: Befreiung und Emanzipation. Wovon und wohin nun Befreiung?

Die auf die Gruppe gesetzten Hoffnungen gehen nicht zuletzt auf den Niedergang der Studentenbewegung zurück. ERIKSON, von dem wir ausgingen, schrieb seine wichtigsten Bücher wesentlich früher, und er ist auch keineswegs ein Apologet dieser Emanzipationsgruppen, und doch trägt er theoretisch-ideologisch viel zu dem heutigen Denken bei, und sein Reifungsmodell hat viel gemein mit den Emanzipationsvorstellungen der Gruppen. Ein wesentlicher Unterschied sei hier gleich vermerkt: ERIKSON bezog sich immer, ausgesprochen oder implizit, auf die sozialen Gruppen, denen ein Individuum durch seinen gesellschaftlichen Ort, sein Alter und sein Geschlecht angehörte. Die Emanzipationsgruppen sind dagegen sozusagen künstliche Gruppen, sie konstituieren sich einzig zum Zwecke der Emanzipation ihrer Mitglieder.

Die Studentenbewegung der sechziger Jahre wurde zwar getragen von einer sozial abgegrenzten Gruppe, nämlich den Studenten, doch sie bezog ihr Selbstbewußtsein nicht aus der Tatsache dieser Gruppenzugehörigkeit. Ihre Emanzipationsziele bezogen sich auf die ganze Gesellschaft, während ihre Mitttel und Wege auf ihren subjektiven Möglichkeiten als Studenten basierten. Aus diesem anfangs sehr fruchtbaren Widerspruch war es beim Niedergang der Studentenbewegung nur ein kleiner Schritt, die auf das Ganze bezogen gescheiterte Emanzipation nun auf die eigene Gruppe zu beschränken.[1] Zunächst galt die eigene Gruppe aufgrund ihrer sozialen Lage – später wurde dieses Modell auf andere soziale Gruppen übertragen, auf die Schüler, die Randgruppen etc. – als Vorreiter gesamtgesellschaftlicher Befreiung; später wurde die individuelle Emanzipation als Notwendigkeit einer gesellschaftlichen Emanzipation vorausgesetzt. Die Fehler dieses Denkens sollen hier nicht kritisiert werden, auf eines kommt es uns nur an, nämlich zu zeigen, daß die Studentenbewegung immer das Verhältnis von Individuum und Gesellschaft zum Gegenstand ihrer Gruppenmodelle und Gruppenbildungen machte, daß sie keinen abstrakten Begriff von »dem« Menschen und keinen abstrakten Begriff von »der« Gruppe hatte.

[1] Dies war nur einer der vielen Auswege der Studentenbewegung.

Das, was von der Studentenbewegung in den heutigen Emanzipationsgruppen, deren Mitglieder sich keineswegs mehr aus Studenten allein rekrutieren, übrigbleibt, ist die Form, doch jeglichen Inhalts entleert. Hier wird Emanzipation total außerhalb der Gesellschaft angesiedelt; daher der substanzlose Gruppenbegriff. Diese Gruppen sind aus Prinzip strukturlos, weil alle überkommenen und denkbaren Strukturen als zerstörerisch gelten. Sie sollen das ganz andere sein und reproduzieren doch blind die Strukturen der sozialen Schicht, in der sie leben. Die therapeutischen Gruppen waren sich in ihrer Entstehung vor rund dreißig Jahren ihrer Funktion, den einzelnen besser in seine soziale Gruppe einzupassen, sehr wohl bewußt, sie begriffen sich also selbst als Ersatz für die mißlungene Sozialisation des einzelnen. Die Gruppen, die in solcher Vielzahl heute entstehen, hoffen gerade in der Gruppe das eigentliche, erfüllte Leben zu finden; all das, was im normalen Alltag mißlingt und unerfüllbar bleibt, wird jetzt als Anspruch auf die Gruppe gerichtet.

Diskutiert wurde schon immer in Gruppen, wo sonst; zur Lösung sozialer Probleme gibt es heute eine Vielzahl von Gruppierungen, die Bürgerinitiativen, die Eltern-Kind-Gruppen etc. Doch wenn es um Zielstrebigkeit und Durchsetzungsvermögen mittels Gruppe ginge, hätte sich nicht das leerste Allgemeine dieser Gruppen, nämlich daß sie eben Gruppen sind, verselbständigt und zum Inhalt der »Gruppe an sich« verwandelt. Die Hoffnung auf die Gruppe qua Gruppe scheint wie die Hoffnungslosigkeit in Person. Der einzige Ort, wo Verständnis und Solidarität erwartet wird, liegt jenseits der sozialen Gruppen, wo ursprünglich Verständnis und Solidarität erwartet wurde. Hoffnungen auf diese Gruppe zu setzen, heißt, in Wirklichkeit schon verzichtet zu haben.

An einem der verbreitetsten Bücher, in dem dieses Gruppenpathos vorgetragen wird, an der Arbeit *Lernziel Solidarität* von Horst E. Richter soll gezeigt werden, was mit dem Inhalt »Gruppe« von ihren Mitgliedern erhofft wird. Es geht Richter explizit um unstrukturierte Gruppen, die keine fixierten Rollenerwartungen an den einzelnen richten, die sich nicht um eines Außenzieles willen konstituieren, sondern denen es um die Entfaltung des Innenlebens der Gruppe zu tun ist. Was Richter als Neuheit und den besonderen Vorzug dieser Gruppen erachtet, ist ihr Rückzug aus der sozialen Realität. »Sich auf eine nicht entfremdete Weise in Gruppen zu integrieren und von Gruppen integriert zu werden, erscheint mehr wert als alles andere.«[1] Die Gesellschaft, die Lebensformen der Individuen und das bisherige Selbstbewußtsein erscheinen nur noch als Negativ, als »Gegenkräfte«, als »zentrifugale Kräfte«, als »Prinzip des Egozentrismus«[2], sie alle müssen beseitigt werden zugunsten des »Prinzips der Solidarität«[3]. In seiner Analyse des neuerlichen Leidens an der Gesellschaft führt RICHTER dieses Prinzip auf die neuen Leitbilder Kommunikation und Solidarität zurück, die Herkunft des Leidens auf falsche überkommene Leitbilder, nämlich die des »Expansionismus«.[4]

Der Wunsch nach Solidarität ist nicht neu, es gab ihn immer schon; neu ist, wie er sich artikuliert und worin seine Erfüllung erwartet wird. Er ist auch kein unmittelbarer Wunsch, vielmehr ist er selbst Indiz für eine angstbesetzte Beziehung von Subjekt und Objekt. Das Verhältnis von Angst, Konkurrenz und Solidarität wurde an FREUDS Theorien bereits entwickelt. Ein Solidaritätsbegriff, der nicht nur als Schlagwort dastehen soll, muß darüber Auskunft geben, wie Angstbewältigung gelingt, wo Solidarität konkret ansetzt. Im Vorwort von RICHTERS Buch wird es formuliert: »... man will sich speziell mit denen solidarisieren, gegen die man sich unnatürlicherweise polarisiert fühlt, also mit dem anderen Geschlecht, mit abgegrenzten Minderheiten und Randgruppen. Statt immer nur expansiv konkurrierend vorwärts blickt man zurück ...«[5] Mit anderen Worten, statt mit seinesgleichen zu konkurrieren, solidarisiert man sich mit den als Konkurrenten unbedrohlichen Unterdrückten.

Was hier für die Solidarität mit den Randgruppen gesagt wurde, gilt *ceteris paribus* für die Solidarität in den sozial homogen strukturierten Gruppen: Solidarität wird in einem sozialen Rahmen praktiziert, der außerhalb der bedrohlichen Realität liegt. Doch was heißt dann überhaupt Solidarität? Sie ist letztendlich nichts anderes, wie an den Gruppenprotokollen ersichtlich wird, als ein auf dem Tauschprinzip beruhender wechselseitiger Sympathiebeweis, der nichts kostet und der immer wieder

---

[1] HORST E. RICHTER: *Lernziel Solidarität.* Hamburg [4]1975, S. 69
[2] Vgl. A.a.O., S. 86
[3] Vgl. A.a.O., S. 72
[4] Vgl. A.a.O., S. 14.
[5] A.a.O., S. 18

in den Zirkel von Aggression und Schuldgefühl umzuschlagen droht. Wie dieser Zirkel durchbrochen werden könnte, zeigt Richter nicht. Er kann es nicht zeigen, weil er der dahinter steckenden Angst selbst nicht auf den Grund geht. Das Fehlen eines Kollektivitätsbegriffs führt dazu, daß der soziale Ort der propagierten Gruppen gar nicht in die Analyse einbezogen und von daher auch nicht die Ersatzfunktion dieser Gruppen gesehen wird; die in den Gruppen agierte Angst erfährt ihre permanente Motivierung durch die realen sozialen Beziehungen der Gruppenmitglieder, eine theoretische Analyse der Gruppenprozesse müßte dieses Problem zu ihrem Gegenstand machen.

Die Kritik an den sogenannten strukturierten Gruppen richtet sich gegen den Wiederholungszwang und die objektive Unmöglichkeit, daraus auszubrechen. Doch Wiederholungszwang rührt aus einer verdrängten Angstbeziehung, sie bringt das ohnmächtige Agieren innerhalb der Gruppe hervor. Jede therapeutische Situation reproduziert alte Beziehungen. Die klassische therapeutische Zweiergruppe ist nun gerade in einem wesentlichen Punkt keine Wiederholung: der unsolidarische Vater wird durch den solidarischen Therapeuten ersetzt. Das bessere Gelingen der Angstbewältigung hat darin seinen Grund, daß durch das Bündnis des genesungswilligen Ichs mit dem Therapeuten der Verdrängungswiderstand überwunden werden kann und die Angst wieder an dem Objekt lokalisiert wird, an dem sie ihre Fixierung durch Verdrängung erfahren hatte.

Solidarität ist immer Mittel, nicht Selbstzweck; als Gegenbegriff zu Konkurrenz verweist sie auf ihre gemeinsame Wurzel. Hinter dem Konkurrieren und dem »Prinzip des Egozentrismus« stecken nicht nur Konkurrenzangst und Minderwertigkeitsgefühle, sondern dahinter verbergen sich Wünsche, die keineswegs in dem Wunsch nach Solidarität aufgehen, vielmehr solidarischer Beziehungen bedürfen, um realisierbar zu sein oder gar erst wieder zum Bewußtsein zu kommen. Wo der Wunsch nach Integration in eine von Konkurrenz unbedrohte Gruppe als Wunsch im Vordergrund steht, kann er nur regressiv, also aus verdrängter Angst motiviert und damit selbst nur Ersatz sein, denn der Wunsch, der überhaupt zum Konkurrieren treibt, ist darin schon aufgegeben. Die unerträgliche Spannung zwischen Subjekt und Objekt soll ihre Lösung in der Gruppe finden. Doch diese Gruppe, außerhalb des eigenen sozialen Lebensrahmens angesiedelt, repräsentiert keinen Lebensbereich, in dem ein neuer Realitätsbezug erarbeitet werden könnte. Der Wunsch nach einer solchen Gruppe, wenn diese mehr bieten soll, als ein Ort zum Aussprechen zu sein – und als Ort der Solidaritätsausübung soll sie mehr, nämlich ein neuer Lebensraum sein –, kann nur Flucht vor den unbewältigten Ängsten sein und nur Einheit und Symbiose, also gerade nicht wirkliche Solidarität zum Ziel haben.

Kritik soll hier nicht geübt werden an der Tatsache der vielfältigen Gruppenbildungen, noch weniger an der Randgruppenarbeit. Doch eine Theorie wie die von RICHTER liefert für diese Gruppen wenig Hilfe, eher eine Art kitschiger Ideologie. Die Kritik setzt da an, wo diese Ideologie von »echter Solidarität« zum konstituierenden Faktor für die Gruppen selbst wird. Gerade die Tatsache, daß Kollektivität zum Heilmittel gegen die zerstörerischen Ansprüche an das Individuum wird, als Therapieform, als Lebensform, als Erziehungsform, müßte selbst Gegenstand einer Analyse sein. Das Nicht-ertragen-Können der Subjekt-Objekt-Spannung führte, wie an FREUDS Individuumbegriff gezeigt wurde, zu dem patriarchalischen Autonomiestreben. Die so weit verbreiteten, wenn auch mißlingenden Solidarisierungsbestrebungen deuten darauf hin, daß diese Möglichkeit auf kollektiver Ebene nicht mehr gelingt. Das darin verleugnete Konkurrenzprinzip, das in einem elitären Egalitätsprinzip versöhnt wurde – an dieser Stelle vermittelt sich der Antagonismus der Klassengesellschaft mit der Klassenstruktur des psychischen Apparats –, hat alle auf Verdrängung basierenden Formen der Balance durch seine zunehmende Übermächtigkeit zunichte gemacht. Die dagegen gesetzte Kollektivität ist nicht Versöhnung, sondern Flucht. Hatte die bürgerliche Autonomie noch eine realitätsmächtige Balance gefunden zwischen den Regressionsbedürfnissen und dem Streben nach Unabhängigkeit, so ist in diesen neuen Formen der Kollektivität die Trennungsangst so übermächtig, daß Unabhängigkeitsbestrebungen kaum noch aufkommen bzw. als Verrat gewertet werden. Das eigene Anderssein wird schwerer ertragen denn je, sei es auf Geschlechterebene, sei es auf sozialer Ebene.

Angst zu haben, über Angst zu reden, gilt heute nicht mehr als pathologisch; Solidarität erscheint nicht mehr als proletarisches Prinzip. Und doch ist das Redenkönnen über Angst selten ein

Kommunizieren über das was ängstigt. Kaum einer spricht mit dem Reden über Angst aus, welche Wünsche und Hoffnungen ihm bedroht erscheinen. So konzediert jeder jedem zwar Angst zu haben, doch das Reden wird zum individuellen Rückzug. Angst vor jemandem, vor etwas zu haben, trennt mich von diesem; im Reden wird diese Trennung ausgesprochen und sanktioniert. Trotzdem muß über Angst geredet werden, doch es ist die sprachlose und verdrängende Seite des Redens über Angst, die mitbedacht werden muß. Nicht anders ist es mit der Solidarität, von der bloß zu reden nicht weniger Beschwörungscharakter trägt. Gerade das, was dieses Reden verschweigt, gälte es hervorzuheben. Bei RICHTER wurde deutlich, daß die allseits erhobenen Forderungen nach Solidarität doch nicht Solidarität meinen, sondern Regression und Symbiose.

Regression heißt, so hatten wir dargestellt, Rückzug bis auf eine Kindheitsposition, wo Befriedigung und Vereinigung als gelungen erlebt wurden. Das reale Objekt kann deshalb in einer regressiven Beziehung nur Ersatz sein und wird dann austauschbar. Totale Regression heißt totale Austauschbarkeit. An den Gruppen wird ganz deutlich, daß es auf die realen Personen gar nicht ankommt, sondern nur darauf, Objekte zu haben, an denen agiert werden kann, was ganz anderen Personen gilt. In FREUDS Modell und aller bisherigen Geschichte sind es die Frauen, die von seiten der Männer austauschbar sind; doch unaustauschbar waren die Vater-Sohn- und die sich daran anschließenden Männerbeziehungen. Wo dagegen auch diese Männerbeziehung regressiv verloren geht, kommt die Austauschbarkeit der Vaterfiguren hinzu.

Austauschbarkeit heißt zugleich Erfahrungslosigkeit. Die regressiven Individuummodelle sind folglich erfahrungslos und geschichtslos. Erfahrungen machen heißt, am Anderssein des Objekts zu lernen. Wo aber dieses Anderssein gar nicht anerkannt werden kann, das Objekt einzig funktional unter einen bestimmten Aspekt der Angstabwehr subsumiert wird, werden keine Erfahrungen gemacht. Auch das Abstrahieren und Auslöschen von Verschiedenheit hat denselben Zweck. Das abstrakte Eine, in sich Identische ist unbedrohlich, weil ich mich darin aufgehoben weiß – jedoch unter Verzicht auf meine Eigenheit. Dieses Auslöschen von Verschiedenheit wird deutlich an der Diskussion um das Geschlechterproblem. FROMM will in seinem Aufsatz *Geschlecht und Charakter*[1] die Gleichwertigkeit von Mann und Frau erörtern. Doch das *tertium comparationis*, von dem aus gesehen Mann und Frau gleich sind, löscht zugleich ihre reale Verschiedenheit aus. Gleiches wie für die Auflösung der bedrohlichen Geschlechterspannung ergab sich mit Ausgang der Studentenbewegung im Bezug auf die soziale Spannung. Die beschworene Solidarität mit der Arbeiterklasse hätte doch die konkrete Verschiedenheit beider Seiten nicht aufgehoben. So wählten eine Reihe von Studenten den Weg, selbst Arbeiter zu werden, um so die für sie unerträgliche Spannung zu lösen.

Der psychoanalytische Begriff der Regression, der soziologische Begriff des Tausches und der religionswissenschaftliche Begriff des Opfers, sie alle drei beziehen sich in verschiedenen Nuancierungen auf den gleichen Sachverhalt. Die Regression knüpft an den durch Verdrängung hervorgerufenen Verzicht, der assoziativ zu immer neuem Verzicht zwingt. Doch weil Verzicht an Angst geknüpft ist, macht jeder weitere Verzicht, der doch Angst nehmen soll, noch mehr Angst. – Den gerechten Ausgleich, den der Tausch vermitteln soll, kann es nicht geben, solange das Besondere eines jeden Gutes auf ein abstraktes Maß reduziert wird, d. h., jede Bewertung einer Sache zugleich ihre Entwertung einschließt. – Das Opfer symbolisiert eine Aktion, die Versöhnung intendiert und untergründig doch die Entzweiung perpetuiert: die Aufrechterhaltung des Zwangs zur Unterwerfung rächt sich nicht nur im Betrug an den Göttern, sondern auch im Selbstverrat. – Psychoanalytisch sagten wir: die Angst darf nicht verdrängt werden, sondern sie muß anerkannt und lokalisiert werden. Wo einmal der Weg betreten ist, sich der Angst auszuliefern, sei es durch Verdrängung, sei es durch Beschwörung, muß jedes Mißlingen, jede neue Angst, zu neuerlicher Verdrängung, zu neuen Opfern führen.

Das kleine Kind bringt das erste Opfer, wenn es sich um der Versöhnung mit der Mutter willen mit dieser im Neinsagen identifiziert, also Verzicht leistet. Ob dieser Verzicht seinen Opfercharakter behält und das Kind jede neue notwendige Erfahrung von Trennung als Strafe und Liebesverlust erfährt und,

---

[1] Vgl. Erich Fromm: »Geschlecht und Charakter«. In *Das Christusdogma und andere Aufsätze*. München o. J., S. 101 ff.

um die mütterliche Liebe wieder zu erlangen, mit Verzicht beantwortet oder ob es diese Trennung als Realität anerkennen lernt, hängt von der Solidarität der Mutter ab. Solidarität aber kann nur heißen, daß die Mutter immer wieder versucht, dem Kind die Angst zu nehmen, damit das Kind auf die unmittelbarsten Formen seines Vereinigungswunsches wirklich verzichten kann. Hier zeigt sich, daß Solidarität nicht der Gegenbegriff zu Autonomie sein kann, sondern daß Autonomie ihr notwendiges Komplement ist. An dem bürgerlichen Autonomiebegriff, den FREUD übernimmt, wurde gezeigt, daß er das darin liegende gesellschaftliche Verhältnis verleugnet, weil er die in diesem Verhältnis fixierte Angst verdrängt. Autonomie setzt sich immer ins Verhältnis zu einer vorausgegangenen Abhängigkeit, gelungen ist Autonomie deshalb nur, wenn an Stelle der Abhängigkeit eine versöhnte Beziehung tritt. Die erste Autonomie des Kindes gibt ihm ein Stück personale Identität, jedoch noch keine geschlechtliche. FREUDS Autonomiebegriff setzt an, wo die aus der Geschlechterspannung resultierende Angst überwunden werden muß. Die Beziehungslosigkeit der nun gewonnenen Autonomie in ihrer geschlechtlichen Identität war uns das Symptom des Mißlingens, die fehlende väterliche Solidarität zwingt das Kind zur Verdrängung von Angst.

So ist Autonomie zwar, auf das Subjekt bezogen, der Gegenbegriff zu Abhängigkeit und Angst, doch als solche gelingt sie nur, wenn sie ein solidarisches Geschlechterverhältnis einschließt. In den Pubertätsriten der Wilden sehen wir, wie die Männer ihren Söhnen Angst machen: in den Dämonisierungen des Weiblichen, wovor sie, wenn auch verdrängt, Angst haben. Wo Solidarität in ihrem Kern als Geschlechtersolidarität mißlingt und die Angst herrschaftlich bewältigt wird, führt die unbewußt weitergetragene Angst zu einem Gesamtzusammenhang, der auf dem Zirkel von Angst und Verzicht beruht. Eine Gesellschaft wie die unsere, die ihre Kinder schon vom frühesten Alter an zum Verzicht auf der Basis des Tausches zwingt – Belohnung für Gehorsam, die doch immer nur eine *pars pro toto* sein kann –, treibt zu Anpassung im Sinne von Unterwerfung. Wenn nicht jeder notwendige Verzicht eine sublimiertere Gestalt der Subjekt-Objekt-Beziehung eröffnet und erst so dem Verzicht den Opfercharakter nimmt, gibt es keine Befriedigung, sondern nur Ersatz für die erste verlorene Gestalt von Befriedigung. Ohne jedoch einen Begriff von Kollektivität, ohne umfassende Verkörperungsformen kann auch individuelle Verkörperung nicht gelingen. Der Kapitalismus hat alle tradierten Verkörperungsformen aufgelöst, je umfassender das Tauschprinzip sich alle Lebensbereiche unterworfen hat. Die neuen kollektiven Versuche, außerhalb des gesellschaftlichen Rahmens angesiedelt, entziehen sich nicht dem Tauschprinzip, im Gegenteil: das *Encounter-Prinzip*[1], das man als allgemeinen Namen für die moderne Gruppenbewegung nehmen kann, simuliert lediglich das ganze Spektrum derjenigen Eigenheiten, die naturwüchsige Gruppen zusammenschmieden: von der pietistischen Andacht religiöser Zirkel bis zur diffusen Aggression halbstarker Banden. Noch die älteste und intimste Form kollektiven Lebens, die Familie, zeigt in ihrem Wandel, dem sogenannten Funktionsverlust, die unveränderte Schwierigkeit an, die individuellen und die gesellschaftlichen Interessen zu balancieren.

Der Verlust an Bildern, an denen Hoffnungen entwickelt werden können, an Utopien, die Versöhnung antizipieren – dies wurde oft genug beschrieben. Die Literatur der fünfziger Jahre hat auch noch heute ihre Wahrheit nicht verloren. BECKETTS *Warten auf Godot* und BÖLLS ... *und sagte kein einziges Wort* sind Zeugen für Hoffnungslosigkeit und Sprachlosigkeit. Es waren die fünfziger Jahre, als der Existentialismus, der das Leben mit der Angst propagiert, seinen Zulauf hatte, derselbe, der heute wieder neue Anziehungskraft gewinnt. Die Faszination, die fernöstliche Heilslehren auf viele Jugendliche ausüben, ist gespeist vom existentialistischen Pathos, häufig genug vermischt mit streng patriarchalischen Unterwerfungsritualen und asketischem Leben. Dem allem können wir keine leere Utopie entgegensetzen, wohl aber an dem festhalten, was wir in der Auseinandersetzung mit der Theorie FREUDS gelernt haben: wo Angst nicht zu Verzicht und Selbstverrat führen soll, nicht zu Opfer, Tausch und Konkurrenz als vergeblichen Versuchen ihrer Bewältigung, bedarf es eines Bündnisdenkens, das sich in seinen kollektiv vermittelten Verkörperungen nicht nur als Gegenbild zum einsamen Heros in Formen brüderlicher Gemeinschaft wiedererkennt, sondern das die Überwindung der Ambivalenz des Ursprungs und der daraus resultierenden Angst in Bildern ver-

[1] Vgl. die Diskussion in: »*Psychologie heute*«. Jg. 3 (1976), H. 5, S. 23ff.

söhnter Geschlechterbeziehung sich zur wesentlichen Aufgabe macht. Deshalb können wir uns nicht zufriedengeben mit dem Rat, der vielerorts von philosophischer Seite kommt, aber auch im Alltagsdenken umgeht: der Mensch habe mit der Angst zu leben; denn damit ist die namenlose Angst akzeptiert. Demgegenüber gilt es Einspruch zu erheben und auf der Benennung zu bestehen, nur so kann auch das wieder eine Sprache finden, was als Versöhnung und Glück ersehnt wird.

Nachwort

Seit der ersten Veröffentlichung dieses Buches im Jahre 1979 ist nicht allzu viel Zeit vergangen, und doch hat sich währenddessen im geistigen Klima der Bundesrepublik ein schleichender Wechsel vollzogen. Konnte man damals noch fraglos davon ausgehen, daß Aufklärung zu den vornehmsten Aufgaben der Wissenschaft zählt und mußte man eher vor einem zu rationalistischen Aufklärungskonzept warnen, so hat sich mittlerweile die Stimmung, denn um eine solche handelt es sich meistens in Fragen der Gegenaufklärung, zugunsten einer allgemeinen Verdächtigung der Aufklärung gewandelt. Wie man in den 50er Jahren einen Sozialisten unglaubwürdig fand, der sich nicht aller Genüsse der bestehenden Gesellschaft enthielt, so stochert man jetzt in den Biographien der Aufklärer, ob sich nicht vielleicht auch bei ihnen so etwas wie ein fauler Apfel in der Schublade findet. Darüberhinaus verdächtigt man auch ihr Denken der Rationalisierung, schon bevor es nach seiner Fähigkeit, die Konflikte der eigenen Zeit zu artikulieren, befragt ist.

Die Ohnmacht des Denkens angesichts einer sich in allen öffentlichen Belangen ausbreitenden Bunkermentalität, das Scheitern der Reformen, um die sich in den frühen 70er Jahren besonders die sozialwissenschaftliche Intelligenz bemüht hatte, lastet das Denken nun sich selber als Verkennung seiner Möglichkeiten an. Es verbreitet sich die gemütlich-zynische Erkenntnis, die in den 50er Jahren schon einmal die Apolitie weiter Kreise in der Intelligenz zum Adel des Geistes erklärte: daß wir in der Post-histoire leben oder am Ende der Moderne angekommen seien. Der Denker, der nicht in den Verdacht des bloßen Technokraten kommen will, muß sich tieferen Dingen zuwenden als dem analytischen Denken. Mythos, Traum, Phantasie und Rausch, ohne die kein praktisches Leben zu denken ist, gelten nun nicht mehr als Material der Wissenschaften. Die Wissenschaft dankt ab, weil die Tiefe des Lebens außerhalb ihrer zu finden ist, und die tiefste Tiefe vermutet mancher da, wo keine Sprache und kein Denken mehr hinkommt, im Urschrei und in dem von Adorno persiflierten »om-om«. Da kommt einem – gerade angesichts dieser Wende und insbesondere nach dem großen, sicher zu abstrakt gebliebenen Aufklärungsanspruch der Studentenbewegung – der Verdacht, daß Thomas Manns Urteil über die Rolle von Geist und Vernunft zu seiner Zeit sich auch hier bewahrheitet: »... man behandelt sie ..., als bestünde die Gefahr, sie könnten je zu stark werden, es könnte je zuviel davon geben auf Erden; des Geistes Ohnmacht ist hier ein Grund mehr, ihn zu hassen und ihn als Totengräber des Lebens religiös zu verrufen«.

Aufklärung als zentraler Anspruch an die Wissenschaft auch von Seiten der Nicht-Wissenschaftler ist auf unheilvolle Weise mit der Vorstellung und Hoffnung auf sozialen Fortschritt verschwistert, unheilvoll, weil in Phasen der Stagnation der gesellschaftlichen Entwicklung, der Bedrohung durch Krieg, Wirtschaftskrisen und ähnlichem die Fähigkeit zum Widerstand gegen Heils- und Kultbewegungen, gegen Idyllisierungen und Romantizismen umso dringlicher wäre. Das Bedürfnis nach Aufklärung ist ohne Widerstand gegen diese regressiven Soge nicht zu denken. Offenbar verliert in Zeiten der Krise das Bündnis des Bürgertums seine identitätsversichernde Kraft. Die verinnerlichte Konkurrenz zeigt ihre sportive Seite, wenn es etwas zu gewinnen gibt. Wenn sie sich nicht mehr auszahlt, produziert sie Angst und Abwehr, und darauf basierend die Überhebung über das Kollektiv. Die Suche nach der »Neuen Mythologie« in der Wissenschaft und die Selbstveredelung der Kleinbürger durch den Ankauf eines Familienwappens haben durchaus Gemeinsamkeiten.

Das Fatale daran, wie Aufklärung und Fortschritt zusammengedacht werden, zeigt sich in ihrer Kritik. Fortschrittskritik zieht immer die Kritik an Aufklärung nach sich, und ihre Stelle besetzt auch heute wieder ein geistesgeschichtlich probater Topos: die Katastrophe. Als Drohbild wird sie bekanntlich nicht nur von rechtsbeugenden Diktatoren in Anspruch genommen, um sich den Untertanen als Retter anzudienen, auch nicht nur von den etablierten Regierungen, die mit dem Großeinsatz des Militärs bei Naturkatastrophen ihre Einsatzbereitschaft auch in anderen Fällen demonstrieren, sondern die Katastrophenstimmung ist gerade dort zuhause, wo nicht lange zuvor »die Revolution« eine Pathosvokabel war. In den Protestbewegungen wird mit der Beschwörung der äußersten Katastrophe den Ängsten der Individuen ein externer Ort zugewiesen, um mit diesem dann das gemütliche Elend der Kulte, Sekten und Selbsterfahrungsgruppen zu rechtfertigen. Die angebliche Ich-Stärke der Friedensbewegung, Angst ertragen zu können, ist zumindest nicht in jedem Fall von Untergangsstimmung zu unterscheiden. Die Angst scheint derzeit auf allen Ebenen die gängige Münze zu sein, ohne daß ihr Widerpart sich im Medium von Politik und Wissenschaft materialiter formulieren ließe.

Es war das Interesse dieser Arbeit, Gründe und Folgen einer Sozialisationstheorie zu explizieren, die einen materialen Angstbegriff nicht zu entwickeln vermochte und deshalb nicht imstande war, einen zureichenden Solidaritätsbegriff aufzubauen. Dies hatte seinen Niederschlag in einer transzendentalistischen Konstruktion, die den Sozialisationsprozeß zu einem ritualisierten Anpassungsprozeß verharmloste und dadurch die Angst vor Abweichung nahm. Besonders Erik H. Erikson und seine deutschen Adepten sind Vertreter dieses Denkens. Das weltweit verbreitete praktische Pendant dazu war eine Gruppenkult betreibende Heilsbewegung, hier als »Gruppenbewegung« bezeichnet, die, im Gegensatz zur Studentenbewegung 10 Jahre zuvor, sich aus den Realkonflikten der Gesellschaft ausklammerte.

Diese Identitätskonstruktionen sind so nachhaltig aus der öffentlichen Debatte verschwunden, daß man fast an einen Spuk glauben möchte; ihre Stelle wird von einer Vielfalt zum einen exotistischer, zum andern existentialistischer Denk- und Lebensentwürfe eingenommen. Das Subjekt hatte bei Erikson eine im Normalfall unbedrohte Autonomie. In den aktuellen strukturalistischen Theorien wird es zum Spielball einer Dialektik, die es zu zerreißen droht, wenn es ihm nicht gelingt, sich in eine vorgegebene objektive Ordnung zu entfremden. Die Vorstellung einer prinzipiell durch nichts begrenzten Macht der Subjekte kippte um in die einer Gesellschaft ohne Subjekte. Die hermetischen Identitätsvorstellungen gehören in den Kontext eines Harmonieglaubens, für den alle existentiellen Bedrohungen letztlich auflösbar sind, während umgekehrt die Psychoanalyse aus der Schule Lacans in Anlehnung an Heidegger die Gebrochenheit der Subjekte durch die Konzeption eines existentiellen Mangels fundamentalisiert.

In jüngster Zeit regt sich Widerstand auch in den öffentlich ausgetragenen und auf die aktuelle Theorieentwicklung sich beziehenden wissenschaftlichen Debatten gegen Remythisierung und Kultifizierung in der Wissenschaft selbst. Die vielfältigen Tagungen über die Frankfurter Schule und die Kritische Theorie zielen auf eine Aktualisierung dessen, was in der »Dialektik der Aufklärung« unter dem Eindruck des Faschismus formuliert wurde. Auch die Nachkriegsgeschichte bedarf einer geschichtsphilosophischen Rekonstruktion: der abstrakte Vernunftglaube, dem alle Verkörperungsbilder verloren sind, seine Ohnmacht angesichts der neueren Krisenprozesse und das Aufblühen pseudoreligiöser Sekten und elitärer Kulte – dies alles sieht nach einem déjà vu Ereignis aus. Der zivilisatorische Verdrängungsprozeß wird im Rationalitätsbegriff der Aufklärung formal zum Abschluß gebracht: die mit Triebverleugnung und Triebabwehr verknüpften Ängste geraten zum singularischen Gegenbegriff der Vernunft, eben der *Angst* und lassen so Trieb- und Vernunftsubjekt auseinandertreten. Das Scheitern der Vernunft gegenüber existentiellen Ängsten und die in Gegenbewegung dazu stehende Fundamentalisierung der Angst durch diese abstrakten Gegenüberstellungen sind so immer schon vorauszusehen. Dagegen käme es darauf an, Vernunft- und Triebsubjekt wieder zusammen zu denken, damit die Triebangst innerhalb eines Vernunftbegriffs selbst balancierbar wird.

Die Psychoanalyse hat in einer solchen Debatte einen besonderen Stellenwert. Es sieht ganz so aus, als würde sie ihre lang betriebene medikozentristische Verengung (Lohmann 1983) sprengen und sich ihre gesellschaftskritische Kraft zurückerobern. Im Rahmen der modernen Wissenschaften hat die Psychoanalyse den am weitesten materialisierten Angstbegriff. An ihr läßt sich zeigen, inwiefern die leeren Autonomievorstellungen der Aufklärung und die existentialistischen Angstbeschwörungen Resultate des *gleichen* Verdrängungsprozesses sind.

Das Interesse dieser Arbeit war, das Auseinanderbrechen von Vernunft und Triebsubjekt in Freuds später Autonomiekonstruktion mit seinem am Material gewonnenen Begriff der Kastrationsangst zu konfrontieren. Dadurch konnte die Konflikt- und Verdrängungsstruktur des abstrakten Vernunft- wie auch Angstbegriffs sichtbar werden. Zu einer Debatte über den Standort und die Widerstandsfähigkeit des Subjekts möchte dieses Buch deshalb einen Beitrag leisten.

Berlin, im Februar 1985

Bibliographie

ABRAHAM, KARL: Amenhotep IV (Echnaton), Psychoanalytische Beiträge zum Verständnis seiner Persönlichkeit und des monotheistischen Aton-Kultes. In: *Psychoanalytische Studien* (Hg. CREMERIUS). Bd. II. Frankfurt 1971.

–: Die psychosexuellen Differenzen der Hysterie und der Dementia praecox. In: *Psychoanalytische Studien*, Bd. II, a.a.O.

–: Versuch einer Entwicklungsgeschichte der Libido auf Grund der Psychoanalyse seelischer Störungen. In: *Psychoanalytische Studien zur Charakterbildung*. a.a.O.

ARISTOTELES: Poetik (in der Übersetzung von Olof Gigon). Stuttgart 1962

BALINT, MICHAEL: Angstlust und Regression. Hamburg 1972

BARTH, HANS: Wahrheit und Ideologie. Zürich/Stuttgart ²1961

BECKER, CARL L.: Der Gottesstaat der Philosophen. Würzburg 1946

BECKETT, SAMUEL: Warten auf Godot. Frankfurt 1971

BENEDETTI, GAETANO: Die Angst in psychiatrischer Sicht. In: *Die Angst* (=Studien aus dem C. G. Jung-Institut Zürich. Bd. X). Zürich und Stuttgart 1959

BILZ, RUDOLF: Studien über Angst und Schmerz. Bd. 1/2. Frankfurt 1974

BINSWANGER, LUDWIG: Grundformen und Erkenntnis menschlichen Daseins. München/Basel 1962

BLOCH, ERNST: Das Prinzip Hoffnung. Bd. II. Frankfurt 1959

–: Subjekt – Objekt. Erläuterungen zu Hegel. Frankfurt 1962

BLÜHER, HANS: Was ist Antifeminismus? In: *Gesammelte Aufsätze.* Jena 1919

BÖLL, HEINRICH: Und sagte kein einziges Wort. West-Berlin 1970

BORKENAU, FRANZ: Der Übergang vom feudalen zum bürgerlichen Weltbild. Paris 1934 (=*Schriften des Instituts für Sozialforschung*, Bd. 4)

–: Zwei Abhandlungen zur griechischen Mythologie. In: *Psyche.* Jg. 11 (1957)

CANETTI, ELIAS: Der andere Prozeß. Kafkas Briefe an Felice. München 1969

CAPELLE, CARL: Wörterbuch über die Gedichte des Homeros und der Homeriden. Darmstadt ¹⁰1968

DEVEREUX, GEORGES: Angst und Methode in den Verhaltenswissenschaften. München o. J.

DIDEROT, DENIS: Rameaus Neffe. In: *Erzählungen und Gespräche*. Leipzig 1953
DÖRNER, KLAUS: Bürger und Irre. Frankfurt 1969
ENGELS, FRIEDRICH: Der Ursprung der Familie, des Privateigentums und des Staats. In: *Marx-Engels-Werke*. Bd. 21. Berlin 1969
ERIKSON, ERIK H.: Identität und Lebenszyklus. Frankfurt ²1971
EYSENCK, J. J.: und RACHMANN, S.: Neurosen – Ursachen und Heilmethoden. Einführung in die moderne Verhaltenstherapie. Berlin 1975
FERENCZI, SÁNDOR: Symbolische Darstellung des Lust- und Realitätsprinzips im Ödipus-Mythos. In: *Imago*. Bd. I (1912)
– Zur Nosologie der männlichen Homosexualität. In: *Bausteine zur Psychoanalyse*. Bd. I. Bern/Stuttgart ²1964
FLAUBERT, GUSTAVE: Herodias. In: *Trois Contes – Drei Erzählungen*. Frankfurt 1961
FREUD, SIGMUND – ABRAHAM, KARL: Briefe 1907–1926. Frankfurt 1965
FREUD, SIGMUND: Briefe 1873–1939. Frankfurt 1960
–: Die Abwehr-Neuropsychosen. In: *Gesammelte Werke*. Bd. I. (*GW*) Frankfurt 1964
–: Über die Berechtigung von der Neurasthenie einen bestimmten Symptomkomplex als »Angstneurose« abzutrennen. *GW*. Bd. I
–: Die Traumdeutung. *GW*. Bd. II und III
–: Drei Abhandlungen zur Sexualtheorie. *GW*. Bd. V
–: Zwangshandlungen und Religionsübungen. *GW*. Bd. VII
–: Analyse der Phobie eines fünfjährigen Knaben. *GW*. Bd. VII
–: Beiträge zur Psychologie des Liebeslebens. *GW*. Bd. VIII
–: Die zukünftigen Chancen der psychoanalytischen Therapie. *GW*. Bd. VIII
–: Eine Kindheitserinnerung des Leonardo da Vinci. *GW*. Bd. VIII
–: »Groß ist die Diana der Epheser«. *GW*. Bd. VIII
–: Ratschläge für den Arzt bei der psychoanalytischen Behandlung. *GW*. Bd. VIII
–: Totem und Tabu. *GW*. Bd. IX
–: Erinnern, Wiederholen und Durcharbeiten. *GW*. Bd. X
–: Zur Einführung des Narzißmus. *GW*. Bd. X
–: Die Verdrängung. *GW*. Bd. X
–: Das Unbewußte. *GW*. Bd. X
–: Eine Beziehung zwischen einem Symbol und einem Symptom. *GW*. Bd. X
–: Trauer und Melancholie. *GW*. Bd. X
–: Vorlesungen zur Einführung in die Psychoanalyse. *GW*. Bd. XI
–: Aus der Geschichte einer infantilen Neurose. *GW*. Bd. XII
–: Massenpsychologie und Ich-Analyse. *GW*. Bd. XIII
–: Das Ich und das Es. *GW*. Bd. XIII
–: Das ökonomische Problem des Masochismus. *GW*. Bd. XIII

–: Die Verneinung. *GW*. Bd. XIV
–: Hemmung, Symptom und Angst. *GW*. Bd. XIV und in: *Geist und Psyche*. (Nr. 2196) München 1978
–: Die Zukunft einer Illusion. *GW*. Bd. XIV
–: Der Humor. *GW*. Bd. XIV
–: Das Unbehagen in der Kultur. *GW*. Bd. XIV
–: Neue Folge der Vorlesungen zur Einführung in die Psychoanalyse. *GW*. Bd. XV
–: Konstruktionen in der Analyse. *GW*. Bd. XVI
–: Der Mann Moses und die monotheistische Religion. *GW*. Bd. XVI
–: Das Medusenhaupt. *GW*. Bd. XVII
–: Abriß der Psychoanalyse. *GW*. Bd. XVII
FROMM, ERICH: Geschlecht und Charakter. In: *Das Christusdogma und andere Aufsätze*. München o. J.
FUCHS, GERHARD: Ein Schülerverein. In: *Vom Gemeinschaftsleben der Jugend* (Hg. S. BERNFELD). Leipzig/Wien/Zürich 1922
GARDINER, MURIEL: Der Wolfsmann vom Wolfsmann. Frankfurt 1972
GEHLEN, ARNOLD: Über kulturelle Kristallisation. In: *Studien zur Anthropologie und Soziologie*. Neuwied 1963
GLOVER, EDWARD: Examination of the Klein System of Child Psychology. In: *The Psychoanalytic Study of the Child*. Bd. 1 (1945)
GRIMM'S Deutsches Wörterbuch. Bd. I. Leipzig 1854
GRUNBERGER, BELA: Über das Phallische. In: *Psyche*. Jg. 17 (1964)
HABERMAS, JÜRGEN: Arbeit und Interaktion. In: *Technik und Wissenschaft als »Ideologie«*. Frankfurt 1968
–: Der Universalitätsanspruch der Hermeneutik. In: *Hermeneutik und Ideologiekritik*. (Reihe: Theorie Diskusion) Frankfurt 1971
–: Diskussionsbeitrag. In: *Aspekte der Angst*. Starnberger Gespräche 1964. Hg. H. v. DITFURTH. Stuttgart
–: Erkenntnis und Interesse. Frankfurt 1968
–, LUHMANN, NICLAS: Theorie der Gesellschaft oder Sozialtechnologie. Frankfurt 1971
HARTUNG, KLAUS: Zum Verhältnis von Psychosentheorie und sozialpsychiatrischen Strategien. Unveröff. Diplomarbeit. Berlin 1975
HARTMANN, HEINZ: Bemerkungen zur psychoanalytischen Theorie des Ichs. In: *Psyche*.Jg. 18. (1964/65)
HAUG, WOLFGANG FRITZ: Das Ganze und das ganz Andere. In: *Antworten auf Herbert Marcuse*. (Hg. HABERMAS) Frankfurt 1968
HAUSER, ARNOLD: Der Manierismus. München 1964
HEGEL, G. W. F.: Ästhetik (Hg. Bassenge) Bd. II. Frankfurt o. J.
–: Phänomenologie des Geistes. Hamburg ^{6}1952. (Hg. HOFFMEISTER)
HEIDEGGER, MARTIN: Holzwege. Frankfurt ^{4}1963
HEINRICH, KLAUS: Parmenides und Jona. Vier Studien über das Verhältnis von Philosophie und Mythologie. Frankfurt 1966

–: Versuch über die Schwierigkeit nein zu sagen. Frankfurt 1964
HEINZ, RUDOLF: Jean Paul Sartres existentielle Psychoanalyse. In: *Archiv für Rechts- und Sozialphilosophie*. Bd. LXII/1 (1976)
HORKHEIMER, MAX und ADORNO, THEODOR W.: Dialektik der Aufklärung. Frankfurt 1969
HORKHEIMER, MAX: Zur Kritik der instrumentellen Vernunft. Frankfurt 1967
JACOBSEN, EDITH: Das Selbst und die Welt der Objekte. Frankfurt 1973
JONES, ERNEST: Das Leben und Werk von Sigmund Freud. Bd. I Bern/Stuttgart 1960
–: Die Empfängnis der Jungfrau Maria durch das Ohr. In: *Zur Psychoanalyse der christlichen Religion*. Frankfurt 1970
–: Psychoanalyse und Anthropologie. In: *Imago*. Bd. X (1924)
JOHANNES-Evangelium. Neues Testament.
JORES, A.: Lebensangst und Todesangst. In: *Die Angst*. (= Studien aus dem C.G. Jung-Institut Zürich. Bd. X) Zürich/Stutgart 1959
KANT, IMMANUEL: Beantwortung der Frage: Was ist Aufklärung? In: *Werke*. (Hg. WEISCHEDEL). Darmstadt 1966. Bd. VI
–: Der Streit der Fakultäten. Erster Abschnitt. In: *Werke*. a.a.O. Bd. VI
–: Kritik der praktischen Vernunft. In: *Werke*. a.a.O. Bd. IV
–: Opus Postumum. Erste Hälfte. In: *Kant's gesammelte Schriften*. Hg. von der Preußischen Akademie der Wissenschaften. Bd. XXI. Berlin/Leipzig 1936
–: Prolegomena. In: *Werke. a.a.O. Bd. III*
KERENYI, KARL: Dionysos. Urbild des unzerstörbaren Lebens. München/Wien 1976
–: Die Mysterien von Eleusis. Zürich 1962
–: Die Mythologie der Griechen. Bd. II. Zürich 1958
–: Geburt und Wiedergeburt der Tragödie. In: *Streifzüge eines Hellenisten*. Zürich 1960
–: Mythologie und Gnosis. In: *Humanistische Seelenforschung* (= Werke Bd. 1) Darmstadt 1966
KLEIN, MELANIE: Die Psychoanalyse des Kindes. Wien 1932 und in: *Geist und Psyche* (Nr. 2109) München 1973
KOHUT, HEINZ: Narzißmus. Frankfurt 1974
LACAN, JAQUES: Das Drängen des Buchstabens im Unbewußten oder die Vernunft seit Freud. In: Schriften. *Bd. II. Olten 1975*
–: Das Spiegelstadium als Bildner der Ichfunktion. In: *Schriften*. Bd. I. Olten 1973
–: Die Ausrichtung der Kur und die Prinzipien ihrer Macht. In: *Schriften*. Bd. I, a.a.O.
–: Die Bedeutung des Phallus. In: *Schriften*. Bd. II, a.a.O.
–: Funktion und Feld des Sprechens und der Sprache in der Psychoanalyse. In: *Schriften*. Bd. I, a.a.O.

LOCH, WOLFGANG: Begriff und Funktion der Angst in der Psychoanalyse. In: *Zur Theorie, Technik und Therapie der Psychoanalyse.* Frankfurt 1972

LORENZ, KONRAD: Der Kumpan in der Umwelt des Vogels. In: *Über tierisches und menschliches Verhalten. Gesammelte Abhandlungen,* Bd. I. München 1965

–: Psychologie und Stammesgeschichte. In: *Über tierisches und menschliches Verhalten. Gesammelte Abhandlungen.* Bd. II, a.a.O.

LORENZER, ALFRED: Sprachzerstörung und Rekonstruktion. Frankfurt 1970

MALINOWSKI, BRONISLAW: Geschlecht und Verdrängung in primitiven Gesellschaften. Hamburg 1962

–: The Sexual Life of Savages. (1929) New York o. J. (Harcourt, Brace and World)

MARCUSE, HERBERT: Der eindimensionale Mensch. Neuwied und Berlin 1967

–: Eros und Kultur. Stuttgart 1957

MCCLELLAND, DAVID C.: Die Leistungsgesellschaft. Stuttgart 1966

MENDEL, GÉRARD: Die Revolte gegen den Vater. Frankfurt 1972

MICHELET, JULES: Die Hexe. München 1974

MILLER,HENRY: Sexus. Hamburg 1970

MILLET, KATE: Sexus und Herrschaft. München/Wien/Basel 1971

PARSONS, TALCOTT: Sozialstruktur und Persönlichkeit. Frankfurt 1968.

Psychologie heute. Jg. 3. (1976)

RANK, OTTO: Das Trauma der Geburt und seine Bedeutung für die Psychoanalyse. Leipzig/Wien/Zürich 1924

RANKE-GRAVES, ROBERT von: Griechische Mythologie. Bd. I und II. Hamburg 1960

REICH, WILHELM: Der Einbruch der Sexualmoral. Kopenhagen ^{2}1935

RICHTER, HORST E.: Lernziel Solidarität. Hamburg ^{4}1975

ROUSSEAU, J. J.: Abhandlungen über den Gesellschaftsvertrag. In: *Rousseaus ausgewählte Werke.* Stuttgart o. J. Bd. VI

–: Abhandlung über den Ursprung der Ungleichheit unter den Menschen. a.a.O.

SCHADEWALDT, WOLFGANG: Von Homers Welt und Werk. Stuttgart ^{2}1951

SCHAUBÜHNE AM HALLESCHEN UFER: Antikenprojekt (Programmheft).

SCHELSKY, HELMUT: Die skeptische Generation. Eine Soziologie der deutschen Jugend. Düsseldorf/Köln ^{4}1960

SCHMIDEBERG, MELITTA: Erziehung und Gesellschaftsordnung. In: *Imago.* Bd. XVIII (1932)

SKINNER, B. F.: Wissenschaft und menschliches Verhalten. München 1973

SNELL, BRUNO: Die Entdeckung des Geistes. Hamburg ^{3}1955

SPIESS, C. H.: Biographien der Wahnsinnigen. Neuwied/Berlin 1966

SPITZ, RENÉ A.: Die anaklitische Depression. In: *Erziehung in früher Kindheit.* (Hg. BITTNER/SCHMID-CORDS). München 1970

–: Eine genetische Feldtheorie der Ichbildung. Frankfurt 1972

–: Hospitalismus I und II. In: *Erziehung in früher Kindheit.* a.a.O.

–: Nein und Ja. Stuttgart ^{2}1970

–: Vom Dialog. Stuttgart 1976

–: Vom Säugling zum Kleinkind. Stuttgart ^{3}1972

TILLICH, PAUL: Grundlinien des religiösen Sozialismus. In: *Gesammelte Werke.* Bd. II. Stuttgart 1962

–: Der Mut zum Sein. Hamburg 1965

–: Philosophie und Schicksal. In: *Gesammelte Werke.* Bd. IV. a.a.O.

VELIKOVSKY, IMMANUEL: Oedipus and Akhnaton. (Doubleday) New York 1960

WAELDER, ROBERT: Hemmung, Symptom und Angst – vierzig Jahre später. In: *Psyche.* Heft 2. 24. Jg. 1970

WEBER, MAX: Die protestantische Ethik. München und Hamburg 1965

WILSON, EDMUND: Auf dem Wege zum Finnischen Bahnhof. Frankfurt 1974

WULFF, ERICH: Psychiatrie und Klassengesellschaft. Frankfurt 1972

Namenregister

Sachregister

Taschenbücher Syndikat / EVA

Band 2 Arthur Rosenberg: **Entstehung und Geschichte der Weimarer Republik.** ISBN 3-434-46002-0

Band 4 Giovanni Jervis: **Kritisches Handbuch der Psychiatrie.** Aus dem Italienischen von Maja Pflug und Traudi Pulz. ISBN 3-434-46004-7

Band 5 Peter Gorsen: **Salvator Dali, der »kritische Paranoiker«.** ISBN 3-434-46005-5

Band 6 **Gesellschaften ohne Staat.** Gleichheit und Gegenseitigkeit. Herausgegeben von Fritz Kramer und Christian Sigrist. ISBN 3-434-46006-3

Band 8 Maud Mannoni: **Der Psychiater, sein Patient und die Psychoanalyse.** Aus dem Französischen von Katharina Bischoff und Hans-Jürgen Grune. ISBN 3-434-46008-X

Band 9 Paul Parin: **Der Widerspruch im Subjekt.** Ethnopsychoanalytische Studien. ISBN 3-434-46011-X

Band 10 Carlo Ginzburg: **Der Käse und die Wärme.** Die Welt eines Müllers um 1600. ISBN 3-434-46010-1

Band 11 Georg Büchner: **Dantons Tod.** Kritische Studienausgabe des Originals mit Quellen, Aufsätzen und Materialien. Herausgegeben von Peter von Becker. ISBN 3-434-46009-8

Band 12 Bronislaw Malinowski: **Das Geschlechtsleben der Wilden in Nordwest-Melanesien.** ISBN 3-434-46012-8

Band 13 Nahum Goldmann: **Das Jüdische Paradox.** Zionismus und Judentum nach Hitler. ISBN 3-434-46013-6

Band 14 **Soziologische Exkurse.** Nach Vorträgen und Diskussionen. Frankfurter Beiträge zu Soziologie. Im Auftrag des Instituts für Sozialforschung, herausgegeben von Theodor W. Adorno und Walter Dirks. ISBN 3-434-46014-4

Band 15 Wolfgang Neuss: **Wir Kellerkinder.** Serenade für Angsthasen. Genosse Münchhausen. ISBN 3-434-46015-2

Taschenbücher Syndikat / EVA

Band 16 Hermann K. A. Döll: **Philosoph in Haar.** Tagebuch über mein Vierteljahr in einer Irrenanstalt. ISBN 3-434-46016-0

Band 17 Giorgio Colli: **Nach Nietzsche.** Aus dem Italienischen von Reimar Klein. ISBN 3-434-46017-9

Band 18 **Die neuen Narzißmustheorien: zurück ins Paradies?** Herausgegeben vom Psychoanalytischen Seminar Zürich. ISBN 3-434-46018-7

Band 19 Erich Fried: **Höre, Israel!** Gedichte und Fußnoten. ISBN 3-434-46018-7

Band 20 **Gesellschaften ohne Staat II.** Genealogie und Solidarität. Herausgegeben von Fritz Kramer und Christian Sigrist. ISBN 3-434-46020-9

Band 26 Bronislaw Malinowski: **Argonauten des westlichen Pazifik.** ISBN 3-434-46026-8

Band 27 Klaus Dörner: **Bürger und Irre.** Zur Sozialgeschichte und Wissenschaftssoziologie der Psychiatrie. ISBN 3-434-46027-6

Band 28 Ernesto Grassi: **Die Macht der Phantasie.** Zur Geschichte abendländischen Denkens. ISBN 3-434-46028-4

Band 29 A. Mitscherlich / T. Brocher / D. von Mering / U. Horn (Hrsg.): **Der Kranke in der modernen Gesellschaft.** ISBN 3-434-46029-2

Band 30 H. G. Adler / Hermann Langbein / Ella Lingens-Reiner (Hrsg.): **Auschwitz.** Zeugnisse und Berichte. ISBN 3-434-46030-6

Band 31 Raymond Roussel: **In Havanna.** Ein Romanfragment. ISBN 3-434-46031-4

Band 32 Michael Müller: **Architektur und Avantgarde.** Ein vergessenes Projekt der Moderne? ISBN 3-434-46032-2

Band 33 Rudolf zur Lippe: **Autonomie als Selbstzerstörung.** Zur bürgerlichen Subjektivität. ISBN 3-434-46033-0

Band 34 Thomas Ziehe: **Pubertät und Narzißmus.** ISBN 3-434-46034-9

Taschenbücher Syndikat / EVA

Band 35 Ulrich Sonnemann: **Die Einübung des Ungehorsams in Deutschland.** ISBN 3-434-46035-7

Band 36 Hans Ebeling (Hrsg.): **Der Tod in der Moderne.** ISBN 3-434-46036-5

Band 37 Alexander W. Tschajanow: **Reise ins Land der Utopie.** Maxim Gorki: **Vom russischen Bauern.** Herausgegeben von Krisztina Mänicke-Gyöngyösi. Aus dem Russischen von Christiane Schulte. ISBN 3-434-46037-3

Band 38 Claudia Honneger /Bettina Heintz (Hrsg.): **Listen der Ohnmacht.** Zur Sozialgeschichte weiblicher Widerstandsformen. ISBN 3-434-46038-1

Band 39 Hans Bosse: **Diebe, Lügner, Faulenzer.** Zur Ethno-Hermeneutik von Abhängigkeit in der Dritten Welt. Mit einem Geleitwort von Paul Parin. ISBN 3-434-46039-X

Band 40 Stephan Oettermann: **Läufer und Vorläufer.** Originalausgabe. ISBN 3-434-46040-3

Band 41 Max Horkheimer / Theodor W. Adorno: **Sociologica.** Reden und Vorträge. ISBN 3-434-46041-1

Band 42 Sweezy / Dobb / Takahashi / Hilton / Hill / Lefebvre / Procacci / Hobsbawn / Merrington: **Der Übergang vom Feudalismus zum Kapitalismus.** Aus dem Englischen von Hans-Günther Holl und Hans Medick. ISBN 3-434-46042-X

Band 43 Tom Wolfe: **Mit dem Bauhaus leben.** »From Bauhaus to our house.« Aus dem Amerikanischen von Harry Rowohlt. ISBN 3-434-46043-8

Band 44 Jean Piaget: **Probleme der Entwicklungspsychologie.** Kleine Schriften. Aus dem Französischen von Georgia d'Inlau-Merkens. ISBN 3-434-46044-6

Band 45 Regina Schulte: **Sperrbezirke.** Tugendhaftigkeit und Prostitution in der bürgerlichen Welt. ISBN 3-434-46045-4

Taschenbücher Syndikat / EVA

Band 46 — Alexander Kluge: **Der Angriff der Gegenwart auf die übrige Zeit.** ISBN 3-434-46046-2

Band 47 — Sigrun Anselm: **Angst und Solidarität.** Eine kritische Studie zur Psychoanalyse der Angst. ISBN 3-434-46047-0

Band 48 — Siegfried Giedion: **Befreites Wohnen.** ISBN 3-434-46048-9

Band 49 — Ulrich Sonnemann: **Das Land der unbegrenzten Zumutbarkeiten.** Deutsche Reflexionen. ISBN 3-434-46049-7

Band 50 — Henri Bergson: **Denken und schöpferisches Werden.** ISBN 3-434-46050-0

Band 52/53 — Daniel Paul Schreber: **Denkwürdigkeiten eines Nervenkranken.** Mit Aufsätzen von Franz Baumeyer, einem Vorwort und einem Materialanhang herausgegeben von Peter Heiligenthal und Reinhard Volk. ISBN 3-434-46052-7

Band 54 — Wolfgang Lülfing: **Über ein Spiel mehr von sich selbst erfahren. Vom Tennis.** ISBN 3-434-46054-3

Band 55 — **Neuss Testament.** Eine satirische Zeitbombe nach Texten von François Villon. Herausgegeben und dokumentiert von Volker Kühn. ISBN 3-434-46055-1